工业和信息化部
"十四五"规划教材

高等学校
"十四五"食品科学与工程类规划
新形态教材

U0771529

食品毒理学

主　编 汪惠丽

副主编 王取南　张晓峰　陈向涛　徐　毅

主　审 李　宁（国家食品安全风险评估中心）

编　委（按姓氏笔画顺序排列）

王　伟（合肥师范学院）	王　华（安徽医科大学）
王取南（安徽医科大学）	王　博（江苏大学）
王晓慧（空军军医大学）	车会莲（中国农业大学）
叶嵘义（南方医科大学）	艾　舒（合肥工业大学）
刘志华（合肥工业大学）	刘洪林（合肥工业大学）
刘寒强（空军军医大学）	孙全才（江苏大学）
李智明（南方医科大学）	肖桂然（合肥工业大学）
汪　波（南方医科大学）	汪　堃（合肥工业大学）
汪惠丽（合肥工业大学）	张冰莉（南方医科大学）
张志刚（陕西中医药大学）	张晓峰（哈尔滨医科大学）
张翠丽（山东大学）	陈向涛（安徽医科大学）
沈学锋（空军军医大学）	邹容欣（安徽中医药大学）
钟怡洲（南方医科大学）	侯如燕（安徽农业大学）
赵　文（河北农业大学）	赵玲俐（安徽医科大学）
郭晓晖（中国农业大学）	徐　毅（合肥工业大学）
陶　晗（合肥工业大学）	黄以超（安徽医科大学）
黄振烈（南方医科大学）	薛劲松（合肥大学）

中国教育出版传媒集团
高等教育出版社·北京

内容简介

　　本教材是高等院校食品类专业及预防医学类专业基础课程"食品毒
理学"的课程教材。本教材包含绪论、食品毒理学基础、食品中外源化
学物在体内的生物转运与生物转化、食品中外源化学物的毒作用机制、
食品中外源化学物毒作用的影响因素、食品中外源化学物的一般毒性及
其评价、食品中外源化学物的"三致"作用及其评价、食品中外源化学
物的免疫毒性及其评价、食品安全性毒理学评价及风险评估、食源性有
毒物质、食品中外源化学物检测方法以及食品毒理学试验共 12 章内容。

　　教材各章以食品毒理学相关实例提出问题，启发学生思维，明确学
习目标，增加可读性；教材采用"纸质＋数字资源"的新形态出版形式，
提供了丰富的线上教学资源；教材增加了食品毒理学实验的相关内容，
旨在促进学生技能培养以及理论和实践的融合共进。

　　本教材适合作为高等学校食品质量与安全、食品科学与工程、营养
与食品卫生学、公共卫生与预防医学等专业的本科教材，也可供相关学
科教学、科研人员和研究生参考使用。

图书在版编目（CIP）数据

　　食品毒理学 / 汪惠丽主编 . -- 北京：高等教育出
版社，2024. 11. -- ISBN 978-7-04-063142-5

　Ⅰ. R994.4

　中国国家版本馆 CIP 数据核字第 20243K87Y6 号

SHIPIN DULIXUE

| 策划编辑 | 单冉东 | 责任编辑 | 单冉东 | 特约编辑 | 李明洋 | 封面设计 | 马天驰 |
| 责任校对 | 马鑫蕊 | 责任印制 | 存　怡 | | | | |

出版发行	高等教育出版社		网　　址	http://www.hep.edu.cn
社　　址	北京市西城区德外大街4号			http://www.hep.com.cn
邮政编码	100120		网上订购	http://www.hepmall.com.cn
印　　刷	三河市潮河印业有限公司			http://www.hepmall.com
开　　本	889mm×1194mm　1/16			http://www.hepmall.cn
印　　张	14.25			
字　　数	420 千字		版　　次	2024 年 11 月第 1 版
购书热线	010-58581118		印　　次	2024 年 11 月第 1 次印刷
咨询电话	400-810-0598		定　　价	42.00元

本书如有缺页、倒页、脱页等质量问题，请到所购图书销售部门联系调换
版权所有　侵权必究
物　料　号　63142-00

新形态教材·数字课程(基础版)

食品毒理学

主 编 汪惠丽

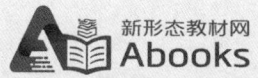
新形态教材网 Abooks

关于我们 | 联系我们 登录/注册

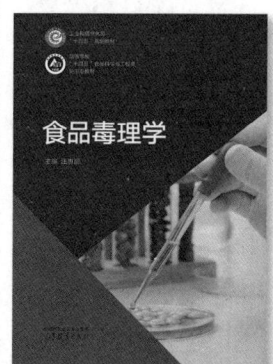

食品毒理学

汪惠丽

开始学习　　收藏

　　食品毒理学数字课程与教材一体化设计,含有丰富的学习资源,包括教学课件、自测题和概念检查等,为学生自主学习和教师教学提供参考。

http://abooks.hep.com.cn/63142

前　言

　　食品毒理学是毒理学的重要分支学科之一，也是一门应用学科。食品毒理学主要研究食品中外源化学物的来源、性质和对人体的损害效应及机制，评价其安全性，确定其安全限值，并提出预防和管理措施。食品毒理学的基本原理、安全性和风险评估方法为有效预防食品中外源化学物的危害提供了科学依据，因此，食品毒理学肩负着为食品质量与安全提供理论和技术支持、为监管部门提供决策依据的时代责任。

　　在内容设置上，本教材在广泛吸收国内外相关文献和经典教材的基础上，增加了兴趣引导和实验内容，凸显了食品毒理学从理论到实验再到应用的学科特点。在内容架构上，从食品中有害成分到毒物动力学再到毒物效应学，重点突出了逻辑关系。教材系统地介绍了食品毒理学基本概念，食品中外源化学物在体内的生物转运与生物转化，食品中外源化学物的毒作用机制，食品中外源化学物毒作用的影响因素，食品中外源化学物一般毒性、"三致"作用和免疫毒性及其评价，食品安全性毒理学评价及风险评估，食源性有毒物质，食品中外源化学物检测方法和食品毒理学试验等内容，既全面具体又与时俱进。

　　本教材汇聚了来自合肥工业大学、安徽医科大学、哈尔滨医科大学、中国农业大学、南方医科大学、河北农业大学、空军军医大学、山东大学、江苏大学、安徽农业大学、陕西中医药大学、合肥大学等多所高校的具有丰富教学实践经验的三十多名教师，合作完成了这本内容丰富且具有学科特色的教材。在此，衷心感谢各位编者的辛勤努力、同行的宝贵意见以及出版团队的专业协作。虽然在撰写过程中我们做了仔细校阅和检查，但难免有疏忽或不妥之处，恳请广大读者批评指正。

汪惠丽

2024 年 1 月于合肥工业大学

目 录

第一章

绪 论

兴趣引导

安全性、营养性和享受性是食品的三大基本属性。然而，食品在生产、加工、包装、贮存、运输、销售直至食用过程中均可能会产生有毒物质或受到外源化学物的污染，这些物质对人体具有潜在的危害，这是食品安全要应对的重要威胁之一。那么，食品中有哪些潜在的有毒物质？它们在体内的代谢规律是怎样的？这些物质对机体的毒作用主要体现在哪些方面？通过怎样的检测手段来识别有毒物质，进而进行预防和干预以维护食品安全呢？这是本书所探讨的主要问题。

问题导向

为什么要学习食品毒理学？

"民以食为天，食以安为先"。食品安全，指食品无毒、无害，符合应有的营养要求，对人体健康不造成任何急性、亚急性或者慢性危害。食品安全对人类的健康、社会的稳定和经济的发展都具有重要的意义。食品毒理学应用毒理学的基本原则与方法，研究食品中外源化学物对人体健康的不良影响及其作用机制，阐明毒作用强度、剂量－反应和时间－反应关系、安全性和风险水平，为预防其危害提供科学依据。评价食品及外源化学物的安全性和健康风险是食品毒理学的主要任务。

食品安全评价体系包括风险评估、风险管理和风险交流，而风险管理和风险交流依赖于风险评估得出的科学信息。风险评估是采用食品毒理学方法解决实际问题的一个重要领域，要根据毒理学的评价结果，制定法律法规、安全标准、规范流程等。离开了毒理学，食品安全就难以得到保障。

食品、保健品、食品添加剂以及食品相关的产品都需要经过相应的毒理学评价，才能被批准上市，同时还要制定推荐摄入量和一系列健康指导值。食品的安全性评价则需要以毒理学的动物实验结果作为基础，再结合人群流行病学资料来阐述食品中的某种特定因素的作用及危害。食品毒理学是确保食品安全的基础，肩负着为食品安全提供理论和技术支持、为监管部门提供决策依据的时代责任。

学习目标

- 了解食品毒理学的基本概念和发展历史。
- 掌握食品毒理学的研究内容及方法。
- 了解食品毒理学未来的发展趋势。

第一节　食品毒理学概述

一、食品毒理学的基本概念

毒理学的英文单词 toxicology 来源于希腊词语 τοεκου 和 λογος，前者指毒物或毒素，后者指原因或科学。毒理学是研究外源化学物对生物体，尤其是人体的损害作用及其作用机制的学科，研究范围包括损害作用、毒理学机制、危险度评估、风险评估、安全性评价等方面。毒理学通过风险评估和安全性评价，为确定安全限值和采取防治措施提供科学依据，从而保护人类健康。

外源化学物是指从外部环境进入机体的化学物质，这些物质存在于人类生活和生产环境中，通过吸入、食入、皮肤接触等途径进入人体，并引起机体反应。一些外源化学物，有可能对细胞、组织、器官乃至全身功能产生不同程度的损害。外源化学物是相对于内源化学物而言的，内源化学物是指机体内已存在的和代谢过程中所形成的产物，如激素、神经递质等。

食品毒理学是毒理学的分支学科。食品毒理学以食品中的外源化学物为研究对象，运用毒理学的原理和方法，研究其来源、性质、对人体的损害作用及其作用机制，评价其安全性，确定其安全限值，并提出预防和管理措施。食品的外源化学物在种类、暴露范围、暴露途径、暴露时间和暴露剂量等方面具有一定的特殊性，食品安全性毒理学评价和风险评估也有特定的要求。因此，食品毒理学研究既遵循毒理学的一般规律，又表现出自身独有的学科特点。

二、食品毒理学的研究内容和方法

1. 研究内容

食品毒理学的研究内容是研究食品中外源化学物的性质、来源、分布、形态及其进入人体的途径和代谢规律，阐明毒作用发生和发展的影响因素和条件；研究外源化学物的急性和慢性毒性，以及致突变、致畸、致癌、免疫毒性等特殊毒性，阐明毒性作用机制；研究外源化学物在食品中的安全限值，进行安全性评价和风险评估，制定有关限量标准，提出食品中有毒有害物质的预防及控制措施，保障食品安全。

（1）外源化学物的来源、结构和理化性质研究

外源化学物主要有以下来源：①天然有毒有害物质，如河鲀毒素、贝类毒素、动物腺体等动物性毒素，龙葵素、秋水仙碱、苦杏仁苷等植物性毒素；②环境污染物，如兽药和农药、重金属等工业污染物、有机污染物、微塑料等；③微生物毒素，如葡萄球菌肠毒素、黄曲霉毒素等细菌、霉菌毒素，以及其他微生物的有毒代谢产物等；④食品加工或烹饪过程中产生的衍生物，如烧烤过程中产生的多环芳烃和杂环胺等；⑤滥用或非法添加的食品添加剂，如着色剂、增稠剂、抗氧化剂等；⑥食品包装材料向食品迁移的毒物，如双酚 A、邻苯二甲酸酯等。

外源化学物的分子结构，如功能团、同系物碳原子数和结构、分子饱和度、空间结构等决定了其毒作用的类型和强弱。理化性质，如分子大小、溶解性、分散度、挥发性、电离度及稳定性等性质同样影响其毒作用。分子结构和理化性质是决定外源化学物毒性作用的基础性因素。

食品中外源化学物的来源、结构及理化性质是对其进行危害识别、机制研究、安全评价和控制的基础。

（2）毒物代谢动力学研究

毒物代谢动力学简称毒物动力学，主要研究外源化学物在体内的吸收、分布、生物转化和排泄等过程随时间变化的动态规律。毒物动力学描述机体对外源化学物的处置过程，包括生物转运（吸收、分布和排泄）和生物转化（即代谢，外源化学物经酶催化后化学结构发生改变的过程）。

毒物经吸收后在体内分布可能不均一，对器官或组织的损害亦不同；毒物经生物转化，有些成为低毒或无毒物，有些可能毒性增大；生物转运途径不一，毒物或其代谢物可从不同组织与器官排泄。毒物动力学是确定外源化合物阈剂量、揭示剂量–效应关系、指导风险评估的重要依据之一。

（3）毒物效应动力学研究

毒物效应动力学简称毒效学，主要研究外源化学物对机体的作用过程，也包括机体对外源化学物侵入的应答。毒效学研究鉴定、发现、描述毒物对机体的损害作用，在系统、器官、组织、细胞、分子、生化等不同层面阐明毒作用机制。

毒效学阐明毒作用的本质与规律，在解释描述性毒性资料、筛查生物标志、评估有害物质的风险以及制订有效的中毒预防和控制策略等方面有重要的实践与理论意义。

（4）食品安全性评价、风险评估和安全限值制订

食品安全性评价和风险评估是食品毒理学在食品安全领域的重要研究内容。

食品安全性评价是利用规定的毒理学程序和方法评价食品中外源化学物对机体的有害效应，预测对人体健康影响的性质和强度，利用毒理学资料确定该物质的安全剂量，以便通过风险评估进行风险控制。它是食品安全质量管理的重要内容。

食品安全风险分析是国际上出现的保证食品安全的新模式，食品安全风险评估是食品安全风险分析体系的核心环节。《中华人民共和国食品安全法》（2021年修订）明确规定建立食品安全风险监测和风险评估制度，确定将食品安全风险评估结果作为制定、修订食品安全标准和对食品安全实施监督管理的科学依据。食品安全风险评估对食品中对人体健康造成不良影响的危害因子进行识别、确认和定量分析。风险评估一般遵循4个步骤：危害识别、危害特征描述、暴露评估和风险特征描述。

2. 研究方法

食品毒理学的研究方法主要有理化分析、试验研究和人群流行病学调查。试验研究是以实验动物、细胞、微生物等为对象，研究外源化学物的毒作用及其剂量–反应关系，并以之为依据评估对人体的安全性。试验研究又可分为体内试验和体外试验。人群流行病学调查主要通过人群调查来观察、分析外源化学物的暴露与其对人群健康的影响之间的关系。

（1）理化分析

利用化学分析、物理化学和仪器分析等方法，如紫外–可见分光光度法、原子吸收分光光度法、气相色谱法、高效液相色谱法、气相色谱–质谱法、液相色谱–质谱法、串联质谱法等，检测食品及环境介质（土壤、水、空气、包装材料等）中外源化学物的组成、含量，以及稳定性、溶解度、解离特征等理化性质，检测体内外源化学物及其代谢产物负荷水平，分析外源化学物向食品迁移以及机体暴露的变化规律，为毒性机制研究提供基础数据，为源头防控提供科学依据。

近年来，近红外光谱、拉曼光谱、荧光光谱、多光谱成像等一些新检测手段在食品无损检测上得到应用。此外，以高通量基因测序、高通量色谱/质谱/核磁鉴定技术为基础，并结合生物信息学分析的系统生物学方法，如基因组、转录组、蛋白质组、代谢组学、暴露组等技术，在食品毒理学，特别是毒理学机制的研究中的重要性日益增强。

（2）体内试验

体内试验采用整体动物进行。常用的实验动物有大鼠和小鼠，此外还有兔、犬、猪以及灵长类动物等。一般以实验动物为模型，按照一定的时间、剂量、途径（主要通过消化道）染毒，观察外源化学物的毒作用，分析毒作用的靶器官和机制，并将实验动物（中毒模型）的研究结果外推到人（中毒原型）。体内试验易于控制各种影响因素和条件，同时外源化学物的体内实验有完整的代谢动力学过程（生物转运和转化）及机体内稳态机制等，能反映动物整体状态下的综合生物学效应。因此，评价外源化学物的一般毒性多采用体内试验。体内试验的缺点是动物和人体存在代谢差异，动物染毒剂量和染毒时间模式与人差别较大，将动物试验结果外推到人存在一定的不

确定性。

（3）体外试验

体外试验是利用游离器官、组织、细胞、细胞器或微生物进行的毒理学试验，是对体内试验的一种有效补充。体外试验可以更快速地评估外源化学物的毒性，减少对动物的使用，降低试验成本。体外试验的缺点是无法观察外源化学物在体内的代谢动力学过程，缺乏机体的全身调节，难以观察慢性毒效应。常用的体外试验有：

①细胞水平试验　采用动物或人的脏器分离的细胞（原代细胞）或经传代培养的细胞株及细胞系，进行体外培养，多用于外源化学物毒性或特殊毒性的筛查，以及某些毒作用机制的深入研究。如通过分离培养原代神经元或者神经干细胞进行神经毒性的研究、通过培养肝细胞系的细胞进行肝毒性研究等。

②器官水平试验　相较于培养细胞，器官水平试验更接近受试器官的生理状态。常见的有：器官灌流技术，即利用离体器官，如肝、肾、肺、脑等器官的血管系统进行毒物灌流，在脏器依然保持一定存活的状态下，研究外源化学物对脏器的毒作用，如器官的形态和功能变化，以及外源化学物的代谢情况；组织切片，常用于观察毒物对特定器官（如肝、肾等）的细胞形态学和组织学的影响；体外全胚胎培养，可观察和评价受试物的致畸性。

③微生物试验　使用微生物（如细菌、真菌等）来评估外源化学物致突变和致癌作用。如细菌回复突变试验就是利用基因缺陷型的鼠伤寒沙门氏菌检测外源化学物的致突变性。

（4）人群流行病学调查

人群流行病学调查是利用流行病学的方法，对人群中某种外源化学物的暴露与健康效应之间的关系进行研究，以评估潜在的危险性，识别和量化暴露与健康影响之间的关联。食品毒理学问题通常具有流行病学特点，如地方性饮食习惯、食品加工方式、产地环境与农产品生产过程带入外源化学物等，均可产生相应的毒理学问题。人群流行病学调查的意义在于可以取得人体的直接观察资料，可为危害因素分析提供线索、指明方向。人群资料是最宝贵的毒性研究和评价资料，动物试验的资料和人群流行病学资料应相辅相成。

第二节　食品毒理学的历史与现状

一、食品毒理学的起源

食品毒理学是一门古老而又年轻的学科，最早可以追溯到古代文明时期。随着农业和食品生产的进步，全世界各个早期文明都有对食品安全和毒物进行探索和研究的文献记录。在中国，神农尝百草时就已开始区分食物、药物与毒物；春秋时期的《尚书·洪范》就有了对食品安全和管理的记载；秦汉时期的中医经典著作《黄帝内经》记载："地食人以五味"，这体现出均衡营养方能"无毒"以及食疗养生的思想。在古印度，食品毒性的知识与药物学紧密相关。印度古代医学的重要著作《阿育吠陀》记载了许多关于食品与毒素的知识，并提供了解毒和保护身体的方法。在古埃及，食品毒性也受到了人们的关注。人们采取了一系列的措施来保持食品的新鲜和安全，如使用防腐剂保存食品。古希腊医学家希波克拉底（Hippocrates）在其著作《希波克拉底文集》中提到了与食品相关的疾病，强调了饮食对健康的重要性。古罗马时期的医学家盖伦（Galen）也对食品中的毒素及其影响进行了研究。

二、近现代食品毒理学的发展

瑞士医生 Paracelsus 最早指出，所有物质都是毒物，没有绝对的非毒物，剂量决定一种物质是毒物还是药物,确立了剂量-反应关系这一重要概念。

1815年,西班牙学者Orfila首次提出毒理学学科的概念。他第一次用化学分析方法系统地证明了化学物引起的中毒表现与该物质在体内的浓度有剂量-反应关系,并写出了第一部专门研究化学物有害作用的论著,为现代毒理学的发展奠定了基础。Orfila是分析毒理学的开创者,他发现了经口摄入的毒物不仅在胃中存在和累积,而是通过血液吸收并分布到全身的其他器官。

19世纪末至20世纪初,食品毒理学逐渐成为一门独立的学科。科学家们开始研究特定化学物对人体的影响。其中,美国食品药品监督管理局(FDA)的创立者,20世纪初食品化学家和公共卫生专家H. W. Wiley,领导了揭示食品添加剂对健康影响的"试毒小组"实验,催生了《纯净食品和药品法案》,为美国食品安全立法奠定了基础。

现代食品毒理学在20世纪后半叶伴随着人类在食品安全方面面临的严峻挑战迅速发展。环境污染和食品污染加重,公害事件频发(如日本水俣病事件和痛痛病事件),食品毒理学研究和安全评价越来越受到重视,促进了学科发展。20世纪50年代,美国毒理学家Lehman等人出版的《食品、药品和化妆品中化学物的安全性评价》首次被FDA指定为毒理学研究指南。这一时期,*Toxicology and Applied Pharmacology* 杂志创刊,确立了食品毒理学领域的一些重要概念。20世纪70至80年代,E. J. Calabrese提出了低剂量兴奋效应理论,强调了微量有害物质对人体的影响,为重新认识剂量-反应关系作出了重要贡献。1974年,B. Ames建立了著名的埃姆斯试验(Ames test),用于评估化学物的致突变性,至今仍然是检测致突变物的首选体外试验。

为了确保食品安全,国际组织和各国政府成立了专门机构并制定了一系列监管措施和标准,如联合国粮食及农业组织(FAO)和世界卫生组织(WHO)共同建立了国际食品法典委员会(codex alimentarius commission,CAC),是一个以保障消费者健康和确保食品贸易公平为宗旨的、制定国际食品标准的政府间组织。同时,食品毒理学的研究也得到了加强,包括毒性测试方法的改进、分子生物学和基因工程技术的应用、先进的检测技术以及风险评估的发展等。随着基因工程技术的发展,转基因食品逐渐成为人们关注的焦点。食品毒理学家通过研究转基因食品中基因改变及对人体健康的潜在影响,为相关政策的制定提供了科学依据。

综上所述,近现代食品毒理学的发展经历了从传统化学分析方法到分子生物学和基因工程等新技术的转变,其高速发展使人们广泛关注食品中各种外源化学物及其对人体健康的潜在危害,推动了食品安全的进步。

三、我国食品毒理学的发展与现状

20世纪50年代,现代毒理学理论和方法在我国逐步建立和发展起来。当时,原中央卫生研究院与原卫生部药物食品检验所和生物制品检定所开始食品毒理学研究,对木薯毒性、农残毒性、粮食熏蒸剂及白酒中甲醇毒性等进行了食品毒理学评价并制定了相应标准。原卫生部于1975年组织举办了第一期食品毒理学培训班,在培训班讲义的基础上,于1978年修订出版了我国第一部食品毒理学专著,为我国食品毒理学的发展奠定了基础。

随着食品工业的快速发展以及食品科学、食品安全等相关专业的开设,一些院校相继开设了食品毒理学课程。1989年,中华预防医学会成立了卫生毒理学及生化毒理学组。1993年,中国毒理学会(Chinese Society of Toxicology,CST)成立,随后相继成立了18个专业委员会,其中包括食品毒理学专业委员会。1994—1995年,我国颁布和实施了《食品安全性毒理学评价程序》和《食品安全法》,建立了食品监督机构。这些法规、标准及食品监督机构为维护我国食品质量与安全提供了法律和行政上的保障。2003年,我国成立了国家食品药品监督管理总局,2018年组建了国家市场监督管理总局,我国药品和食品安全有了统一的协调管理机构。

第三节 食品毒理学的发展趋势与展望

一、食品毒理学的发展趋势

食品安全是全球关注的重大问题。当前，一些国家正在加强食品安全措施，包括制定法律、加强监管和召回机制，如德国联邦食品和农业部提出"从田间到餐桌"的食品安全监管方案；西班牙持续完善食品安全预警机制，在全国设立两个专门负责食品安全评估的实验室，并建立了一个贯通国内外的食品信息预警和响应网络；阿联酋严格执行食品安全违规行为处罚，同时创新使用农业新技术（如室内农场）为居民提供更多安全食品。我国也陆续出台相关法律法规，加强食品安全问题源头治理力度，以"零容忍"的举措惩治食品安全违法犯罪。随着对食品安全重要性认识的提高，以及研究手段的进步，食品毒理学的研究方法也不断地发展提升。

1. 前沿分析与检测技术

通过各种技术对毒物水平进行定量分析是食品毒理学研究的重要上游过程。食品毒理学研究受益于检测技术的进步，如超高效液相色谱与各种检测器串联使用、色谱 – 质谱联用等高精度分析技术的应用可更准确地检测和识别食品中的有害物质，从而提高毒理学研究的准确性和效率。整体上，食品毒理学具有由高剂量测试向低剂量测试、由低通量测试向高通量测试转变的发展特征。

随着我国对环境污染治理强度的增加以及对食品添加剂管控的加强，食品中外源化学物的含量也呈下降趋势，外源化学物的长期、低剂量暴露将成为常态。这对外源化学物检测技术的灵敏度和检测下限提出了更高的要求。质谱法、光谱法、极谱法等技术的发展满足了对食品中外源化学物微量，甚至痕量检测的要求。由高剂量测试向低剂量测试的发展有利于阐明和评价更接近实际条件下暴露剂量对人体和其他生物的毒作用，一定程度上解决了从高剂量向低剂量外推时不确定性所带来的误差问题。

高通量检测技术指一次可检测多个样品或对同一样品进行多种检测的技术，如高通量测序、筛选、光谱成像技术、生物芯片及生物传感器技术等。在研究外源化学物对机体的全面影响以及确定关联途径等方面，高通量技术拥有着不可替代的优势，毒理学试验以低通量实验方法为主，应用高通量测试方法检测细胞、遗传、胚胎毒性和致畸性的毒理学时代正在到来。

2. 多系统的整体评价

在分子水平上，生物标志物的出现以及相关检测方法的确立和发展，能够更敏感地指示机体状态的变化，尤其适用于低剂量暴露、毒作用表现尚不明显的情况。在细胞水平上，各种器官、组织的体外细胞模型不断涌现，机制研究也不断深入。在动物水平上，用于表征各种疾病的转基因动物模型日趋多样，调控目标特异且精确，能够为各种类型的毒理学研究尤其是关联疾病的毒作用研究提供理想的研究对象。

多系统、多水平的整体研究有利于更全面地评价不同剂量下的毒作用。得益于各种评价模型的建立，毒理学的多系统整体评价在食品安全性评价中将占据更为重要的位置。

3. 新污染物毒理学

食品毒理学研究需要关注新污染物对食品安全的影响。目前，国内外广泛关注的新污染物主要包括国际公约管控的持久性有机污染物、内分泌干扰物、抗生素及微塑料等。有毒有害化学物质的生产和使用是新污染物的主要来源。新污染物可能通过食物链进入人体，对人体健康构成潜在威胁。2022 年 5 月国务院办公厅印发《新污染物治理行动方案》，针对其产生环境风险的主要环节，采取源头禁限、过程减排、末端治理的全过程环境风险管控措施。因此，未来食品毒理学研究需要更深入地探讨环境因素与食品安全之间的联系。

4. 新兴食品成分毒理学

随着食品科技的不断发展，新的食品成分和加工技术不断涌现，如植物基蛋白、人造肉、无肉制品、天然添加剂等。这些新兴食品可能会带来新的毒理学问题，全面了解和评估这些食品的潜在风险是未来我国食品毒理学发展的一大趋势。

5. 个体化食品毒理学

随着个体基因组学和健康数据的可用性不断增加，未来的食品毒理学研究可能会更加关注个体之间的差异。借助大数据分析和人工智能，毒理学家可以更好地理解不同食品成分的相互作用以及个体差异对毒性的影响。个体化食品毒理学将有助于确定特定人群对某种食品或化学物的敏感性，从而更好地保护特定人群的食品安全。

6. 基于区块链的食品安全溯源和监管体系

食品安全溯源体系，是指在食品产、供、销的各个环节中，食品质量安全及其相关信息能够被顺向追踪（生产源头—消费终端）或者逆向回溯（消费终端—生产源头），从而使食品的整个生产经营活动始终处于有效监控之中。当前的食品安全溯源体系在本质上属于一种权威的中心化机构风险管控模式，该模式无法在复杂、多元的食品安全相关利益主体间实现信息全过程可信追溯，这种矛盾要求我们更新治理技术，变革治理模式。区块链技术正是一种去中心化的、不可篡改的、多方安全参与的可追溯记录技术。区块链技术可以提高政府科学决策和风险预判能力，真正实现食品供给主体安全监管的精细化、全程化、常态化，因此，在食品安全追溯体系中引入区块链技术具有重要的现实应用价值。

二、展望

现代食品毒理学融合了基础学科的最新技术，尤其是在化学、生物化学与分子生物学以及医学的基础上迅速发展。现代食品毒理学能够全面集成并综合这些学科的知识，引发传统毒理学研究领域、研究方法、安全评价和风险评估的革命性变化。

当前，食品毒理学的研究方向不再局限于研究简单化学物对机体的直接影响，而是更加注重复杂混合物和微量物质的毒性研究。同时，生物化学与分子生物学的飞速发展为毒理学提供了在细胞、分子水平上探索毒性机制的新方法和新工具。通过研究细胞信号通路、基因表达调控以及蛋白质相互作用等，可以更好地理解毒物如何干扰正常的生理过程，引发毒作用或疾病。此外，随着基因组学和遗传学的发展，食品毒理学能够更准确地评估个体对特定物质的反应，从而实现个性化的毒作用评估和风险管理。医学技术的创新，如高分辨率成像、生物传感器和组织工程等，为食品毒理学研究提供了更精确、更敏感的工具和方法。

除了研究方向与研究方法的变革，食品毒理学还关注新兴食品的安全性评估，如转基因食品、纳米食品等。针对这些新兴食品的特殊属性和潜在风险，制定相应的毒理学评估方法和标准。此外，食品毒理学与其他领域进行合作，如生物医学、环境科学、食品工程等，有助于整合专业知识和技术，加强食品毒理学研究的综合性和有效性。

本章总结

本章介绍了食品毒理学基本概念、食品毒理学研究内容及研究方法。食品毒理学主要研究食品中外源化学物的来源、性质和对人体的损害效应及机理，评价其安全性、确定其安全限值，并提出预防及管理措施。食品毒理学的研究方法包括理化分析、体内试验、体外试验及人群流行病学调查。

同时，本章回顾了食品毒理学发展历史，分析了食品毒理学当前现状及未来发展趋势。

课后练习

1. 什么是食品毒理学？食品毒理学的研究内容是什么？
2. 食品毒理学的主要研究手段有哪些？
3. 简述食品毒理学的发展方向。

第二章
食品毒理学基础

兴趣引导

古语说"是药三分毒",16 世纪瑞士医生 Paracelsus 也提出"所有物质都是毒药,不存在没有毒性的,合适的剂量区别毒药和良药"。那么,为什么青蒿素能杀灭疟原虫,而对人类的毒副作用甚微呢?

问题导向

我们该如何理解物质的毒性?为什么说毒理学是食品安全的基础?需要学习哪些基本概念和原理才能理解毒理学语言?

学习目标

- 理解毒理学的三大基本原理。
- 掌握毒性、毒效应的概念及其相关概念(如损害作用、毒效应谱、选择性毒性、生物标志等)。
- 剂量是毒理学最为重要的概念,毒性参数和安全限值通常表示为剂量。
- 掌握剂量 – 反应关系的概念及应用。
- 掌握毒性通路和有害结局通路的概念,了解其对毒理学测试带来的影响。

第一节 毒物、毒性和毒效应

一、外源化学物、毒性和毒物

外源化学物（xenobiotics）指机体内原本没有的，也不是机体正常代谢过程产生的，可以与机体发生相互作用的化学物，包括各种日用化学品、工业化学品、食品添加剂、污染物、农药、药物和嗜好品等。内源化学物指机体内原已存在的，或在正常生理代谢过程产生的化学物，如激素、神经递质、胆红素等。有些化学物来源途径多样，难以区分外源或内源。例如，丙烯醛既可来源于烟草和化石燃料，也可以通过体内生化反应（如脂质过氧化）形成。另外，某些生物体的内源化学物对别的生物可能是外源化学物，如士的宁是植物马钱子的一种天然生物碱，但对人和其他动物而言是外源化学物，具有较强的毒性。毒理学更多关注外源化学物，是由于其在环境中广泛存在，并非意味着外源化学物毒性比内源化学物更强。

毒性（toxicity）是指化学物引起有害作用的固有能力。它是化学物的内在性质，取决于化学结构。化学物对机体引起的有害作用称为毒作用或毒效应（toxic effect）。毒效应是指进入机体的外源化学物及其代谢产物达到一定剂量（dose），并与靶（分子、细胞、组织、器官）相互作用，引起的不良生物学效应。毒效应是毒性在一定条件下的表现。改变条件，特别是暴露剂量，可以影响毒效应，但不能改变化学物的毒性。毒效应 = 毒性 × 暴露。毒效应由一系列事件组成，包括暴露—分布和代谢—与生物大分子（DNA 或蛋白质）相互作用—损害终点。排泄和修复可缓解可能的不良后果。损害终点的表达取决于损害作用与机体抗损害作用能力的对比。当损害作用强度超过机体抗损害能力，机体可能出现一系列中毒的临床表现，甚至死亡。中毒指机体受到毒物作用引起功能性或器质性改变而出现的疾病状态。中毒可分为急性和慢性中毒，在慢性中毒过程中有时可出现急性发作。危害指特定暴露导致的损害作用性质，常用于描述毒效应类型。如急性一氧化碳暴露的危害是窒息。癌症、肝毒性和免疫毒性也是化学物可能引起的危害。

毒物（poison，toxicant）一般指在一定条件下，较低剂量即可对机体产生有害作用的物质。"剂量决定毒物"，任何化学物达到一定剂量都可对机体产生有害作用，而更低剂量却不引起毒效应。有害作用包括从不易察觉的慢性效应到立即可见的急性致死效应。如氯乙烯，高剂量是强肝毒物，低剂量是一种长潜伏期致癌物，很低剂量下不表现毒性。临床药物在特定剂量下有疗效，但大多数药物都有不良反应或副作用，较高剂量时甚至会致死。表 2-1 列出了一些化学物引起一组实验动物半数死亡的剂量（LD_{50}），化学物的 LD_{50} 分布很宽，相差可达 10^9 倍，每一个数量级都有代表性化学物，很难划定一个水平作为毒物和非毒物的界限。

表 2-1 某些化学物的半数致死剂量（LD_{50}）

化学物	物种	途径	LD_{50}/（$mg \cdot kg^{-1}$）	毒性分级（WHO，2003）
乙醇（ethyl alcohol）	小鼠	经口	10 000	微毒
氯化钠（sodium chloride）	小鼠	腹腔	4 000	低毒
硫酸亚铁（ferrous sulfate）	大鼠	经口	1 500	低毒
硫酸吗啡（morphine sulfate）	大鼠	经口	900	低毒
苯巴比妥钠（phenobarbital sodium）	大鼠	经口	150	中等毒
滴滴涕（DDT）	大鼠	经口	100	中等毒
印防己毒素（picrotoxin）	大鼠	皮下	5	高毒

化学物	物种	途径	$LD_{50}/(mg \cdot kg^{-1})$	毒性分级（WHO，2003）
硫酸士的宁（strychnine sulfate）	大鼠	腹腔	2	剧毒
烟碱（nicotine）	大鼠	静脉	1	剧毒
右旋筒箭毒碱（d-tubocurarine）	大鼠	静脉	0.5	剧毒
河鲀毒素（tetrodotoxin）	大鼠	静脉	0.1	剧毒
二噁英（dioxin，TCDD）	豚鼠	静脉	0.001	剧毒
肉毒毒素（botulinum toxin）	大鼠	静脉	0.000 01	剧毒

除了剂量，毒物的定义还涉及生物学定性层面，对一种或同一种属生物体有毒的化学物，对其他生物可能相对无害。如四氯化碳对许多生物有很强的肝毒性，但对鸡却相对无害。

毒物种类繁多，包括生物性毒物（毒素，toxin）和人类活动产生的化学物（toxicant）。可以根据物理形态（如气态、液态和固体毒物）、使用情况（如溶剂、农药）、作用靶（如肝毒、神经毒）、作用机制（如胆碱酯酶抑制剂、细胞色素 P450 诱导物）、毒作用类型（如致癌物、致畸物）和毒性强度（如剧毒、实际无毒）等进行分类。

按用途及分布范围可分为：①工业毒物，含生产原料、中间体、辅助剂、杂质、成品、副产品、废弃物等；②环境污染物，含废气、废水和废渣；③食品有毒成分，含天然毒素或食品变质产生的毒素、不合格的食品添加剂或非法添加物；④农用化学品，含农药、化肥、生长激素等，一般由于误用、滥用、食物残留而产生危害；⑤嗜好品（如香烟）、化妆品、其他日用品中有害成分；⑥生物性毒物，统称毒素，指微生物、动物或植物等生物机体产生的有毒物质；⑦医用药物和兽药，因使用不当、致敏作用或特异性反应等可引起中毒或不良反应；⑧军事毒物；⑨放射性核素。

● 概念检查 2-1
判断正误：既然毒性是外源化学物的固有性质，那么所有的化学物都有毒效应。

二、损害效应与非损害效应

外源化学物与机体交互作用引起的生物学效应，包括损害效应和非损害效应。

1. 损害效应（adverse effect）

损害是指影响机体正常功能的病理损伤，生化、代谢或遗传改变，或者环境适应能力损伤，或者传递给下一代遗传信息的改变。损害效应是毒性的具体表现，可以表现为：①损害机体功能容量（如体力活动负荷能力、进食量等）；②损害机体应对额外应激的代偿能力；③增加机体对其他环境影响的易感性；④影响传递给下一代的遗传信息。上述表现的结局是：①病理损害；②生理机能改变；③生化/代谢改变；④生长发育改变；⑤遗传改变；⑥寿命改变。

判断在具体试验中观察到的结果是否是损害效应，要先判断是否有统计学意义和生物学意义，再按照该效应的性质判断是否有毒理学意义。

判断是否有生物学意义（即生物学重要性）时，可考虑：①纵向比较，如果某参数存在有剂量-反应关系，可认为与受试物染毒有关，具有生物学意义。需注意超敏反应测定很难得到剂量-反应关系。②横向比较，与此参数相关的其他参数有类似改变，没有其他参数支持的、孤立的改变，很难认为有生物学意义。③历史比较，包括本实验室历史对照和文献对照。同时进行的阴性对照应在历史性对照的均数 ±3 个标准差范围内。与文献对照比较有助于判断效应是否真实。

与对照组比较，差异有统计学意义（$P < 0.05$），并符合下列情况之一者，可认为属于损害效应：①数值不在正常参考值范围之内；②数值在正常参考值范围内，但停止接触后，该差异仍持续存在一段时间；③数值在正常参考值范围之内，但若机体处于功能或生化应激状态下，该差异更明显。后两种情况需要附加试验。但是，极端罕见事件，如出现没有对照组的肿瘤类型，可能

没有统计学意义，但有生物学意义。

实际工作中，明显的损害效应容易识别，如死亡、酸碱烧伤、过量饮咖啡产生的不适等，也容易与特定暴露关联。但是，毒理学家希望通过早期事件辨识损害效应。弄清初始反应不仅有利于评估可能后果，对早预防也十分重要。例如，可以阻断毒物作用于受体分子的活性位点。有些轻微效应可能是机体生理范围内的适应改变，不属于损害效应。有些暴露不引起即刻损害效应，但可能在将来出现损害。如铅置换骨骼中的钙，没有即刻效应，但可以蓄积，在疾病、妊娠或老年时引起损害效应。发育期大脑对很低水平铅暴露非常易感，引起的神经系统细微损害可导致终生损害效应（智力下降）。

2. 非损害效应（non adverse effect）

非损害效应是指外源化学物引起的生物学变化在机体适应代偿能力范围内，不增加机体对其他外界不利因素的易感性，也不改变传递给下一代的遗传信息。

● 概念检查 2-2
简答：损害效应的主要表现有哪些？如何判断损害作用？

健康和疾病状态是一个动态过程，没有十分明确的分界，有时也很难判断外源化学物引起的生物学改变是非损害效应还是损害效应。随着生命科学的进展，过去认为是非损害效应的生物学变化，可能会被重新判定为损害效应。

第二节　外源化学物作用于机体的毒效应谱

一、毒效应谱

机体暴露于外源化学物后，随着剂量增加而出现一系列改变，称为毒效应谱，表现为：外源化学物的体内负荷增加、意义不明的生理生化改变、亚临床表现、中毒、死亡。亚临床表现、中毒和死亡属于损害效应。毒效应谱还包括致突变、致癌和致畸效应。

毒效应谱体现了机体适应和抗损伤能力与化学物剂量及损伤能力的对比。当外源化学物剂量较低、作用时间较短时，对机体的作用强度较弱，机体的生理适应和抗损伤能力相对强，仅出现机体负荷增加或生理意义不明的变化，不出现损害效应，机体保持稳态。随着剂量升高、作用时间延长，对机体的作用强度增强，引起损害效应，如病理性适应，包括代偿性增生、肥大和化生等。如果外源化学物作用强度进一步增加，机体失代偿，出现中毒临床表现，甚至死亡。

● 概念检查 2-3
判断正误：当外源化学物剂量较低、作用时间较短时，机体可保持稳态，不出现损害效应。

毒理学家使用不同的损害终点来检测各种毒效应。损害终点观察指标可分为特异性指标和死亡指标。特异性指标与特定化学物有一定的因果关系。例如，有机磷农药抑制胆碱酯酶活性，使神经递质乙酰胆碱不能及时水解而堆积于突触间隙，引起瞳孔缩小、肌肉颤动、大汗、肺水肿等中毒表现。因此，血清乙酰胆碱酯酶活性被作为有机磷农药中毒的特异暴露指标。特异性暴露指标有助于阐明中毒机制，但需要通过系统的毒理学研究才能明确。不同化学物的特异性指标不同，因此，特异性指标无法用于化学物间毒性比较。死亡指标是急性毒性评价的主要指标，简单、直观，可用于比较不同化学物的毒性大小，但比较粗糙，不能反映毒效应本质。

二、毒效应分类

外源化学物的毒效应是外源化学物对机体所致的不良或有害的生物学变化，故又称为不良效应、损伤效应。毒效应可按其特点、发生时间和部位进行分类。

1. 速发或迟发型效应

一次暴露化学物后迅速出现或发生的毒效应称为速发型毒效应。如急性氰化钾和硫化氢中毒。接触毒物后在短时间内出现中毒反应，说明其吸收、分布快，作用直接；反之则说明吸收缓慢或在作用前需经代谢转化。中毒后迅速恢复，说明毒物能很快被排出或被降解，反之则说明解毒或排泄效率低，或已产生病理或生化方面的损害难以恢复。而迟发型毒效应表现为一次或多次接触某种化学物后，经一定时间间隔才出现的毒效应。例如，某些有机磷类化合物具有较长潜伏期，表现为迟发性神经毒效应。化学致癌作用一般有较长潜伏期，在人体内可长达 20 ～ 30 年。

2. 局部或全身效应

局部毒效应指化学物在机体最初接触部位直接造成的损害效应。如接触腐蚀性物质引起皮肤损伤，吸入刺激性气体造成呼吸道损伤等。全身毒效应指化学物从接触部位被机体吸收并分布至远隔部位产生的损害效应，也可称为靶器官毒性。除一些活性很高的化学物外，大多数化学物均产生全身毒效应，有些物质两种作用兼有。例如，四乙基铅可作用于皮肤的吸收部位，然后分布至全身对中枢神经系统和其他器官（如内分泌系统和生殖系统）产生毒效应。

3. 可逆或不可逆效应

可逆效应指停止接触后可逐渐消失的毒效应。通常情况下，接触浓度越低，时间越短，损害越轻，则脱离接触后其毒效应消失就越快。不可逆效应指在停止接触后其毒效应继续存在，甚至可进一步发展。例如，化学物引起的肝硬化、肿瘤等不可逆变化。毒效应是否可逆，除取决于效应类型外，在很大程度上取决于损伤组织的适应性、修复性和再生能力。例如肝和消化道再生能力较强，大多数损伤表现为可逆变化。相反，中枢神经系统损伤多表现为不可逆损伤。

4. 超敏反应

超敏反应是机体产生的一种病理性免疫反应，化学过敏通常是机体先前接触化学物（或其结构类似物）致敏后发生的。在以预先暴露（致敏）为前提产生后续毒效应时，也可称为变态反应。一旦致敏，再有很低剂量暴露就可能引发变态反应，因此难以获得剂量－反应关系，但是对于特定个体，变态反应与剂量有关。例如，毒常春藤或毒漆树的过敏反应与皮肤暴露程度有关；花粉致敏者的变态反应强度与花粉浓度有关。化学致敏原可以是完全抗原，也可以是半抗原。大部分化学物及其代谢产物分子尺寸不够大，不足以被免疫系统识别为异己。因此，在进入机体后，要与内源性蛋白质结合形成半抗原－蛋白复合物（完全抗原），才具有免疫原性，进而刺激免疫系统产生抗体（通常要 1 ～ 2 周）。机体再次暴露时，即可引发从轻度到致命性过敏性休克等一系列不同程度的过敏反应。坚果、贝类和其他食品致敏反应可能会非常严重，甚至致命。

5. 特异质反应

化学特异质反应指由遗传因素或其他易感因素决定的机体对化学物的异常反应。特异质反应个体的反应性质与其他个体并没有明显区别，只是反应程度不同，表现为对低剂量异常敏感或对高剂量极不敏感。例如，一个标准治疗剂量的肌肉松弛剂琥珀酰胆碱可迅速被血液中丁酰胆碱酯酶分解，只引起短暂的骨骼肌松弛。但对于缺乏这种酶的患者，可出现长达数小时的肌肉松弛和呼吸暂停。此外，缺乏 NADH 高铁血红蛋白还原酶的人，对亚硝酸盐及其他能引起高铁血红蛋白症的外源化学物异常敏感。特异质反应发生率很低，除遗传因素外，还与炎性应激、感染、线粒体失能及环境因素有关。特异性反应很少见，发生率在万分之一以内，但却是导致药物退市的常见原因。

外源化学物的毒效应可能涉及上述几种分类。例如，长期低水平氯乙烯暴露可引起肝血管肉瘤，但一次高剂量暴露可产生麻醉和肝毒效应。青霉素对某些个体引起的变态反应是间接效应，对有些个体是立即的全身毒效应，而该效应可能可逆。

三、选择性毒性、靶器官和高危险人群

1. 选择性毒性

选择性毒性一般指化学物可损伤一种生命体（细胞或生物）而不损伤另一种生命体，即使二者是密切共存的，如寄生虫和宿主。选择性毒性被广泛应用于医疗和农林牧渔等领域，如抗生素、杀虫剂、灭鼠剂等。选择性毒性是毒效应的普遍特点，可发生在物种间、群体内（易感人群为高

危人群）和个体内（易感器官为靶器官）。

产生选择性毒性的原因可分为两个：①化学物对两种生命体的毒性相同，但主要蓄积在靶生命体内；②化学物影响靶生命体独特的细胞或生物化学特征，而这种特征在不受影响的生命体中不存在或不相关。喷洒杀虫剂是基于昆虫单位体重的体表面积较大导致其吸收剂量比哺乳动物高，从而实现有效灭虫。甲亢及致甲状腺癌病人通过 ^{131}I 放射治疗亦是通过甲状腺对碘的选择性蓄积实现有效治疗。细胞结构特征引起选择毒性可以用细菌和人类细胞为例说明：细菌具有细胞壁，而人类细胞没有，青霉素、头孢菌素等抗生素的杀菌作用正是利用这一特征。生物化学差异方面典型示例是叶酸合成。哺乳动物细胞中不发生叶酸合成反应，必须从膳食中摄取叶酸。细菌则利用对氨基苯甲酸、谷氨酸和蝶啶合成叶酸，而不从外界摄取。磺胺类药物的电荷和分子大小与对氨基苯甲酸相似，可拮抗阻止其掺入叶酸分子。

2. 靶器官

外源化学物直接发挥毒效应的器官称为靶器官。靶器官是选择性毒性在个体内组织器官间的表现。如甲基汞的靶器官是脑，镉的靶器官是肾，锰的靶器官是基底节。毒作用强弱主要取决于靶器官中终毒物蓄积量及持续时间，受组织器官生物转化或转运影响。但靶器官中外源化学物浓度并不一定最高。例如，铅虽然蓄积在骨组织中，但主要损伤神经系统和造血系统。中枢神经系统是最常见的靶器官，其他还有循环、造血、生殖和呼吸系统等。肝和肾是最主要的代谢和排泄器官，常常会积聚较高浓度的化学物而成为靶器官。骨骼和肌肉则较少涉及毒效应。

3. 高危人群

⊕ 概念检查 2-4
简答：选择性毒性的毒理学意义是什么？

高危人群是指易受环境因素损害的易感人群。在相同条件下，这部分人群比正常人群更早出现健康危害，且更严重。高危人群易感性高的生物学基础包括年龄、性别、遗传因素、营养和膳食、健康状况、适应和耐受等，易感性还与生活方式有关。除易感性外，暴露机会和时间也是构成高危险性的重要因素。

四、生物标志

生物标志指反映机体吸收的外源化学物或其生物学后果的各类测定指标，可分为暴露生物标志、效应生物标志和易感性生物标志（图 2-1）。

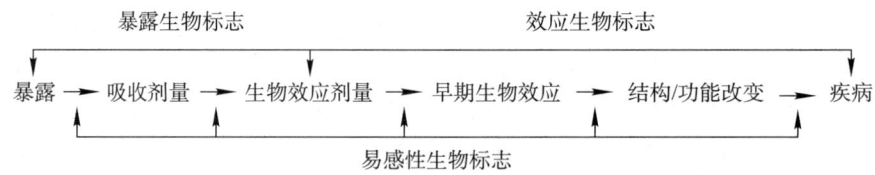

图 2-1　从暴露到健康效应的过程与生物标志的关系模式图

1. 暴露生物标志

暴露生物标志指测定的机体生物标本（组织、体液或排泄物）中外源化学物及其代谢物，或与内源性物质的反应产物的含量。暴露标志包括内剂量标志和生物效应剂量标志。前者如血液，尿液，头发中的铅、汞、镉等含量，与外剂量相关，可定量分析个体暴露水平。后者如 DNA 加合物，反映化学物与细胞或靶分子的相互作用，与毒效应关联，常与早期生物效应标志重叠。

2. 效应生物标志

效应生物标志是可被检测的机体改变（如可能的健康危害或疾病）。它可以是关联不同靶剂量健康损害效应信息的生理、生化、病理、行为指标，包括早期生物效应、结构/功能改变及疾病标志。

3. 易感性生物标志

易感性生物标志指衡量机体对暴露的反应能力的指标，易感性可以是先天具有或后天获得的。

机体代谢酶和修复酶的基因多态性（遗传易感性标志），机体神经、内分泌和免疫系统的反应状态和适应性等均可作为易感性生物标志。易感性生物标志主要用于易感人群的筛检与监测。

生物标志可准确判断机体接触化学物的实际水平，有利于早发现特异性损害并进行防治，对于阐明毒效应机制、剂量－反应关系、毒理学资料的物种间外推具有十分重要的意义。

第三节　暴露、剂量和剂量－反应关系

一、剂量和暴露特征

1. 剂量（dose）

剂量是影响毒效应的关键因素。毒性较高的化学物只需要较小剂量就能对机体造成一定损害，而毒性较低的化学物则需要较大剂量才会引起损伤。毒性的大小是相对的，"剂量决定毒物"，关键在剂量。

剂量概念范围包括：①暴露剂量或外剂量，指机体接触的量，可以是单次接触或一定时间内的持续接触。对实验动物，通常称为给予剂量。毒理学中接触、暴露和染毒具有相同含义。②吸收剂量或内剂量，指外源化学物透过生物屏障被吸收进入血液的量。③送达剂量或靶剂量，也称生物有效剂量，是吸收后到达靶器官的量（图 2-2）。

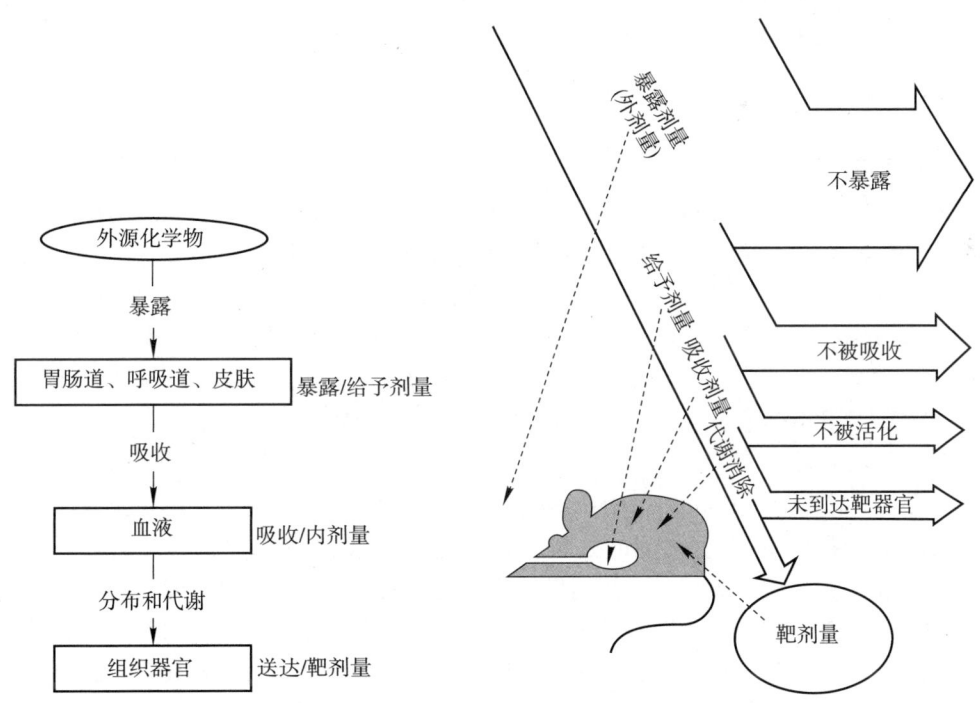

图 2-2　不同剂量定义的关系（右图显示效应剂量逐渐减少的过程）

化学物对机体损害效应的强度和性质，不仅与该毒性密切相关，还取决于靶剂量（生物效应剂量）。一般暴露剂量越大，靶剂量也越大，因此常用暴露（染毒）剂量来衡量，以单位体重（kg）接触量（mg）和环境介质（空气和水）中的量表示，如 $mg \cdot kg^{-1}$（固体），$mg \cdot m^{-3}$（气体）、$mg \cdot L^{-1}$（液体）。

大多数化学物在体内的生物学效应随剂量增加而转化，可以分成两种类型（图 2-3）。食品中常含有Ⅰ型（如残留的农药）和Ⅱ型外源化学物。Ⅱ型比较复杂，包括营养素、食品中化学物、药品等，如茶多酚和咖啡因。有益效应包括营养、保健和治疗作用。

2. 暴露特征

外源化学物或其代谢产物到达机体内作用部位，其浓度和持续时间达到一定程度时才能产生毒效应。暴露特征是影响化学物毒性的重要因素。暴露特征包括暴露途径、暴露期限和暴露频率。

食品毒理学中主要暴露途径是经胃肠道摄入。常见暴露途径还有经呼吸道（吸入）和经皮肤（局

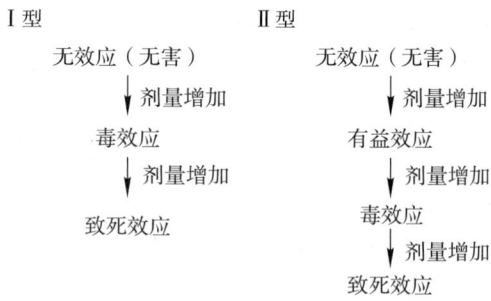

图 2-3　按照效应转化划分的化学物类型

部渗入），其他还有经静脉、肌肉、腹腔、皮下和皮内注射等各种注射途径。一般而言，毒物直接进入血流（静脉途径），效应发生最快也最强烈。毒物从其他途径吸收入体内的效率由高到低顺序大致是：吸入、腹膜内（腹腔注射）、皮下（注射）、肌内（肌内注射）、皮内（注射）、口服和表皮（经皮肤染毒）。

按染毒期限和频率，毒理学试验分为急性、亚急性、亚慢性和慢性四类毒性试验。急性染毒是指 24 h 内一次或多次染毒，急性吸入染毒指不超过 24 h 的持续暴露，通常是 4 h。重复暴露包括亚急性、亚慢性和慢性染毒。亚急性染毒一般指不超过一个月的重复染毒，亚慢性一般在 1~3 个月，慢性则要超过 3 个月（通常至少 1 年）。人类暴露频率和时间通常不像受控的动物试验那样有明确划分，但仍用同样术语笼统描述暴露情况。职业和环境暴露划分为急性（如单次事故性暴露）、亚慢性（数周或数月的反复暴露）和慢性暴露（数月或数年的反复暴露）。与食品通常是长期甚至终生接触，所以对食品中化学物的安全性评价应着重考虑多次、长期甚至终生接触。

⊕ 概念检查 2-5
简答：影响靶剂量的主要因素有哪些？

二、剂量 – 反应关系

1. 效应和反应

（1）效应（effect）　效应是量反应，指暴露引起的生物个体、器官或组织的生物学变化。变化程度可用计量单位表示。例如，某种有机磷农药可使血液中乙酰胆碱酯酶活力降低、四氯化碳能引起血清谷氨酸转移酶活力升高、苯引起血液白细胞数减少等。

（2）反应（response）　反应是质反应，指暴露群体中出现某种效应的个体在群体中所占的比例，一般以百分率或比值表示，如死亡率、肿瘤发生率等，其个体结果只能用"有"或"无"，"正常"或"异常"等指标来表示。

2. 剂量 – 反应关系

⊕ 概念检查 2-6
判断正误：一般情况下，存在明确的剂量–反应关系是确定化学物暴露与毒作用间因果关联的前提。

剂量 – 反应关系（dose-response relationship）是毒理学最基本的概念，可定义为剂量与其引起的生物系统中观察到变化的程度之间的关系，常规分为个体的（量型）剂量 – 反应关系和群体的（质型）剂量 – 反应关系两种类型。个体剂量 – 反应关系描述单独个体对不同剂量的反应，这种反应通常是"量"反应（效应），特征是反应的严重程度（效应强度）呈剂量相关性增加，也被称为剂量 – 效应关系（图 2-4）。群体剂量 – 反应关系描述的是个体组成的群体对不同剂量的反应，即对不同剂量的个体反应在群体中的分布，特征是反应的发生率呈剂量相关性增加。一般情况下，存在明确的剂量 – 反应关系是确定化学物暴露与毒效应有因果关联的前提。

三、剂量 – 反应关系曲线

以剂量为横坐标，以表示效应强度的计量单位或者以表示反应的百分率或比值为纵坐标，绘制散点图，可得到剂量 – 效应 / 反应关系曲线。剂量 – 反应关系曲线反映了机体对外源化学物毒作用易感性的分布。剂量 – 效应 / 反应曲线可呈现不同类型，如直线型、抛物线型或 S 曲线型、U 曲线型等。

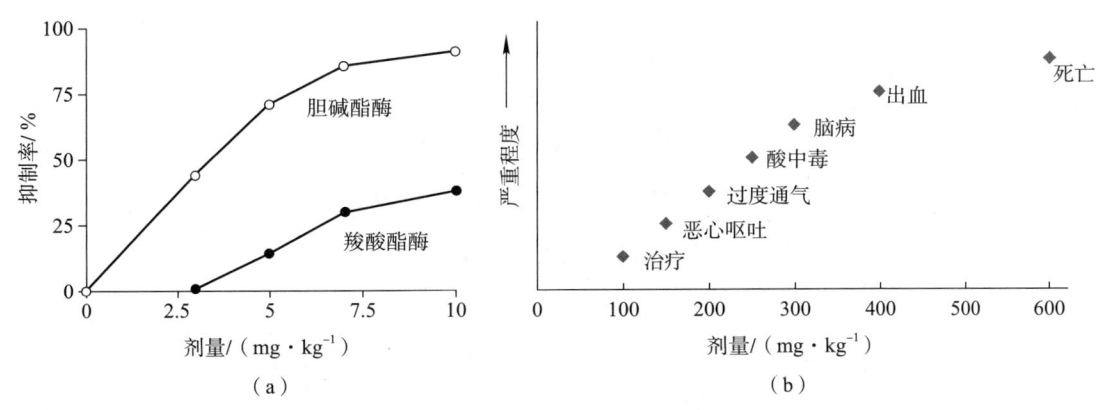

图2-4 个体剂量-反应关系

（a：有机磷农药毒死蜱；b：人服用阿司匹林的毒副作用）

1. 直线型

反应（强度或率）与剂量呈直线关系，改变成正比。该类型仅在某些体外试验中，在一定剂量范围内可见。

2. 抛物线型

反应（强度或率）与剂量呈非直线关系，随剂量增加，反应也增高，最初改变急速，随后相对缓慢，曲线先陡峭后平缓，呈抛物线形。若将剂量换算为以10为底的对数值则转变为一条直线。

3. S曲线型

该类曲线可以反映出实验动物或人的个体差异，左端出现反应的是高敏感个体，右端则是抗性个体，群体易感性成正态分布。曲线开始平缓，继而陡峭，后又趋于平缓，呈"S"型。如果实验剂量组数足够多，每组动物数量也很大，会得到一条对称型"S"型曲线，但实际上，大多数研究都属于小样本抽样研究，客观存在的个体差异产生不可避免的抽样误差，因此更常见的是非对称型S型曲线。若将剂量以对数表示，非对称型S型曲线将转变成对称型（图2-5）。

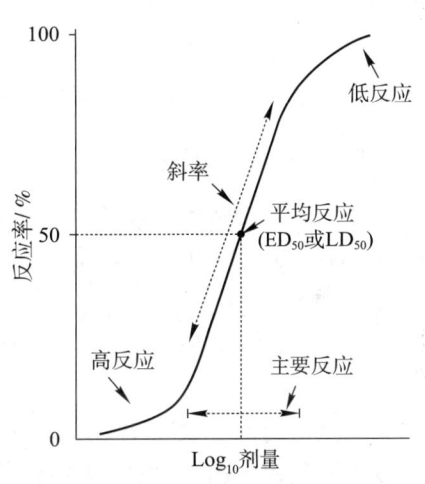

图2-5 典型S型曲线剂量-反应关系

S曲线型的特点是在低剂量范围内，反应强度随剂量增加而缓慢增加，然后剂量增加，反应也随之急速增加，剂量再继续增加时，反应强度增加又趋于缓慢。曲线在反应率16%~84%范围内基本呈直线，区间代表着均数（或中位数）加减一个标准差。中点附近斜率最大，剂量略有改变，反应就有较大变化，而且置信水平也最大（95%置信区间最小，见图2-6虚线范围），因此中点对应的剂量常用来作为评价化学物毒性的主要参数，如半数效应剂量（ED_{50}）、半数中毒剂量（TD_{50}）及半数致死剂量（LD_{50}）。图2-6中化学物A和B的LD_{50}相同（8 mg·kg^{-1}），A的曲线平缓，表明只有较大幅度地改变剂量，反应才会有明显改变；B曲线陡峭，小范围的剂量改变，反应就会发生显著变化。当剂量为1/2 LD_{50}（4 mg·kg^{-1}）时，B的死亡率不足1%，而A却造成了20%的动物死亡。

4. U曲线型

对维持正常生理功能所需要的物质，如某些维生素和必需微量元素等剂量-反应关系呈U曲线型（图2-7）。该类物质剂量极低时，会出现营养缺乏的损害效应。随着剂量的增加，损害效应

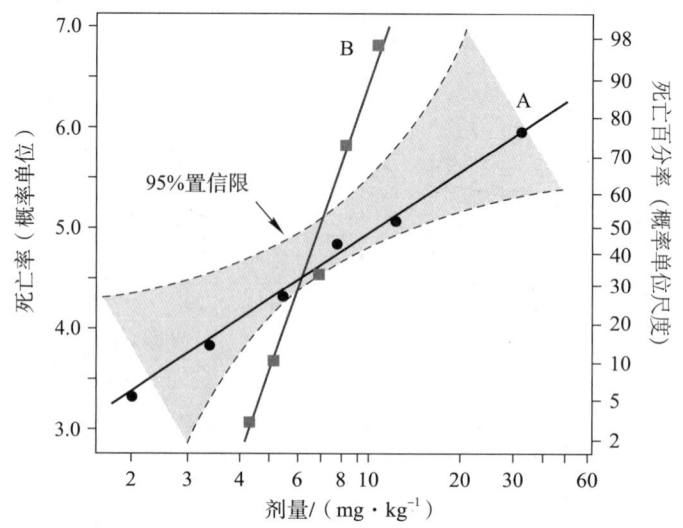

图 2-6　两种化学物剂量－反应关系的比较

逐渐减弱以至消失，机体达到自稳状态。但是，当剂量达到某一阈值后会引起损害效应，且随剂量增大而加重。例如，维生素 A 缺乏会导致夜盲症和一些感染性疾病的发病率和死亡率增加，而维生素 A 含量过高可以引起肝毒性和出生缺陷。

四、时间－反应关系

时间－反应关系主要涉及固定剂量时毒效应发生的时间过程，或产生相同效应时剂量与时间的关系这两个方面，主要需考虑暴露时间（期限和频率）、效应潜伏期、效应持续时间（适用于可逆效应）及延迟效应。

毒效应的发生取决于靶器官／组织中外源化学物或其代谢终毒物的浓度和持续作用时间。因此，暴露浓度（C）和时间（t）的乘积（$C \cdot t$）

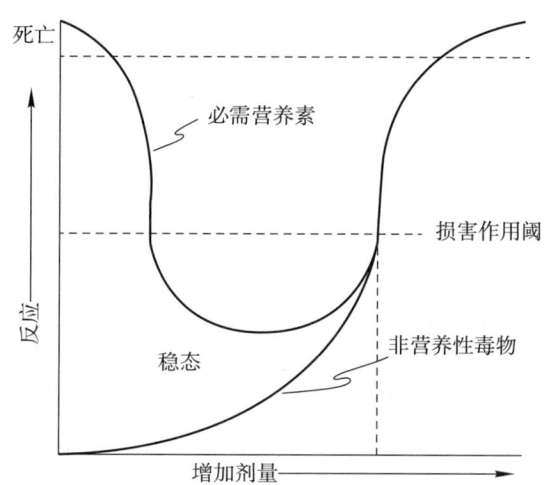

图 2-7　必需营养素（U 型）和非营养性毒物（S 型）的剂量－反应关系曲线

可以反映累积剂量，累积剂量达到有效剂量时，就会发生效应。这种剂量－时间－效应关系在吸入性毒物的毒效应中尤其重要，如粉尘浓度、接尘工龄与尘肺发病之间的关系。

五、毒物兴奋效应

毒物兴奋效应（hormesis）指以低剂量产生有益或刺激（兴奋）作用而高剂量产生损害或抑制效应为特征的一种双相剂量－反应关系类型，曲线呈"J"形或倒"J"形（或为"U"形或倒"U"形）。曲线类型依检测终点不同而不同，倒 U（或倒 J）曲线型见于终点为生长情况（如镉、铅、除草剂等多种毒物及射线低剂量促进不同植物生长）或存活情况（如低剂量 X 射线、γ 射线可延长小鼠和豚鼠寿命，低剂量乙醇、乙醛可延长果蝇寿命）。J 曲线型见于终点为发病率（如癌变、畸变、突变研究），也可以认为是低剂量抑制高剂量刺激作用，如镉、二噁英、多环芳烃、X 射线和 γ 射线等环境因素，低剂量均可降低实验动物的肿瘤发生率。

毒物兴奋效应早已被提出，但直到 20 世纪 90 年代才受到重视，至今，已在多种生命活动（包括肿瘤形成、生殖、生长及代谢等）中都发现了该现象。虽然兴奋效应存在较为广泛，但是通常比较温和（最大效应通常仅超出对照组效应的30%～60%），可能难以达到统计学意义。图2-8显示了毒物兴奋效应剂量－反应曲线的定量特征。

毒物兴奋效应可能是毒物直接诱发，也可能是由于机体稳态初始扰乱后的代偿过程引起。因为温和的反应可能被认为是正常生理范围内的变异。毒理学研究为了获得"未观察到有害作用水平（no observed adverse effect level，NOAEL）"和"观察到有害作用的最低水平（lowest observed adverse response level，LOAEL）"，而更注重高剂量，且高剂量是获得损害作用的保障；且实验设计的剂量组有限，毒理学研究中常不易观察到毒物兴奋效应。但是对毒物低剂量暴露的生物效应的理解，将可能对转化应用于人类健康带来直接益处。

● 概念检查 2-7
判断正误：毒物兴奋效应只能由毒物直接诱发。

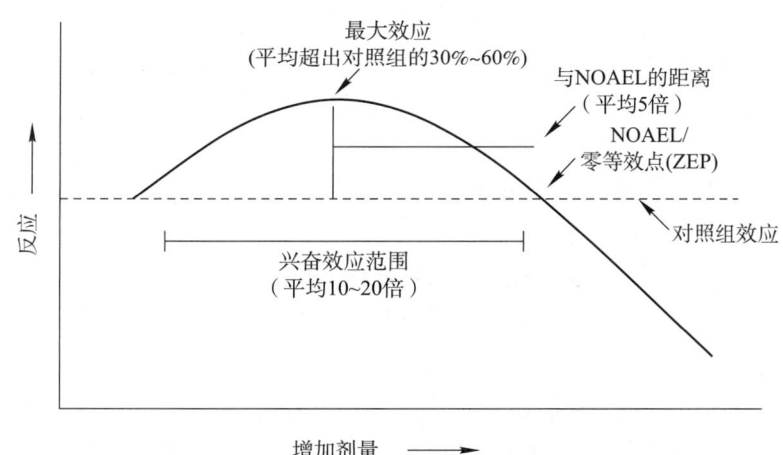

图 2-8　毒物兴奋效应剂量－反应曲线的定量特征
ZEP：零等效点，反应曲线越过对照组效应控制线并跃出兴奋性效应剂量区间的点；
NOAEL：未观察到有害作用水平。

六、剂量－反应关系研究及应用

剂量－反应关系是毒理学最基本的概念。建立合理的剂量－反应关系，必须基于三个基本前提：①反应是由暴露化学物所引起。实际工作中，特别是在流行病学研究中，确定病因不仅受到混杂因子干扰，而且大多数研究（尤其是回顾性研究和病例对照研究，甚至有些前瞻性研究）很少定量测量暴露剂量、期限、频率和途经。②反应强度与剂量有关。这包含了存在与化学物相互作用产生反应的分子靶部位，反应的产生和程度与靶剂量有关，靶剂量又与暴露剂量有关这三个方面。③要有定量测定毒性的方法和准确表示毒性大小的手段。理想的终点应与毒物暴露引发的分子事件密切相关。化学物通常不止一个毒性终点，每个终点都会有各自的剂量－反应关系。即使是同一个终点，选用的指标不同，获得的剂量－反应关系也会不一样，基于分子机制建立剂量－反应关系很困难。对作用靶、主要效应有所了解的化学物，可以基于已有研究成果及研究目的来选择效应相关的生物标志。对于新化学物，通常会选用死亡作为第一步试验指标。

剂量－反应关系提供的重要信息可广泛应用在毒理学乃至公共卫生与预防医学领域。利用剂量－反应关系原理，控制暴露剂量，可以防止有害结局的发生，这正是疾病防控工作的基本工作原理。剂量－反应关系曲线的主要应用包括但不限于以下几个方面。

（1）判断因果关系。

（2）获得 NOAEL、LOAEL 和基准剂量（BMD）等多种毒性参数，估计阈值。图2-9（a）中F点是最高无统计学意义响应点，也就是"未观察到有害作用水平（NOAEL）"。G点是最低有统计学意义响应点，也就是"观察到有害作用的最低水平（LOAEL）"。T点代表曲线D的阈值

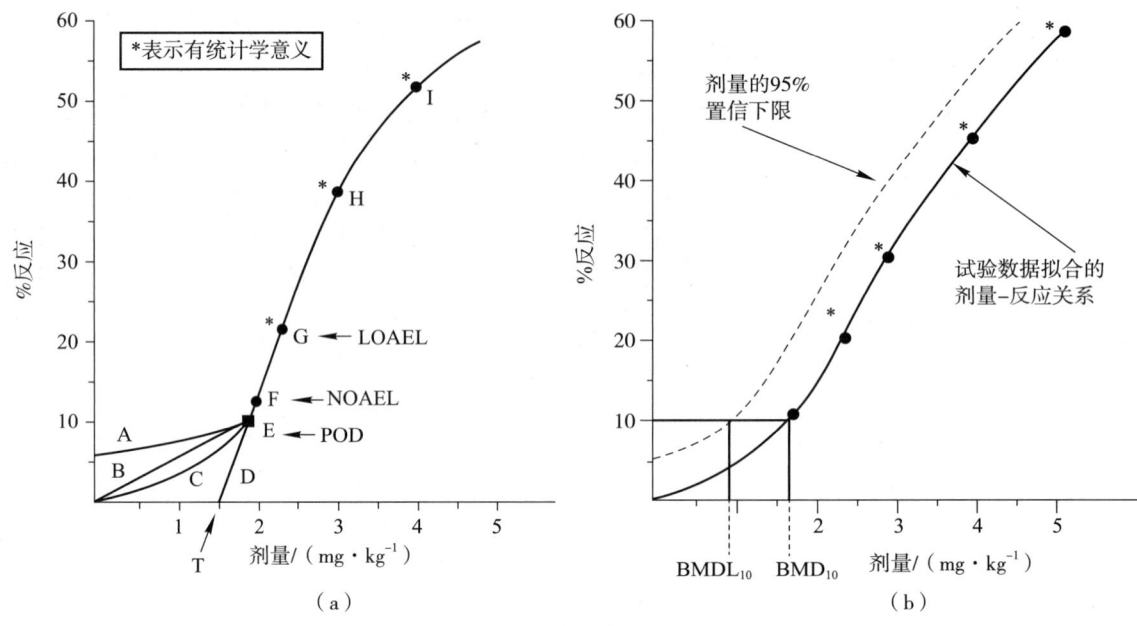

图 2-9　剂量 – 反应关系曲线及相关毒性参数

注：·表示试验检出的生物学反应；*表示有统计学意义。

（threshold）。起始点（the point of departure，POD）是接近观察范围下限又没有明显外推的估计值（如 ED_{10} 或 ED_1），是向低剂量外推的开始点，用于外推健康指导值。曲线 A、B、C 和 D 表示从 POD 开始的几种可能的剂量 – 反应关系外推。

基准剂量（benchmark dose，BMD）是指外源化学物在某特定反应水平［基准反应（benchmark response，BMR）］时剂量的 95% 置信下限。BMR 通常定为 1%、5% 或 10%。图 2-9（b）中 $BMDL_{10}$ 表示剂量 BMD_{10} 的置信下限，表示在 BMD_{10} 时有 10% 的个体出现有害效应。

（3）分析毒效应特征。如图 2-10，确定所研究群体的平均（中位数）反应和易感性范围，预计易感人群发生反应的剂量；曲线斜率给出了有效剂量范围内随剂量增加，受影响对象比例的变化；曲线两端分别代表高敏感和抗性个体。

（4）群体易感性分析。同样暴露条件下，高危人群更早出现健康损害效应且更严重，出现曲线左移和斜率增大（图 2-10）。

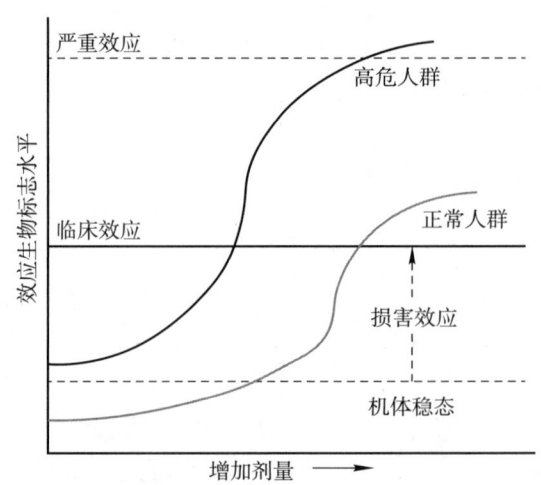

图 2-10　高危险人群和一般人群对环境有害因素的剂量 – 反应关系

　　　　　　　　　第二章　食品毒理学基础

（5）分析毒物兴奋效应。

（6）毒作用强度和效能分析。在比较化学物毒作用时，强度是指产生相同效应时的剂量差异，效能是指可引起的最大效应的差别。图 2-11 中，毒作用强度 A > B，C > D；效能 A = B，C < D。

（7）不同效应的剂量 – 反应关系分析。如图 2-12 所示，该药在低剂量时已经呈现一定的期望效应（疗效）。随着剂量的增加，毒作用出现并快速增加，产生疗效的剂量与产生毒作用的剂量范围有重叠。甚至，在较大剂量时，产生疗效的剂量与致死剂量范围有重叠。因此，有必要引入安全性的参数，即治疗指数（therapeutic index，TI）。治疗指数指半数中毒剂量（TD50）与半数有效剂量（ED50）的比值。治疗指数大的药物相对较治疗指数小的药物安全。但是，ED50、TD50、LD50 等半数剂量无法反映各自剂量 – 反应曲线的斜率，在一些情况下，可采用可靠安全指数（certain safety factor，CSF）即 1% 致死剂量（LD1）与 99% 有效剂量（ED99）的比值衡量药物的安全性。

● 概念检查 2-8

简答：建立合理的剂量 – 反应关系的前提是什么？剂量 – 反应关系曲线的主要应用有哪些？

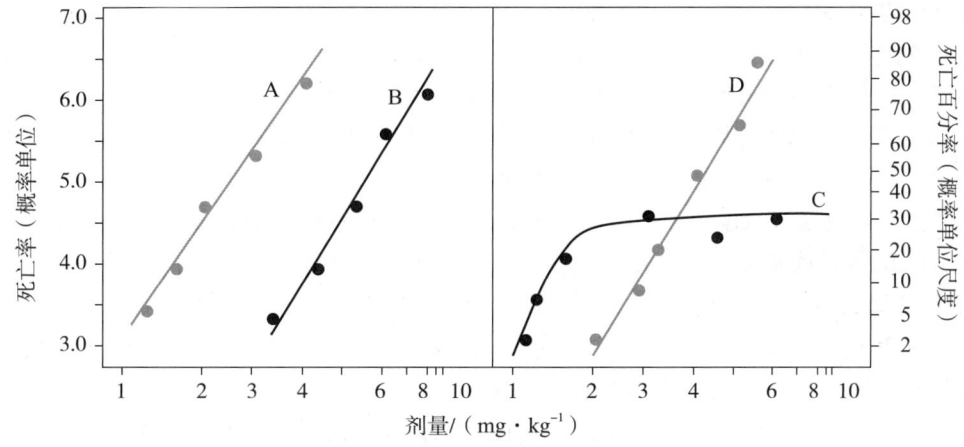

图 2-11　四种化学物剂量 – 反应关系的比较

注：毒作用强度 A > B，C > D；效能 A = B，C < D。

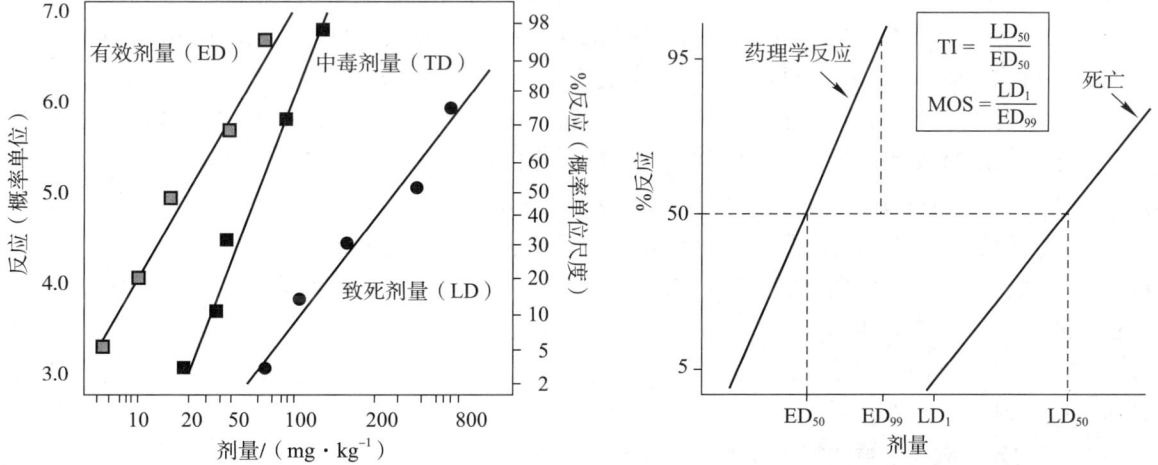

图 2-12　药物有效剂量（ED）、中毒剂量（TD）和致死剂量（LD）的比较

第四节　毒性参数和安全限值

一、毒性参数

毒性参数的确定是毒理学试验剂量－反应关系研究的重要内容。一般用于描述毒性大小的参数包括毒性上限和毒性下限参数，用剂量表示。毒性上限参数是经急性毒性试验获得的以死亡为终点的毒性参数。毒性下限参数，是指在试验中以"最轻微毒作用"为观察效应终点的各项毒性参数，可从急性、亚急性、亚慢性和慢性毒性试验获得，如 NOAEL、LOAEL、阈剂量和基准剂量。用于描述毒作用特征的参数主要有毒作用带、药物治疗指数和安全范围等。

1. 致死剂量或浓度（lethal dose or concentration，LD 或 LC）

致死剂量或浓度是指引起实验动物急性中毒死亡的剂量或浓度，是评价和比较外源化学物毒性和危险性的重要参数。

（1）绝对致死剂量或浓度（absolute lethal dose or concentration，LD_{100} 或 LC_{100}）：指引起一组试验动物全部死亡所需要的最低剂量或浓度。如再减少剂量或浓度便有存活者。因为客观存在的个体差异导致了不可避免的抽样误差，试验中少数个体特别耐受或敏感，导致 100% 死亡剂量波动很大。因此，该参数变异性大，不适合用于毒性比较。

（2）半数致死剂量或浓度（median lethal dose or concentration，LD_{50} 或 LC_{50}）：指引起一组试验动物半数死亡的剂量或浓度，又称致死中量。LD_{50} 处于常见剂量－反应 S 曲线型中间，敏感（围绕 LD_{50} 剂量波动会明显影响死亡率）又稳定（受个体差异影响小），计算也简便，是评价化学物急性毒性大小最重要的参数，也是急性毒性分级的基础指标。LD_{50} 的单位为 mg/kg，其数值越小，表示该化学物毒性越强；反之，则毒性越弱。

LC_{50} 表示外源化学物经特定途径暴露的急性毒性，即能使一组试验动物暴露一定时间（一般固定为 2 h 或 4 h）后，在一定观察期限内（一般为 14 d）死亡 50% 所需的浓度（$mg \cdot m^{-3}$）。相似的参数还有半数耐受限量（median tolerance limit，TL_{50} 或 TL_m），TL_{50} 用于表示外源化学物对水生生物的急性毒性，指一群水生生物（如鱼类）中半数个体在一定时间（常为 48 h）内可以耐受（不死亡）的某种外源化学物在水中的浓度（$mg \cdot L^{-1}$），一般用 TL_{m48} 表示。

（3）最小致死剂量或浓度（minimum lethal dose or concentration，MLD，LD_1 或 MLC，LC_1）：指仅引起一组试验动物个别死亡的最小剂量或浓度。低于该剂量或浓度不会出现死亡。

（4）最大非致死剂量或浓度（maximum non-lethal dose or concentration，MNLD，LD_0 或 MNLC，LC_0）：指未引起试验动物死亡的最高剂量或浓度。可以出现毒作用，但不发生死亡。需要注意的是，最大耐受量（maximum tolerated dose，MTD）一般不等同于 LD_0，而仅用于亚慢性或慢性毒性试验的剂量设计，定义为化学物引起试验动物体重减少不超过 10%，不引起死亡、毒性临床体征或缩短动物自然寿命的病理损害（肿瘤除外）的最高剂量。有时也称为最小毒性剂量。在急性毒性试验设计中，对于毒性非常小的化学物，用最大耐受量法，即已达到最大染毒剂量仍不出现死亡。在食品安全性评价程序中，用限量法，一般选剂量为 10 mg/kg，若达不到试验效果，则给予技术上能实现的最大剂量（最大浓度和最大灌胃容积）。

2. 非致死效应剂量或浓度（no lethal effective dose）

在毒理学研究工作中，研究机体接触外源化学物后所产生的各种变化，如生理生化改变、神经系统和免疫系统的变化等，都是在非致死条件下进行的。因此，一般常以半数效应剂量或浓度、观察到有害作用的最低剂量、未观察到有害作用的剂量作为毒效应的评价参数。

（1）半数效应剂量或浓度（median effective dose or concentration，ED_{50} 或 EC_{50}）　指对 50% 受

试对象发生某种效应的剂量。可以类似定义 ED_n 为在测试对象中 n% 有效应的剂量。

（2）观察到有害作用的最低水平（lowest observed adverse effect level，LOAEL）　指在给定的暴露条件下，通过实验或观察，化学物引起目标生物的形态、功能、生长、发育或寿命产生可被观测到的有害改变的最低剂量。LOAEL 是实际观测得到的，有害效应与同物种、同品系的正常生物（对照组）是可以区别的，即具有统计学意义和生物学意义。

与 LOAEL 类似的概念有观察到作用的最低水平（lowest observed effect level，LOEL），两者的不同在于，LOEL 中的改变（或效应）属于非损害作用。

（3）未观察到有害作用的水平（no observed adverse effect level，NOAEL）　指在给定的暴露条件下，通过实验或观察，化学物对目标生物的形态、功能、生长、发育或寿命不产生任何可被观测到的有害改变的最高剂量。机体的改变可被检测到，但是被判断为非损害作用，相当于 LOEL。试验中不同的效应指标均可以有其相应的 NOAEL，根据最敏感的受试物种和最灵敏的毒性指标得到的 NOAEL 常用于管理目的。

与 NOAEL 类似的概念有未观察到作用水平（no observed effect level，NOEL），其不同在于，NOEL 中无可检测到的改变。

（4）阈剂量（threshold dose）　指效应刚刚开始发生时的化学物剂量或暴露水平。低于阈值时不产生效应，达到阈值即产生效应。阈剂量是剂量–反应曲线在低剂量范围涉及的一个重要概念，实际工作中不可能直接测定阈值，但是阈值在理论上具有重要价值，通常利用 NOAEL 和（或）LOAEL 估计阈值（图 2–13）来制定标准。不同的效应有不同的阈值，一般认为，化学物的一般毒性及致畸作用的剂量–反应关系有阈值（非零阈值），而遗传毒性致癌物和生殖细胞致突变剂的剂量–反应关系的阈值尚存争议，通常认为是零阈值（无阈值）。

一个阈值的相关概念是"毒理学关注阈值"。毒理学关注阈值（threshold of toxicological concern，TTC）是一种新的风险评估工具，区别于传统风险评估方法之处在于，它不依赖详尽的毒性数据。TTC 概念是当人体暴露剂量低于该阈值时，任何可预见的健康风险均很低，无须被毒理学关注。例如，FDA 规定，用于食品接触材料的，致癌性未知但不包含致癌性预警结构的化学物，在饮食中浓度低于 $0.5\ \mu g \cdot kg^{-1}$ 时（即若按每人每天摄食 3 kg 计，某化学物摄入量为 1.5 μg），无须对该化学物进行毒理学测试。

（5）基准剂量　见上节。

3. 毒作用带（toxic effect zone）

毒作用带是反映化学物毒作用特点的参数，包括急性毒作用带（acute toxic effect zone，Z_{ac}）和慢性毒作用带（chronic toxic effect zone，Z_{ch}）。

（1）Z_{ac}　以 LD_{50} 与 Lim_{ac}（急性阈剂量）的比值表示。比值越大，急性毒作用带越宽，表示从急性阈剂量到致死剂量范围越大，则该毒物引起急性致死性中毒风险越小；反之，比值越小，则引起致死性中毒风险越大。若用急性 NOAEL 来代表急性阈剂量，则称为急性毒作用范围（margin of acute toxic effect，MOT_{ac}）。

（2）Z_{ch}　以急性阈剂量（Lim_{ac}）和慢性阈剂量（Lim_{ch}）的比值表示。比值越大，慢性毒作用带越宽，预示引起慢性中毒的风险越大，这是因为假定两种化合物的 Lim_{ac} 相同或相近，那么 Z_{ch} 宽的化合物，其 Lim_{ch} 则小，引起慢性中毒的可能性大。反之，比值越小，引起慢性中毒的风险越小。若用 NOAEL 来代表阈剂量，则称为慢性毒作用范围（margin of chronic toxic effect，MOT_{ch}）。

$$Z_{ac} = \frac{LD_{50}}{Lim_{ac}}; \quad MOT_{ac} = \frac{LD_{50}}{NOAEL_{ac}}$$

$$Z_{ch} = \frac{Lim_{ac}}{Lim_{ch}}; \quad MOT_{ch} = \frac{NOAEL_{ac}}{NOAEL_{ch}}$$

类似反映不同效应剂量距离的参数还有药物的治疗指数（TI）和药物安全范围（MOS）。但是

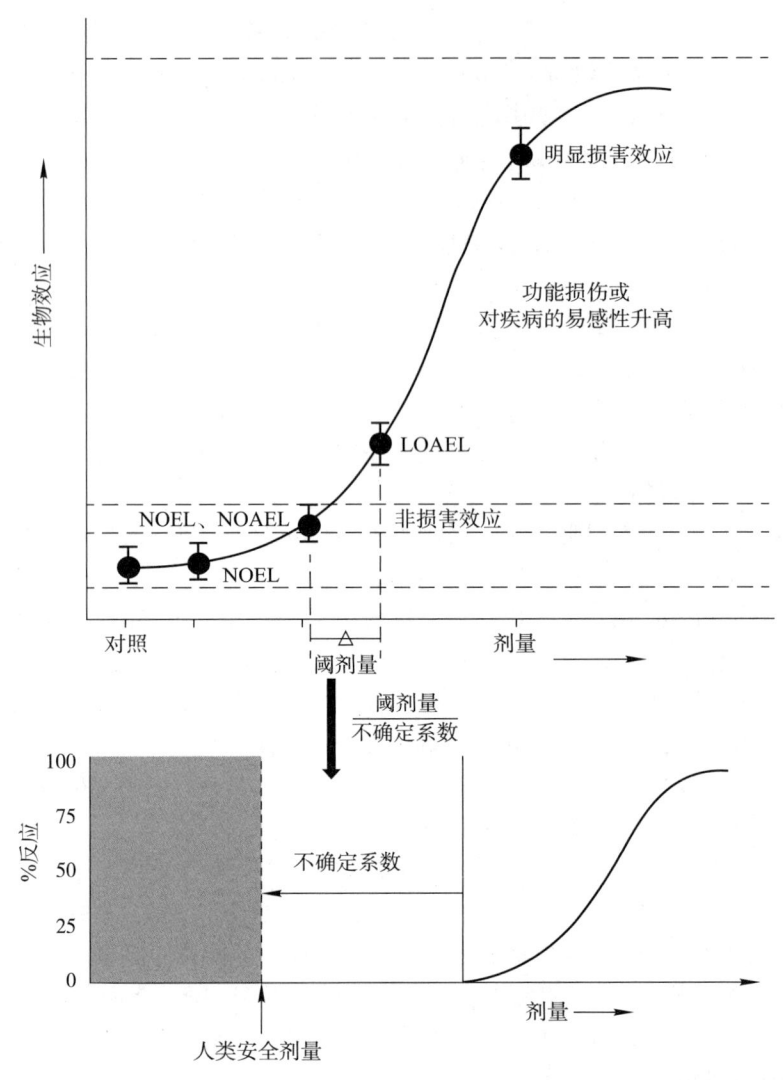

图 2-13　剂量 – 反应曲线上显示 LOAEL、NOAEL 等毒性参数及估计安全剂量

对于其他化学品，LD_1（或 TD_1）与 ED_{99} 的比较几乎没有意义，安全范围（margin of safety，MOS）或暴露边界值（margin of exposure，MOE）作为衡量人群"暴露量"估计值与动物实验中获得的 NOAEL 或 BMD 差异大小的参数，为 NOAEL（或 BMD）与人群"暴露量"的比值，即 MOE = NOAEL/ 人群暴露量，可用于风险评估。例如，假设人经饮水暴露某化学物量为 2 mg/（L·d），按体重为 70 kg 的成年人每天饮水 2 L 计算，估计暴露量为 ［2 mg/（L·d）× 2 L/d］÷ 70 kg = 0.057 mg/（kg·d），若其神经毒性的 NOAEL 为 150 mg/（kg·d），则 MOE 约为 2 631，意味着暴露量远低于 NOAEL，对公众健康危害风险很小。

⊕ 概念检查 2-9
简答：运用剂量 – 反应关系曲线分析相关毒性参数的关系。

需要注意的是，很多学者认为 MOS 与 MOE 同义，而国际化学品安全规划署（IPCS）在环境健康基准 240《食品中化学物风险评估原则和方法》中对安全范围（MOS）进行了定义：MOS 是指健康指导值（参考剂量）与实际暴露量（或估计暴露量或浓度间）的差异，即 MOS = 人群暴露量 / 安全限值。

二、安全限值

安全限值指为保护人群健康，对生活、生产环境以及各种介质（空气、土壤、水、食品等）中与人群身体健康有关的各种因素所规定的浓度和暴露时间的限制性量值，在低于此浓度和暴露时间时，根据现有知识，不会观察到任何直接或间接的有害作用。该值是相关法规的重要组成部分，是政府管理部门对人类生活和生产环境实施卫生监督和管理的依据，也是提出防治要求以及评价改进措施和效果的准则，对于保护人群健康和环境质量具有重要意义。与食品毒理学有关的安全限值 / 健康指导值（health-based guidance value，HBGV）主要有每日允许摄入量（acceptable daily intake，ADI）、每日耐受摄入量（tolerable daily intake，TDI）和参考剂量（reference dose，RfD）。

1. 健康指导值

健康指导值是通过离散点（NOAEL、BMD 或 BMDL）除以不确定系数获得的数值，以确定一个在给定时间内（如终生或 24 h）摄入给定化学物不会引起可见的健康风险的剂量，包括每日允许摄入量、每日耐受摄入量、急性参考剂量等。

2. 每日允许摄入量

每日允许摄入量是一生中每日经食物或饮用水摄入的某化学物不会对消费者健康造成可察觉风险、基于体重表示的估计值。ADI 是根据评估时所有已知信息推导得出的，以 mg/kg 表示，适用于食品添加剂、食品中农药残留和兽药残留的健康风险评估。

3. 每日耐受摄入量

TDI 类似于 ADI。"耐受"用于那些不是故意添加的物质，例如食品中的污染物。需要注意的是，联合国粮食及农业组织和世界卫生组织下的食品添加剂联合专家委员会（JECFA）是采用"暂定每日最大耐受摄入量"。

暂定每日最大耐受摄入量（provisional maximum tolerable daily intake，PMTDI）是 JECFA 制定的参考值，用来表示对无蓄积毒性污染物的安全摄入水平，由于污染物在食品和饮用水中天然存在，该值代表人类允许暴露的水平。对于既是必需营养素又是食物成分的微量元素，则以一个范围来表示，下限代表机体的必需水平，上限即为 PMTDI。由于通常缺乏人类低剂量暴露的结果，耐受摄入量一般被称为"暂定"，新的数据有可能会改变暂定的耐受摄入量。

4. 急性参考剂量

急性参考剂量（acute reference dose，ARfD）指 24 h 或更短时间内经食物或饮用水摄入某一化学物质，而不会对消费者健康造成可察觉的风险、基于体重表示的估计值。ARfD 是根据评估时所有已知信息推导而出的，以 mg/kg 表示。

5. 参考剂量

参考剂量由美国环境保护署（EPA）首先提出，用于非致癌物质的风险评估。RfD 为环境介质（空气、水、土壤、食品等）中化学物的日平均接触剂量的估计值。人群（包括敏感亚群）在终生暴露于该剂量化学物的条件下，预期一生中发生非致癌或非致突变有害效应的危险度低至不能检出的程度，即 RfD 是即使终生暴露也不可能产生有害效应的每日暴露量的估计值。

对毒效应无可确定阈值的外源化学物，根据定义，在零以上的任何剂量皆不安全，安全限值的概念不适用，只能引入实际安全剂量（virtual safety dose，VSD）的概念。化学致癌物的 VSD 指低于该剂量能以 99% 置信水平使超额癌症发生率低于百万分之一，即每 100 万人中癌症超额发生低于一人。

制定安全限值或 VSD 是毒理学服务公共卫生的一项重大任务，对于某一化学物，上述毒性参数和安全限值的剂量顺序见图 2-14。

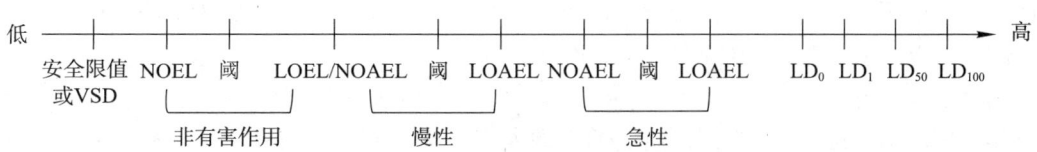

图 2-14　毒性参数和安全限值的剂量轴

第五节　毒性通路与有害结局通路

管理毒理学本质上需要将暴露与损害结局联系起来。自20世纪90年代开始，各种团体提倡系统的和基于路径/通路的方法来定义毒物引起损害结局的过程。路径方法的早期应用通常被称为暴露－剂量－反应模型或基于生物学的剂量－反应模型。2001年，国际化学品安全规划署发布了"作用模式"信息框架，用来确定动物数据与人类的相关性。2007年，美国国家科学院发表了基于"毒性通路"概念的毒性测试愿景，该概念被视为分子起始事件到细胞反应的关联。通路概念从细胞层面扩展到组织、器官、个体和群体等不同生物组织层次，产生了"有害结局通路"的概念（图2-15）。

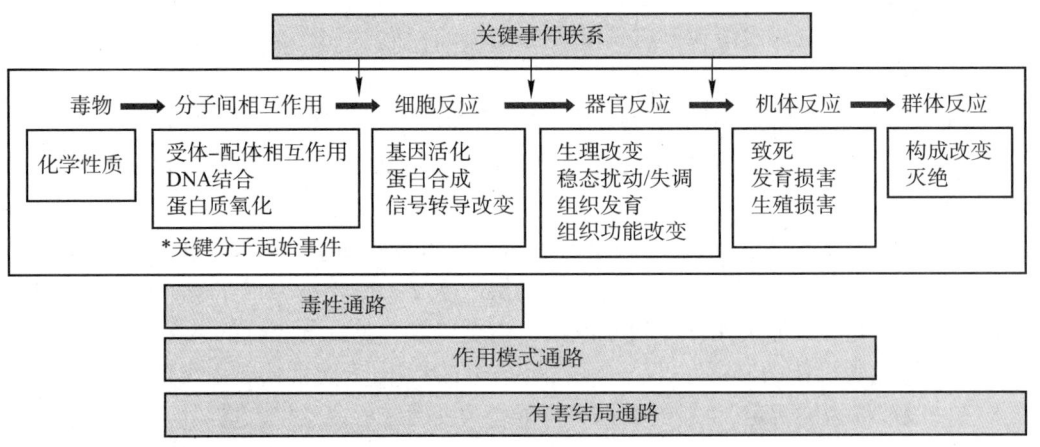

图 2-15　毒性通路、作用模式通路和有害结局通路的构成

1. 毒性通路

2004年，美国环境保护署和美国国家环境健康科学研究院（national institute of environmental health sciences，NIEHS）提请国家研究咨询委员会（national research council，NRC）审查现有的毒性测试方案，并制定毒性测试的长期愿景。2007年，NRC发表了基于"毒性通路"概念的最终报告，即《21世纪毒性测试：愿景与策略》（*Toxicity Testing in the 21st Century: A Vision and a Strategy*，简称TT21C）。毒性通路是指在充分暴露条件下可能导致健康损害效应的细胞响应通路，通路由分子起始事件开始（图2-16）。毒性通路主要用于揭示毒作用机制，是TT21C风险评价体系中最具特色的核心基础，重点关注损害作用过程级联反应中关键靶点或精确的分子事件。细胞功能通路的分子变化检测结果可直接用于风险评估。关键挑战是如何将细胞的适应性应激反应与损害效应进行区别。毒性通路虽然特指从分子起始事件开始的细胞水平的毒性响应，并不包括相关的损害效应，但是它与损害结局之间的关联性可作为理解毒作用机制的科学基础。

如图2-17所示，TT21C包括化学物特征分析（化学表征）、毒性测试、剂量－反应关系与外推建模、人群与暴露数据、风险信息资料（风险背景）等五个方面的研究，强调应用毒理基因组学、生物信息学、系统生物学和计算毒理学等先进技术，将毒性测试策略由传统的以整体动物为基础的系统毒性测试转向基于人源细胞的体外测试，重点开展以毒性通路为核心的体外中通量和高通量测试，建立基于毒作用机制的风险评估新模式。

2. 作用模式通路

毒作用机制指外源化学物造成损害所需的详细分子改变和生化改变，包括图2-18中显示的4个关键过程和相关事件。毒作用机制需要对引发毒效应的每一过程及每个事件在分子水平上进行

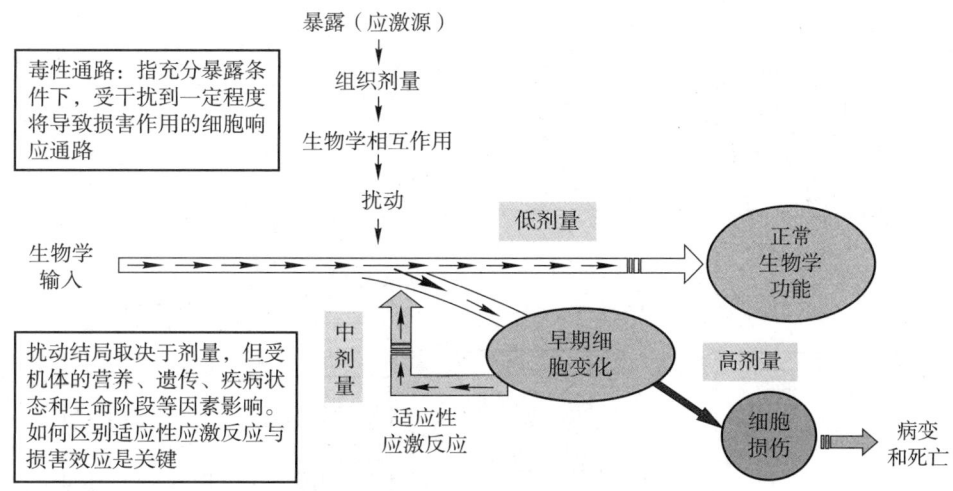

图 2-16 扰动细胞反应通路导致损害效应（毒性通路）

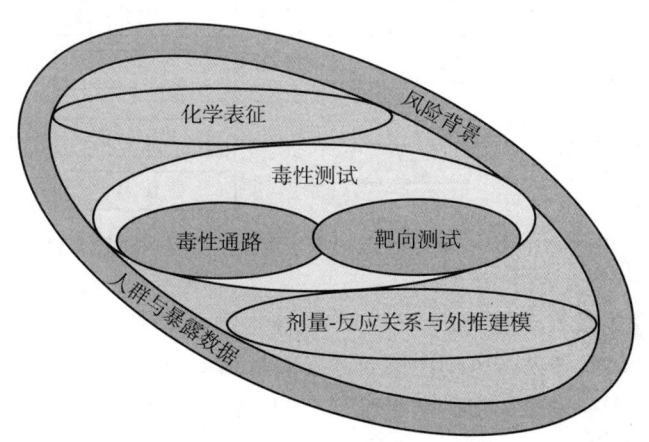

图 2-17 《21 世纪毒性测试：愿景和策略》报告中愿景的组成

完整、具体的解释，包括所有过程的因果关系和时间关系的具体解释。多数情况下，这些基础性机制是未知的，毒理学家用作用模式代替，描述毒物在细胞水平上诱发的功能或解剖学改变。作用模式更多用于管理毒理学，IPCS 定义作用模式（mode of action，MOA）为"得到实验观察和机制数据支持，导致某一观察到的效应的关键事件的生物学合理程式"。作用模式是从化学物与生物分子交互作用开始，在一个逻辑框架中描述了那些可测量的、对有害结局又是必需的关键细胞学和生物化学事件。

3. 有害结局通路

2010 年，Ankley 等人提出了有害结局通路（AOP）这一概念，旨在使用机制数据来支持环境风险评估。2013 年，经济合作与发展组织（OECD）发布了 AOP 指南（测试与评估系列文件 184 号），为如何构建和评估一个 AOP 提供了指导性意见。

AOP 是一个概念框架，用以描述分子起始事件（molecular initiating event，MIE）与在生物组织不同水平（分子、细胞、组织、器官、机体、群体）出现的、与风险评估相关的损害结局之间的联系。AOP 通常是跨越生物组织多个水平的一系列连续事件，生物组织水平之间的关系可能是基于因果性、机制性、推理性或相关性的，所依据的信息可能来自体外、体内或计算系统。这种联系为在生态毒理学和生态风险评估中更多地使用预测方法提供了关键基础。

AOP 描述化学物与导致的 MIE 损害结局过程中，在生物组织不同层次上发生的因果联系事件

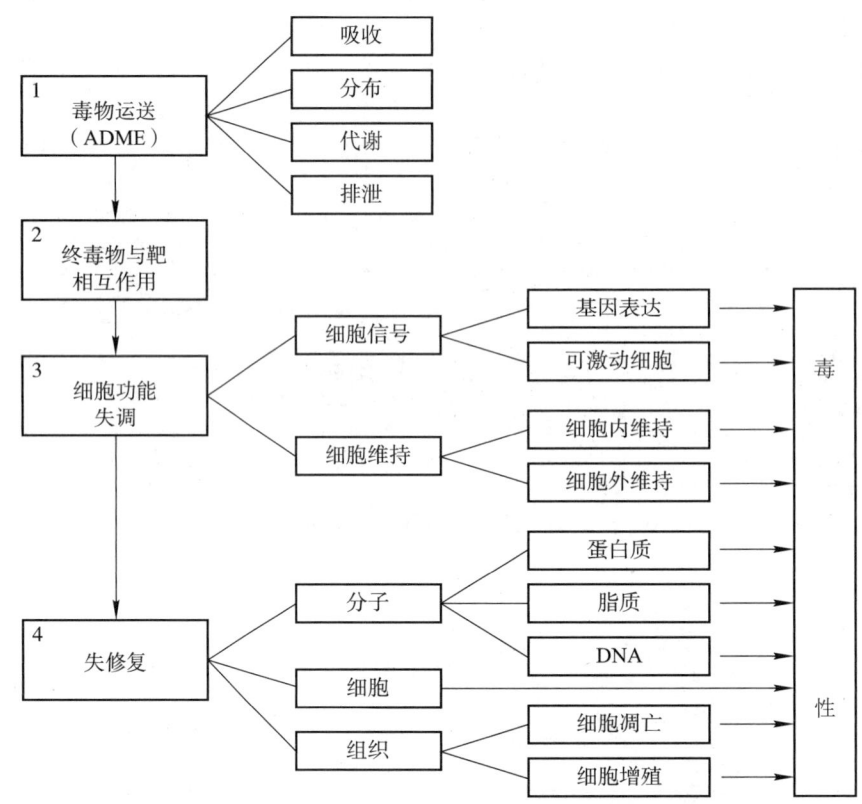

图 2-18　从化学物暴露到产生毒性的关键过程及事件

的逻辑序列。AOP描述的系列事件始于应激源与机体生物分子作用的MIE，MIE通过一系列相关的中间关键事件进展，最终导致与风险评估或监管决策相关的损害结局。AOP并不描述生物学的每一个细节，而是专注于描述通往损害结局路径中的关键步骤或检查点，这些步骤或检查点既可测量，又有潜在的预测价值。

　　构成AOP的特定生物学构件包括：①分子起始事件（MIE）；②关键事件（key event，KE）和关键事件关系（key event relationship，KER）；③损害结局（adverse outcome，AO）。MIE是启动AOP的特殊关键事件，代表机体内分子水平上化学物或应激源相互作用的初始点。KE是指对于导致特定损害结局的特定生物学扰动进程必不可少的且可被测量的生物或生理状态的变化。KER是将一个关键事件与另一个关键事件联系起来的科学关联，定义了上下游事件间的因果关系和预测关系，由此有助于从已知、测量或预测状态的上游关键事件推断下游关键事件状态。AO是一种特殊类型的关键事件，通常被认为是与既定保护目标对应的或与公认的监管指南毒性测试中顶端终点等效的，具有监管意义。

● 概念检查 2-10
简答：毒性通路、作用模式通路和有害结局通路分别由什么构成？

　　AOP汇集了对人类和生态系统造成损害效应的生物学事件的现有知识。AOP就像一系列多米诺骨牌，每一张牌都代表不同层次的生物组织中的一个事件。如果暴露严重到足以引起生物变化（多米诺骨牌开始倒下），就可能引发一连串事件，导致整个机体或人群的损害结局。

本章总结

　　毒理学有三个基本原理：剂量-反应关系，风险=危害×暴露，易感性。理解这些基本原理，需要掌握毒理学基本概念，懂得毒理学语言。本章首先介绍外源化学物、毒性（外源化学物引起损害作用的固有能力）和毒物。毒理学主要关注损害作用，与其相对的生物学作用称为非损害作用；从毒物暴露到最严重损害作用（死亡）的一系列性质和强度的改变构成毒效应谱，其可以用各种生物标志进行定量表征；毒效应或毒作用＝毒性×暴露，毒作用具有种属、个体和组织选择性（易感性）。"剂量决定毒物"，暴露特征（剂量、途径、时间、频率）和机体易感性会影响产生损害作用的最终剂量（生物有效剂量），因此毒性可以通过剂量来表征，毒性参数均表达为剂量（如半数致死剂量 LD_{50}、未观察到有害作用水平 NOAEL 等）。毒理学实现预防和减轻损害作用以保护生态环境和人类健康的目的，就需要借助体内外研究方法，阐明剂量－效应／反应关系，测定观察到有害作用的最低水平（LOAEL）和未观察到有害作用水平（NOAEL），据此估计损害作用阈剂量以制订各种安全限值（如每日允许摄入量 ADI、最高允许浓度 MAC），以便对外源化学物进行管理。剂量－反应关系是判断毒性强度和效能等相对危害的基本工具，最受关注的剂量－反应关系曲线用于制定相应的标准和指南。为加深对暴露与损害结局关联的理解，人们建立和发展了作用模式、毒性通路和有害结局通路的概念，为新世纪毒性测试和化学物管理构建了新愿景。

课后练习

1. 简述毒物、毒性、毒效应／作用的含义及分类，毒性和毒效应的关系。
2. 简述选择性毒性的表现水平及意义。
3. 简述生物标志的含义、分类及意义。
4. 简述剂量、剂量－反应／效应关系的含义和意义。
5. 简述 NOAEL、LOAEL 和安全限值的含义及关系。
6. 简述毒性通路和有害结局通路的基本含义及对毒理学研究带来的机遇与挑战。

第三章

食品中外源化学物在体内的生物转运与生物转化

兴趣引导

在民间，有"清明蔗，毒过蛇"的说法，这种说法有科学依据吗？当连续吃腌制的咸菜或带盐的瓜子等较咸食物时，为什么口腔和嘴唇有干燥难受的感觉？为什么有人喝酒容易脸红，而有人容易脸白？

问题导向

外源化学物如何进入机体？在机体内经历了哪些过程？我们的机体又是如何将外源化学物清除出去的？毒物动力学的意义及其在食品安全评价中的应用有哪些？

学习目标

• 掌握食品中外源化学物在体内的吸收、分布和排泄等生物转运过程及其主要影响因素及毒理学意义。
• 掌握生物转化的主要反应类型及其毒理学意义。
• 熟悉生物膜的结构与功能、跨膜转运方式以及影响生物转化过程的因素。
• 了解毒物动力学的研究目的、评价过程和应用等。

机体对于食品中外源化学物的处置程序包括吸收（absorption）、分布（distribution）、代谢（metabolism）和排泄（excretion），又称"ADME 过程"（图 3-1）。其中吸收、分布和排泄是外源化学物穿过生物膜过程，不改变其本身的结构和性质，故统称为生物转运。代谢则不同，是外源化学物发生一系列化学结构和理化性质改变并转化为新衍生物的过程，称之为生物转化或者代谢转化。外源化学物转化为新衍生物及其被排泄到体外的结果都是减少该外源化学物原型在体内的数量，故又将代谢与排泄过程合称为消除。ADME 各过程之间彼此关联密切，相互影响。毒物动力学（toxicokinetics）是研究外源化学物进入机体后，其体内浓度随时间变化的关系，反映外源化学物在体内的存留时间长短、消除速度等与生物转运与转化的特征的科学。本章主要讲述食品中外源化学物在体内的生物转运、生物转化和毒物动力学。

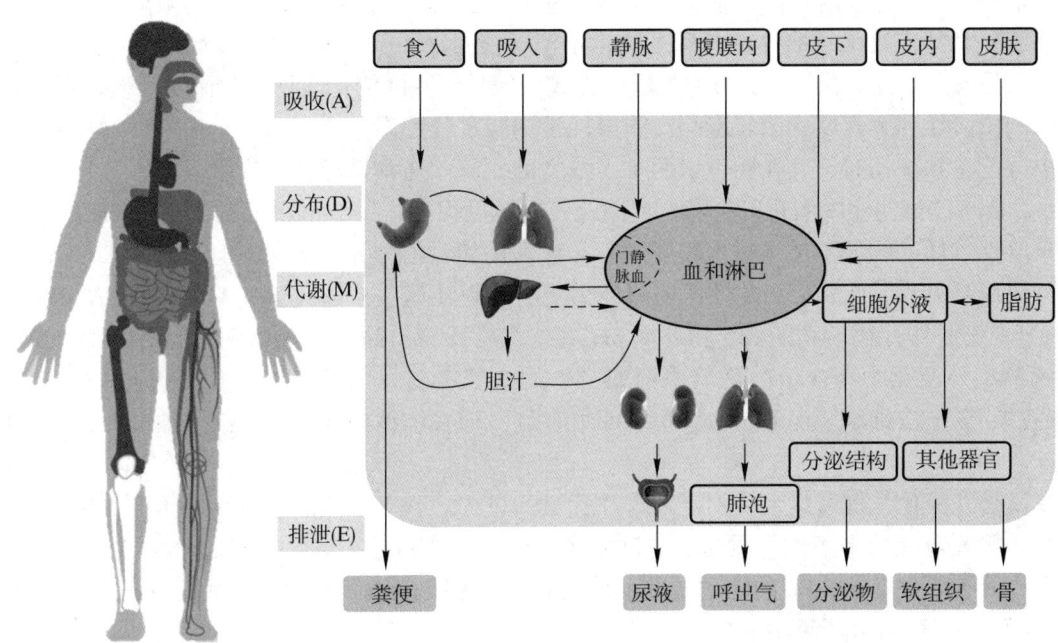

图 3-1　食品中外源化学物在体内的生物转运与生物转化过程

第一节　食品中外源化学物的生物转运

一、跨膜转运

食品中外源化学物在机体内转运需要透过多个生物膜屏障。生物膜是把细胞或细胞器分隔开来的半透膜，如细胞膜、细胞器膜和核膜，具有维持细胞内环境的稳态，参与细胞内外物质交换等功能。许多外源化学物及其代谢产物可能通过破坏生物膜的结构或功能而产生毒效应。

（一）生物膜的结构与功能

生物膜主要由脂质和蛋白质组成，其表面也含有少量的糖类，厚度一般为 7～9 nm。生物膜结构也可视为流动镶嵌模型，即在磷脂双分子层中镶嵌着一些球形蛋白质分子，具有一定可塑性和流动性。磷脂双分子层对于水溶性物质具有屏障作用，而易于透过大多数脂溶性物质。膜蛋白可以是结构蛋白、载体、离子通道、受体和酶等，以不同的方式镶嵌于磷脂双分子层，有的穿越整个磷脂双分子层，两端暴露在膜外；有的部分埋藏在磷脂双分子层内，一端露在膜外，另一端埋藏在膜内。某些极性分子、离子以及与蛋白质结合的物质可以通过膜蛋白及其形成的特殊通道透过生物膜。此外，生物膜上具有充满水分的膜孔，主要由贯穿于磷脂双分子层的蛋白质上亲水性氨基酸残基构成，许多水溶性化学物可以经膜孔转运。基于上述生理结构，生物膜具有隔离功能、屏障作用、选择性运输等生物功能。

（二）跨膜转运方式

食品中外源化学物及其代谢产物跨膜转运方式主要包括被动转运、特殊转运和吞排作用。

1. 被动转运（passive transport）

被动转运是指外源化学物顺浓度/电荷梯度通过生物膜的过程。被动转运主要包括简单扩散和滤过。

简单扩散，又称脂溶扩散，指外源化学物从生物膜两侧浓度较高的一侧向浓度较低的一侧扩散的过程，其特点是无须载体或特殊通道，不消耗能量，不受竞争性抑制以及饱和限速的影响。简单扩散是大多数外源化学物通过生物膜的方式，但易受膜两侧化学物浓度梯度、膜厚度和面积、化学物的脂溶性和解离度等因素影响。脂溶性常用脂水分配系数来表示，是指一种物质在脂相和水相中分配达到平衡时，其在脂、水两相中浓度的比值。通常情况下，脂水分配系数越大，分子量越小，越容易透过生物膜进行扩散。但因跨膜转运过程中，除脂相外还要通过膜表面的亲水相，所以水溶性过低的物质不易透过生物膜进行扩散。例如，乙醇为脂溶性，但易溶于水，故易于透过生物膜而被吸收。此外，弱酸性或弱碱性物质的跨膜转运速率取决于其解离常数 pK_a 和所处介质的 pH。根据外源化学物的 pK_a 和环境 pH 之差，可计算出简单扩散达到动态平衡时，解离型和非解离型外源化学物含量的比值。例如，士的宁处于弱碱性肠液中，主要呈非解离状态，故容易通过小肠上皮细胞膜而被吸收，呈现明显毒性；而在酸性胃液中，大部分被解离，不容易被吸收。

滤过是外源化学物通过生物膜上亲水性孔道的过程。基于流体静压或渗透压，大量水及分子直径小于膜孔直径的水溶性物质通过滤过方式转运。例如，肾小球膜孔较大（直径为 3~4 nm），可以允许分子量小于 60 kDa 的物质通过；其他多数细胞膜孔较小（直径约为 0.4 nm），仅允许水、乙醇、尿素和乳酸等分子量小于 200 Da 的水溶性物质通过。

2. 特殊转运（specialized transport）

特殊转运是指外源化学物借助载体发生的跨膜转运，主要包括主动转运（active transport）和易化扩散（facilitated diffusion）。主动转运是指外源化学物通过载体逆浓度/电荷梯度透过生物膜的过程。主动转运的特点包括需要载体、逆浓度/电化学梯度、消耗能量、有特异选择性、饱和性和竞争性抑制。例如，Na^+-K^+-ATP 酶（钠钾泵）、Ca^{2+}-Mg^{2+}-ATP（钙泵）、质子泵（氢泵）、儿茶酚胺再摄取的胺泵等。少数外源化学物因化学结构与体内营养素或内源化学物相似，从而借用后者的主动转运系统进行转运，如铅可利用钙泵、铊利用铁的载体、5- 氟尿嘧啶利用嘧啶运载系统等。主动转运对于胃肠道中某些化学物的吸收，以及肾小管和肝脏毛细胆管的排泌机制具有重要意义。易化扩散，又称载体转运，是指外源化学物通过蛋白质载体顺浓度/电荷梯度进行跨膜转运的过程。其特点是需要载体，不消耗能量，但存在对底物的特异选择性、载体饱和现象和竞争性抑制。目前认为，参与化学毒物及其代谢产物特殊转运的系统主要可分为两类，一类是 ATP 结合盒转运蛋白 [ATP-binding cassette（ABC）transporters] 超家族，其对维持胃肠道吸收和血 – 脑屏障多种内源性物质的稳态发挥重要作用；另一类是以溶质载体（solute carriers，SLCs）为主的转运蛋白家族，其主要是通过易化扩散发挥功能，对于维持葡萄糖、神经递质、核苷酸、必需微量元素及多肽的稳态具有重要意义。

3. 吞排作用（cytosis）

吞排作用是指较大颗粒或者大分子物质的转运并伴有生物膜的一系列动态改变的过程。主要特点是生物膜结构发生变化，转运过程具有特异性、主动选择性，并且消耗能量。吞排作用可以分为胞吞、胞吐和穿胞作用。胞吞作用是某些液态物质或固体颗粒物通过生物膜的内陷形成吞噬小泡而进入细胞内。胞吞作用依据所摄取物质的差异分为两类：胞饮作用，即对液态物质的吞噬；吞噬作用，即对固体颗粒物的吞噬。胞吐作用，又称出胞作用，是将某些大分子物质或颗粒物从细胞内运出细胞的过程。该转运方式对于肺巨噬细胞和肝、脾网状内皮系统消除体内有毒颗粒物等异物具有重要意义。穿胞作用是通过胞吞和胞吐相偶联，各种大分子物质以囊泡转运方式穿过细胞的转运过程。如哺乳母鼠血液中抗体经穿胞作用进入乳汁。

● 概念检查 3-1
外源化学物跨膜转运的方式有哪些？各有什么特点？

二、吸收

吸收（absorption）是指外源化学物从接触部位透过生物膜进入血液循环的过程。外源化学物主要通过消化道、呼吸道或皮肤等途径被机体吸收，在毒理学实验研究中还采用静脉注射、腹腔注射、肌内注射等染毒方式。

（一）经消化道吸收

经消化道吸收是食品中外源化学物的主要吸收途径。外源化学物可随食物或饮水在胃肠道被吸收，主要在小肠，其次是胃。

1. 特点和影响因素

从口腔到直肠各消化道部位都可吸收外源化学物，其中小肠是外源化学物经消化道吸收的主要部位。简单扩散是外源化学物被消化道吸收的主要方式。进入消化道的脂溶性非解离型有机化学物分子以简单扩散方式透过消化道黏膜上皮细胞层吸收。简单扩散主要受胃肠道内 pH、外源化学物的 pK_a 和脂溶性等因素影响。除简单扩散外，主动转运也是胃肠道吸收外源化学物的方式之一，某些金属类物质可以经特异性转运载体机制吸收，如铬和锰通过铁转运载体吸收、铅利用钙泵吸收等。甲基汞在肠道主要和半胱氨酸形成结合体，通过氨基酸转运体吸收。一些颗粒物如偶氮染料和聚苯乙烯乳胶可通过胞吞或胞饮作用进入小肠上皮细胞。此外，外源化学物经消化道吸收还受胃肠蠕动、胃肠道内容物、胃肠道血流量和肠道菌群等因素影响。

2. 首过效应

经胃肠道吸收的外源化学物可能在胃肠道细胞内代谢，或通过门静脉系统到达肝进行代谢转化，或不经代谢转化直接进入胆汁排泄，这种外源化学物进入体循环之前即被代谢或消除的现象称为首过效应。然而，苯并 [a] 芘、DDT 和 3- 甲基胆蒽等部分外源化学物可以通过淋巴管吸收，不需经过肝而直接进入体循环分布至全身。

3. 肠道菌群的影响

肠道菌群可以介导食物中外源化学物的代谢，增加或降低其生物活性。例如，菌群代谢酶可使芳香族硝基化学物转化成致癌性芳香胺，使苏铁苷（甲基氧化偶氮甲醇的葡萄糖醛苷）分解转化成致癌物甲基氧化偶氮甲醇。此外，肠内微生物对肝肠循环中肠道结合型化学物的水解和重吸收具有重要意义。反之，外源化学物暴露也影响肠道菌群稳态和定植，继而影响经肠道吸收和许多肠外疾病的发生发展。

（二）经其他途径吸收

1. 经呼吸道吸收

空气中外源化学物主要经呼吸道吸收。气态物质和气溶胶中雾的水溶性影响其吸收部位，易溶于水的气体（如二氧化硫、氯气等）在上呼吸道吸收，水溶液性较差的气体（如二氧化氮、光气等）则可深入肺泡，通过肺泡吸收。气态物质在肺泡中主要经简单扩散方式通过呼吸膜而进入血液，其吸收速率主要受肺泡与血液中物质的浓度（分压）差和血气分配系数影响。血气分配系数是气体在呼吸膜两侧的分压达到动态平衡时，在血液中浓度与肺泡空气中浓度之比，可以理解为气体在血液中的溶解度。此系数越大，气体越容易被吸收入血液，增加通气量有利于吸收（通气限制）。反之，对于血气分配系数小的气体，增加吸收的有效方式是增大经肺血流量（灌注限制性）。例如乙醇血气分配系数为 1 300，乙醚为 15，二硫化碳为 5，乙烯为 0.4，可知乙醇远比其他气体容易吸收。

气溶胶中烟和粉尘在呼吸道的吸收主要受颗粒物大小的影响。直径大于或等于 5 μm 的颗粒通常因惯性冲击而沉积于鼻咽部；直径小于或等于 2.5 μm 的颗粒物为细颗粒物（$PM_{2.5}$），主要依靠重力沉降于气管、支气管区域；直径在 1 μm 及以下的颗粒物（PM_1）可以到达肺泡并被吸收进入血液；直径小于或等于 0.1 μm 的颗粒物为超细颗粒物或纳米颗粒（$PM_{0.1}$），尤其直径 10~20 nm 的颗粒物最有可能在肺泡内沉积并被吸收进入血液。阻留在呼吸道表面黏液上的颗粒物，经纤毛运动向上移动，最后由痰咳出或咽入胃肠道。此外，与血浆转运蛋白结合的能力也是影响外源化学物经呼吸道吸收的重要因素。

2. 经皮肤吸收

皮肤是将机体和外源化学物分隔开来的重要屏障。外源化学物经皮肤吸收的过程分为穿透阶段和吸收阶段。穿透阶段是指外源化学物通过被动转运透过角质层的过程，也是限速步骤。一般非极性物质透过角质层的能力和脂溶性成正比，与分子量成反比。角质层越厚，外源化学物越难通过。如手掌和足底角质层最厚，而阴囊部位几乎缺乏角质层，故化学物一般在手掌和足底吸收最慢。吸收阶段是指外源化学物通过皮肤表皮深层和真皮层进入血液循环或淋巴循环的过程。这些细胞层是非选择性的多孔水性扩散介质，其血流量、间质液体的移动以及与真皮成分之间的相互作用决定着外源化学物经皮肤吸收速率和效率。四氯化碳和一些杀虫剂等高脂溶性物质可以经皮肤吸收并引起全身中毒。此外，一些多环芳烃类物质和重金属也可经皮肤吸收。在高温、高湿的环境下，因皮肤血流量和湿度增加，吸收速率加快。在酸、碱和皮肤刺激物等损伤皮肤后，其通透性明显提高。

3. 其他途径吸收

● 概念检查 3-2
外源化学物经不同途径进入机体的特点及影响因素？

食品毒理学实验研究中还经常采用静脉注射、腹腔注射、肌内注射等方式使受试动物染毒。静脉注射可以使受试物直接吸收进入血液，可能导致最为迅速的毒效应。腹腔注射的受试物吸收速度也很快，因为腹腔血供丰富、表面积很大，吸收后主要经门静脉进入肝，再进入体循环。肌内注射因为受局部血流量和毒物剂型的影响，吸收速度相对较慢，但可以直接进入体循环。

三、分布

外源化学物吸收后随血液或淋巴液分散至全身组织器官的过程称为分布（distribution）。当化学物在血液和组织、器官的分配达到动态平衡时，就可认为分布过程结束。对外源化学物在体内分布规律的研究，有利于了解外源化学物的储存库和靶器官。

不同化学物在体内各器官系统的分布不一样，一种化学物在体内各器官组织的分布一般也不均等。影响分布最重要的因素是化学物的脂溶性、分子大小及电离状态，但组织或器官中的血流灌注量及其与外源化学物的亲和力是化学物在不同组织器官差异性分布的关键因素。初始阶段的分布主要取决于器官或组织的血流灌注率，如肝、肺、心、小肠和脑等灌注高的组织器官外源化学物浓度较高；而皮肤、骨骼肌、结缔组织和脂肪等灌注低的组织中化学物浓度较低。但随着时间延长，受外源化学物经膜扩散速率和器官组织对其亲和力的影响，外源化学物可经历再分布，主要分布到贮存库和靶器官。例如，铅一次经口染毒 2 h 后，50% 暴露剂量的铅蓄积在肝，1 个月后其体内残留剂量的 90% 与骨结合。

某些外源化学物因为机体的屏障作用而不易进入特定组织或器官，使其分布受限。某些外源化学物及其代谢产物可迅速在全身分布，但也有些外源化学物因为与蛋白质结合、主动转运或高脂溶性而在机体某些部位蓄积。

1. 外源化学物在体内的贮存

当外源化学物的吸收速度超过代谢与排泄的速度，以相对较高的浓度富集于组织或器官的现象称为蓄积。化学物的蓄积场所统称为贮存库。外源化学物在体内的贮存具有双重意义：一方面是对急性中毒具有保护作用，如蓄积部位非靶器官，可减少靶器官外源化学物的量；另一方面，则是具有潜在危害作用，当血浆中游离型化学物被消除后，贮存库内化学物与血浆游离型化学物间的动态平衡被破坏，贮存库内化学物再次进入血液循环而产生机体毒效应。机体内的贮存库主要有血浆蛋白、肝、肾、脂肪组织和骨骼等。

（1）血浆蛋白　血浆中各种蛋白质均有与外源化学物结合的能力，其中白蛋白结合能力最强，可与各种类型化学物结合。结合型外源化学物分子量较大，不能跨膜转运，暂无生物学效应，不被代谢和排泄，可延缓消除过程及毒效应。外源化学物与血浆蛋白的结合是可逆的，血浆中游离型与结合型维持一种动态平衡。不同外源化学物可与血浆蛋白竞争性结合，结合力更强的化学物可取代已结合者，使后者成为游离态而显示相应毒性。例如，DDT 的代谢产物 DDE 能置换已与白蛋白结合的胆红素，使其在血中游离从而引起黄疸现象。

（2）肝和肾　肝、肾既是体内外源化学物代谢与排泄的重要器官，又是某些外源化学物贮存的重要场所。肝中的谷胱甘肽 -S- 转移酶（GST）和有机阴离子转运体（OATP），能和许多有机酸、有机阴离子、偶氮染料及皮质类固醇结合，使之进入肝细胞。肝、肾中还有较高浓度的金属硫蛋白（MT），可与镉、汞、铅及锌等金属结合。例如，镉与 MT 结合后，在肝和肾蓄积，其生物半衰期可超过十年。

（3）脂肪组织　脂肪组织是脂溶性有机物易于分布和蓄积的场所，如有机氯农药（氯丹、DDT、六六六），多氯联苯，多溴联苯和二噁英（TCDD）等可以通过食物链进入机体并在脂肪内蓄积。外源化学物在脂肪内贮存可降低其在靶器官中的浓度，但脂肪迅速被动员（如饥饿）时大量释放入血，使血液中化学物浓度突然增高而引起急性中毒。例如，动物在接触有机氯杀虫剂后，短时间禁食可导致更严重的中毒现象。

（4）骨骼　骨骼是铅、钡、锶、氟、镭、镉等的主要贮存库，四环素等有机药物也蓄积于骨骼。骨骼内蓄积的外源化学物是否引起损害作用取决于其性质，如体内 90% 的铅在骨骼中蓄积而对骨骼无毒性，但氟可破坏骨质引起氟骨症，放射性锶、镭可引起骨肉瘤或其他肿瘤。

● 概念检查 3-3
外源化学物在体内的分布特点和毒理学意义是什么？

2. 机体的屏障作用

生物屏障是阻止或减少外源化学物由血液进入某种组织或器官的一种生理保护机制，主要包括血 - 脑屏障和胎盘屏障等，但是这些屏障都不能完全阻止某些亲脂性物质的转运。

（1）血 - 脑屏障　血 - 脑屏障是由脑毛细血管内皮及其细胞间紧密连接、完整的基膜、周细胞以及星形胶质细胞终足围成的神经胶质膜构成，其中毛细血管内皮是血 - 脑屏障的主要结构（图 3-2）。血 - 脑屏障可以保障血液和脑之间正常的物质交换，同时阻挡许多外源化学物及其代谢产物进入中枢神经组织。血 - 脑屏障对外源化学物的屏障作用是相对的，甲基汞等脂溶性小分子外源化学物可以透过血 - 脑屏障进入中枢神经系统，产生神经毒效应。

（2）胎盘屏障　胎盘由多层细胞构成，促进妊娠母体与胎儿之间的物质交流，阻止某些外源化学物向胎儿转运，以保护胎儿免

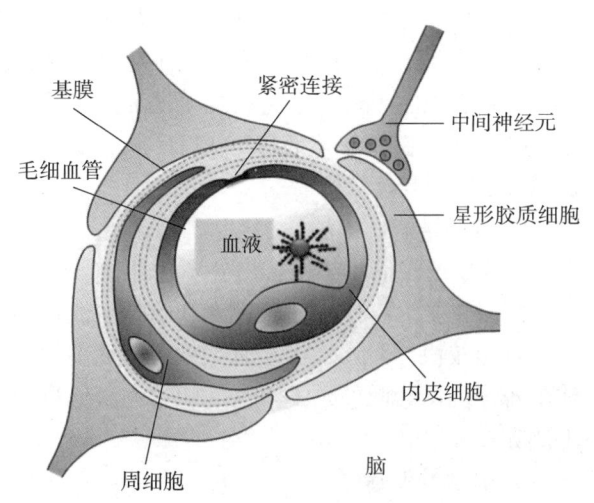

图 3-2　血 - 脑屏障结构示意图

受损害。脂溶性化学物以被动转运方式通过胎盘，如甲基汞可使胎儿患水俣病，沙利度胺可使胎儿患先天性四肢切断综合征，二硫化碳引起胎儿畸形、流产和死胎，母体孕期暴露多环芳烃和雌激素类药物可引起婴儿出生后肿瘤等。

（3）其他屏障　血-睾丸屏障和血-眼屏障等生理屏障，可以使睾丸和眼球组织较少受到或免受外源化学物及其代谢产物的损害。

四、排泄

外源化学物经吸收与分布进入机体各组织或器官后，通过代谢和排泄过程从体内消除。排泄是机体通过不同途径将外源化学物及其代谢物排出体外的过程。多数化学物经尿液和（或）胆汁排泄；气态和挥发性化学物可经肺随呼气排出；某些化学物还可随乳汁、汗液、唾液或通过指甲和毛发排出。化学物在排出过程中，也可能对排泄器官或排出部位造成继发性损害。例如，铅、汞和镉等经肾排出可致肾近曲小管损伤，砷自皮肤汗腺排出可引起皮炎，汞自唾液腺排出可致口腔炎，等等。外源化学物或其代谢产物排出越快，毒性效应越低。此外，婴幼儿排泄系统尚未发育成熟，因此有些化学物对婴幼儿的毒性比对成人大。

1. 经肾排泄

肾是机体最有效的毒物排泄器官。主要的排泄机制包括：

（1）滤过和重吸收　肾小球毛细血管内皮细胞具有较大膜孔（70~90 nm），分子量在 69 kDa 以下的物质皆可滤过，与血浆蛋白结合的化学物因分子量大而不能滤过。重吸收是指肾小管上皮细胞将小管液中的水分和某些溶质，部分地或全部地转运到血液的过程，其中包括 99% 的水，全部葡萄糖、氨基酸，部分电解质和尿素。经肾小球滤过的外源化学物可由肾小管排出，但若具一定的脂溶性则可在肾小管重吸收入血。

（2）肾小管分泌　外源化学物也可通过主动转运进入尿液，即经肾小管主动排泄。肾小管细胞有两个转运系统，均位于近曲小管。有机阴离子转运蛋白可转运对氨基马尿酸、青霉素和水杨酸等；有机阳离子转运蛋白可转运季胺、胺类等有机碱。近曲小管刷状缘膜上的 P- 糖蛋白也被认为是外源化学物主动分泌的机制之一。

2. 经肝排泄

经肝随胆汁排出体外是机体另一个重要的排泄途径。外源化学物在肝中经过生物转化形成代谢产物，可被肝细胞直接排泄进入胆汁，再进入小肠，之后存在两种排泄路径：

（1）部分外源化学物及其代谢产物可在小肠中经重吸收入血，返回肝后再随胆汁排泄，即进行肠肝循环。肠肝循环延长了外源化学物在体内的停留时间，增加了发生毒效应的风险。

（2）另一部分外源化学物经肝生物转化形成结合物，并以结合物形式随胆汁进入粪便排出体外。但如果此结合物被肠道菌群的葡萄糖苷酶分解，则其游离化学物可被重吸收并进入肠肝循环。肝可能还存在主动转运系统负责金属元素的排泄，如铅可以逆浓度梯度进入胆汁；与血浆蛋白结合的外源化学物，分子量在 300 kDa 以上以及具有阳离子或阴离子的外源化学物都可通过主动转运系统进入胆汁。

3. 经肺排泄

肺主要通过简单扩散排出外源化学物，排出速度主要取决于肺泡壁两侧化学物的浓度（分压）差，同时也受溶解度、呼吸频率和肺部血流量的影响。例如，一氧化氮等在血液中溶解度较低的气体排出较快，而乙醇等在血液中溶解度高的物质排出较慢；一氧化碳等能与血红蛋白结合的气体则排出更慢。此外，不溶性的颗粒物可通过肺泡、支气管及细支气管等呼吸道内吞噬细胞和纤毛清除。

4. 其他排泄途径

外源化学物还可经汗液、唾液或乳汁等其他途径排泄。这些排泄途径虽然在整个排泄过程中所占比例并不高，但有些却具有特殊的毒理学意义。脂溶性和碱性化学物容易在乳汁中富集，乙醇、咖啡碱、有机氯杀虫剂及铅等 40 多种化学物可随乳汁排泄。按单位体重计算，婴儿通过乳汁暴露于外源化学物及其代谢产物的剂量远超一般人群，特别是毒性极大的二噁英类物质经乳汁排泄具有重要的毒理学意义。此外，奶牛食用被黄曲霉毒素 B_1 污染的饲料，牛奶中会含有黄曲霉毒素 B_1 及其代谢产物黄曲霉素 M_1，影响用奶人群健康。脂溶性化学物还可通过简单扩散方式由汗液和唾液排出体外，经唾液排出的物质可因吞咽而被消化道吸收。某些重金属如铅、汞、锰可在毛发和指甲内富集，且含量与其吸收量呈一定比例，故可用毛发中化学物浓度作为吸收或接触指标。

● 概念检查 3-4
外源化学物或其代谢产物排出体内的主要途径有什么？

第二节　食品中外源化学物的生物转化

生物转化（biotransformation）是指外源化学物自发或者经酶催化发生一系列化学结构和理化性质改变而生成代谢产物的过程。对于多数外源化学物而言，代谢是一个生理机制，代谢物相比其原型化学物毒性减弱和（或）水溶性增强，从而易经尿液或胆汁排泄而解毒。代谢解毒是指外源化学物的代谢物的毒性减弱或变为无毒，又称为代谢灭活。食品中有些外源化学物（如苯并 [a] 芘、黄曲霉毒素 B_1、亚硝胺类物质及苯等）经特定代谢过程后，产物的毒性增强，或从无毒的原型化学物转变为毒性代谢物，称为代谢活化。

生物转化与吸收、分布及排泄过程在时间上有交叉，体内的生物转化酶参与催化外源化学物的生物转化反应。外源化学物生物转化酶广泛分布于全身组织，在细胞中则分布于几种亚细胞结构。肝是机体的主要代谢器官，表达的生物转化酶类型及含量最丰富，其主要位于内质网（微粒体）或脂质的可溶部分（胞液），而较少分布在线粒体、细胞核及溶酶体。除此之外，其他器官，如肺、小肠黏膜、肾皮质、皮肤、睾丸、肾上腺等也表达相当水平的生物转化酶，其对某些外源化学物的代谢也具有重要意义。

外源性化学物经生物转化改变了化学结构，其溶解性和生物活性也因此改变，该过程具有重要毒理学意义。体内典型的生物转化过程分为两个阶段，第一阶段为Ⅰ相反应，主要包括氧化、还原和水解反应；第二阶段为Ⅱ相反应，是形成结合物的过程。Ⅰ相反应暴露或者增加某些功能基团（—OH、—COOH 等）以便发生Ⅱ相结合反应，增强水溶性，利于排泄；Ⅱ相反应通过内源性辅助因子与Ⅰ相反应产物的功能基团结合，显著增加化学毒物的水溶性，加速排泄。也有结合反应产物（如甲基化和乙酰化结合）的水溶性明显降低，但其产物毒性一般也明显降低。

一、Ⅰ相反应及其相关酶

（一）氧化反应

氧化反应是指外源化学物在体内发生加氧或脱氢反应。在生物转化酶作用下，外源化学物最常见的氧化反应类型为羟化反应，即单加氧作用形成羟基的反应。参与催化氧化反应的酶（系）有：

1. 细胞色素 P450 酶系

细胞色素 P450（cytochrome P450，简称 CYP450）酶系代表着一个庞大的、可自身氧化的亚铁血红蛋白家族，因其中的 Fe^{2+} 与 CO 形成的结合物可在 450 nm 波长处出现最大吸收峰而得名，又称混合功能氧化酶。各种组织均含有 CYP450 酶系，但主要分布在肝细胞滑面内质网膜上。

CYP450 酶由血红蛋白（CYP450 和细胞色素 b_5）、黄素蛋白（NADPH–CYP450 还原酶）和磷脂三种成分构成。其中，CYP450 最为重要，是催化反应的活性中心。

CYP450 酶系的基本催化反应类型为单加氧反应，又称羟化反应，其代谢反应需要 1 分子氧和 1 分子 NADPH（贡献 2 个电子）氧化底物并产生 1 分子的水，总反应式如下：

$$RH（底物）+ O_2 + NADPH + H^+ \longrightarrow ROH（产物）+ H_2O + NADP^+$$

CYP450 酶系也参与催化环氧化、杂原子氧化、杂原子脱烷基、氧化基团转移、脂裂解、脱氢反应等其他生化反应。CYP450 酶经典催化循环如图 3-3 所示。

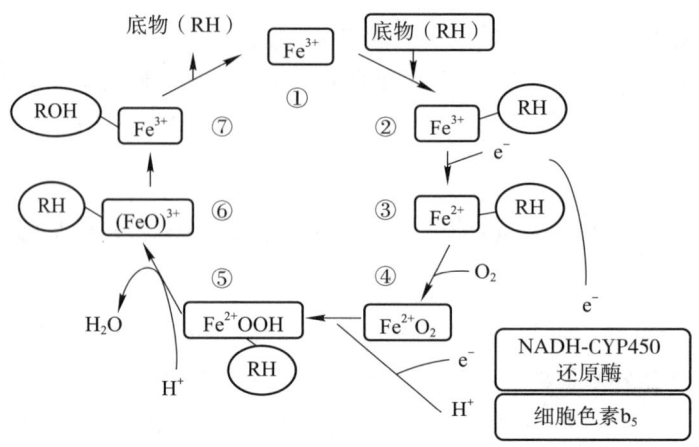

图 3-3　CYP450 酶经典催化循环

基于基因测序结果以及氨基酸序列同源性，CYP450 酶系可划分为家族、亚家族、单酶。若同一家族 CYP450 酶系的氨基酸序列同源性超过 40%，用相同阿拉伯数字表示（如 CYP1）；同一亚家族 CYP450 酶系氨基酸序列同源性可超过 55%，用英文字母表示（如 CYP1A）；若 CYP450 酶系氨基酸序列同源性超过 97%，则进一步用数字标明单体（如 CYP1A2）。人类 P450 基因已经确定有 18 个家族，其中 CYP1、CYP2 和 CYP3 家族参与 95% 的外源化学物代谢，具有广泛的底物特异性（表 3-1）。

表 3-1　人体 CYP450 酶器官定位、底物及主要功能

家族	亚型	器官定位	代谢底物	主要功能
CYP1	CYP1A1	肺、肝	多环芳烃	内源性、外源性物质的代谢
	CYP1A2	肝、肺	芳香胺	
	CYP1B1	皮肤、脑、脾	多环芳烃	
CYP2	CYP2C9	肝	双氯芬酸	内源性、外源性化学物的代谢
	CYP2C19	肝	$S-$ 美芬妥因	
	CYP2E1	肝	苯、亚硝基胺	
CYP3	CYP3A4	肝、小肠	环孢素	内源性、外源性化学物的代谢
	CYP3A5	肝、小肠	紫杉醇	胆固醇合成、维生素 D_3 代谢
	CYP3A7	婴儿肝	类固醇	内源性、外源性化学物的代谢

2. 黄素加单氧酶（flavin-containing monooxygenase，FMO）

黄素加单氧酶是一种微粒体酶，广泛分布于肝、肾和小肠等器官的内质网膜。FMO 催化的代谢反应通常需要辅酶黄素腺嘌呤二核苷酸（FAD）、NADPH 和 O_2。基本过程为：FMO 被 NADPH 还原，即提供 2 个电子给 FAD；还原型 FAD（$FADH_2$）结合 O_2，形成过氧羟黄素；过氧化基团传递至底物（R），留下羟基黄素；羟基黄素脱水释放出辅酶 II（$NADP^+$，图 3-4）。

FMO 参与含氮、硫、磷、硒和其他亲核杂原子化合物的氧化反应，FMO 和 CYP450 酶催化的氧化反应有交叉性，但 FMO 无法在碳位上催化氧化反应。人体黄素加单氧酶常见的内源性和外源

性底物及产物可见表3-2。

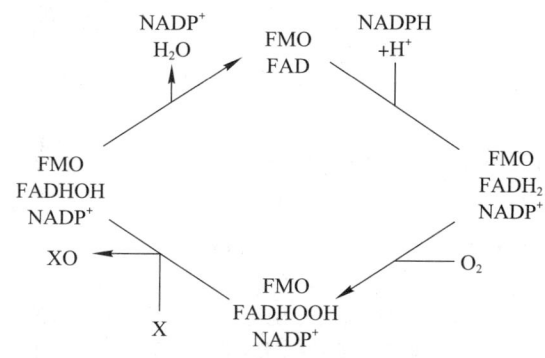

图 3-4　黄素加单氧酶的催化循环

表 3-2　人体黄素加单氧酶的内源性和外源性底物及产物

代谢底物	产物
内源性底物	
蛋氨酸	亚砜
三甲基胺	N- 氧化物
含氮外源性底物	
苯丙胺	反式肟，顺式肟
甲基苯丙胺	苯丙酮
氯氮平	N- 氧化物
含硫外源性底物	
硫化舒林酸	R- 亚砜
乙硫异烟胺	亚砜
含碳外源性底物	
5,6- 二甲基黄母醇 -4- 乙酸	6- 甲基羟化产物

3. 醇、醛和胺氧化酶

主要分布在肝组织胞液、血浆和线粒体中，包括醇脱氢酶、醛脱氢酶、单胺氧化酶和二胺氧化酶等，参与微粒体外的氧化反应。

（1）醇脱氢酶（ADH）　主要分布在肝、肾、肺和胃黏膜的胞液中，在辅酶 NAD^+ 和 $NADP^+$ 的参与下，将醇催化转化为醛或酮。基本反应式如下：

$$RCH_2OH + NAD^+ \xrightarrow{ADH} RCHO + NADH + H^+$$

根据不同的蛋白二聚体组成分，人体内 ADH 可分为 5 型（表3-3）。

表 3-3　人体内醇脱氢酶（ADH）分型、定位及代谢底物

分型	ADH	定位	底物
Ⅰ 型	ADH1A、ADH1B、ADH1C	肝，肾上腺	乙醇
Ⅱ 型	ADH4	肝	长链醇，芳香醇
Ⅲ 型	ADH5	全身组织	长链醇，肉桂醇
Ⅳ 型	ADH7	胃肠道	乙醇，维生素 A
Ⅴ 型	ADH6	尚不清楚	尚不清楚

（2）醛脱氢酶（ALDH） ALDH 在 NAD^+ 辅酶参与下可将醛氧化成酸。其基本反应式为：

$$RCHO + NAD^+ \xrightarrow{ALDH} RCOOH + NADH + H^+$$

人体摄入酒精后，机体内的乙醇在 ADH 催化下氧化形成乙醛。由于基因多态性，部分人群体内 ALDH 活性较低，导致乙醛容易在体内大量堆积，儿茶酚胺释放增多从而使局部血管扩张，出现脸红、呼吸加快等现象。

（3）胺氧化酶 胺氧化酶可催化单胺类和二胺类物质的氧化反应生成醛类。根据反应底物不同，胺氧化酶可分为单胺氧化酶（MAO）和二胺氧化酶（DAO），见表 3-4。其基本反应式为：

$$RCH_2NH_2 + H_2O + O_2 \xrightarrow{MAO} RCHO + H_2O_2 + NH_3$$

表 3-4　人体内胺氧化酶分型、定位、代谢底物及抑制剂

分型	定位	底物	抑制剂
MAO-A	脑，肝，肾，小肠，血小板	5-羟色胺，去甲肾上腺素，普萘洛尔	氯吉兰
MAO-B		β-苯乙胺，卞胺	1-司来吉兰
DAO	肝，肾，小肠，胎盘	组胺，烷基二胺	尚不清楚

4. 过氧化物酶

过氧化物酶依赖性的共氧化反应是指在过氧化物酶催化下，过氧化氢被还原为水分子，其他底物氧化生成脂质氢过氧化物，该过程无需 NADPH 和 NADH。过氧化物酶主要分布于肾髓质、胃肠道、血管内皮细胞和血小板等组织。

前列腺素的合成是一种共氧化反应，花生四烯酸（AA）首先被氧化成前列腺素 G_2（PGG_2），其进一步被氧化成前列腺素 H_2（PGH_2）：

（二）还原反应

外源化学物在体内还原酶（如 CYP450 和黄素蛋白酶等）的作用下发生还原反应。哺乳动物组织中还原酶的活性较低，低氧状态下肠道厌氧菌群内还原酶的活性较高。

1. 硝基和偶氮化合物还原

硝基化合物和偶氮化合物主要在胃肠道下段的无氧条件下被肠道菌群（具有还原酶）催化形成胺类物质，但人类及其他哺乳动物肝中的 CYP450 和 NAD(P)H-醌氧化还原酶-1（NQO1）也可参与催化硝基、偶氮反应。其典型反应如下。

2. 羰基还原

肝、肾和血液等组织或器官的细胞质与微粒体中富含醇脱氢酶和羰基还原酶。在 NADPH 辅酶参与下，该酶可将某些醛类和酮类还原成醇。

3. 醌还原

NAD(P)H- 醌氧化还原酶（又称为 DT- 黄递酶）可将醌催化还原成氢醌，催化醌双电子还原；而 NADPH-CYP450 还原酶催化醌单电子还原，生成半醌自由基。

甲萘醌　　　　　　　　　　　　2-甲基-1,4-萘氢醌

4. 脱卤反应

脱卤反应包括 CYP450 催化的还原脱卤反应、氧化脱卤反应、CYP450 和谷胱甘肽 S- 转移酶催化的脱氢脱卤反应三种类型。其基本反应式为：

$$e^- + CCl_4 \longrightarrow \cdot CCl_3 + Cl^-$$

（三）水解反应

水解反应是指外源化学物（如酯类、酰胺类、肽类、环氧化物等）在水解酶的作用下与水反应，分别与 H^+ 和 OH^- 结合形成两个分解产物。水解酶在血浆、肝、肾、肠黏膜、肌肉和神经组织含量丰富。

1. 酯酶和酰胺酶

酯酶和酰胺酶包括羧酸酯酶、磷酸酯酶、胆碱酯酶等，主要参与羧酸酯、酰胺、磷酸酯等基团的水解。

羧酸酯酶（carboxylesterase，CES）是一种 B 族酯酶，也是丝氨酸水解酶多基因家族的重要成员之一，主要参与多种药物、前体药物、环境毒物及致癌物的解毒和代谢反应，能有效水解羧酸酯类、氨甲酸酯类、酰胺类、硫酯类等外源性物质。

羧酸酯酶可分为羧酸酯酶 1（CES1）和羧酸酯酶 2（CES2）两类，两者的组织分布及底物特异性方面差异显著（表 3-5）。肝、单核巨噬细胞和肺上皮细胞表达 CES1，而肠道表达极低。CES1 主要参与含有较小乙醇基和较大乙酰基的底物的水解，如可卡因、氯吡格雷和奥司他韦等。与 CES1 相反，CES2 主要在肠道表达，在肝部分表达，主要水解含有较大乙醇基和较小乙酰基的底物，如阿司匹林、普鲁卡因和伊立替康等。

表 3-5　人体中羧酸酯酶代谢底物的构效关系

CES1			CES2		
底物	羟基	酰基	底物	羟基	酰基
可卡因甲酯	CH$_3$OH		可卡因苯甲酸酯		

CES1			CES2		
底物	羟基	酰基	底物	羟基	酰基
哌替啶	CH₃CH₂OH		海洛因		CH₃COOH
哌甲酯	CH₃OH		伊立替康		

2. 环氧化物水解酶（epoxide hydrolase，EH）

肝、睾丸、卵巢等组织的内质网膜上的 EH 含量丰富，可将环氧化物水解为邻位二醇。其典型反应为：

● 概念检查3-5
简述生物转化 I 相反应的概念和反应类型。

二、II 相反应及其相关酶

II 相反应指含有官能基团（羟基、羧基、氨基、环氧基等）的化学物或中间代谢产物与内源性辅因子间发生的结合反应。内源性辅因子主要作为活性载体，在特异性生物转化酶作用下，通过化学键与葡萄糖醛酸基、硫酸基、乙酰基和谷胱甘肽基等被转移基团结合。

1. 葡萄糖醛酸结合

葡萄糖醛酸结合是 II 相代谢反应主要形式，在辅因子尿苷二磷酸葡萄糖醛酸（uridine 5′-diphospho-glucuronic acid，UDPGA）参与下，尿苷二磷酸葡萄糖醛酸基转移酶（uridine 5′-diphospho-glucuronosyltransferase，UDPGT）可将化学物的官能团中亲核性的原子（如 O、N、S 等）结合葡萄糖醛酸基，增加化合物的水溶性，促进其从胆汁或尿液排泄。UDPGT 属于微粒体系生物转化酶，广泛分布于肝细胞等组织或细胞的内质网膜，其酶蛋白成员（超家族）较丰富，底物谱较广。

2. 硫酸基结合

在 3′-磷酸腺苷 -5′-磷酰硫酸（3′-phosphoadenosine-5′-phosphosulfate，PAPS）的参与下，磺基转移酶（sulfotransferase，SULT）催化化学物中含 O 及 S 的官能团与磺酸基结合。SULT 是一个具有众多蛋白质成员的超家族，其中 SULT1 亚族主要以酚类作为反应底物，而 SULT2 亚族主要以醇类作为底物。许多外源化学物既可发生葡萄糖醛酸基结合反应也可发生硫酸基结合反应。例如，常接触苯或苯酚的工人尿液中可同时检测到苯酚的硫酸基结合物和葡萄糖醛酸基结合物，以及氢醌的硫酸基结合物和葡萄糖醛酸基结合物。一般情况下，化学物以葡萄糖醛酸基结合的容量较大，而硫酸基结合的敏感性更高（在化学物浓度较低时即可开始结合反应）。

3. 乙酰化作用

N-乙酰基转移酶（N-acetyltransferase，NAT）主要分布在肝细胞的胞液。NAT 催化乙酰辅酶 A（acetyl coenzyme A，acetyl CoA）与含有芳香胺或肼结构的化学物生成芳香酰胺或酰肼。

4. 氨基酸结合

氨基酸结合是羧酸和芳香羟胺的主要代谢途径。含有羧酸基团的化合物首先在酰基辅酶 A 合成酶的催化下与乙酰辅酶 A 合成酰基辅酶 A 硫酯，然后在 N-酰基转移酶（N-acyltransferase）作用下，在酰基位置与甘氨酸、谷氨酰胺或牛磺酸的氨基结合形成酰胺。该反应需要 ATP 和乙酰辅酶 A。芳香羟胺的氨基则与丝氨酸和脯氨酸的羧基结合形成活性代谢产物 N-酯类（后者可进一步分解为亲电子剂，即含有氮宾或碳宾结构的化合物）。该反应需要氨酰基-tRNA 合成和 ATP 供能。

5. 谷胱甘肽结合

谷胱甘肽（glutathione）是一个由谷氨酸、半胱氨酸及甘氨酸组成的三肽，其活性基团是自由（还原型）巯基。谷胱甘肽广泛分布于机体各组织的细胞液中，在肝细胞中的含量最为丰富。谷胱甘肽结合反应是指在还原型谷胱甘肽（GSH）的辅助下，谷胱甘肽 S-转移酶（GST）可催化亲电子剂底物中的 C、N、S、O 等原子（均具亲电子性）与 GSH 的亲核性巯基间发生结合反应，增加化合物的极性和水溶性，易随胆汁或尿液排泄，降低其毒性。该反应途径是亲电子剂解毒剂的一般机制。

● 概念检查 3-6
简述 Ⅱ 相反应的概念和反应类型？

三、食物成分对生物转化酶的调节

（一）Ⅰ相代谢酶的诱导和抑制

1. 酶的诱导

细胞环境因素的变化可诱导或抑制生物转化酶的含量与活性。有些酶可以由外源化学物诱导，或基于生理调节需要被内源性物质诱导。

（1）受体介导的酶诱导作用　由受体介导的酶诱导作用通过转录、蛋白质合成、合成后蛋白质修饰等不同方式影响酶蛋白的含量及活性，如芳香烃受体（AhR）、二噁英（TCDD）、多环芳烃（以苯并芘为代表）、黄酮类生物碱以及具有类似二噁英结构（共平面型）的多氯联苯化合物可通过激活 AhR，引发下游多个信号转导系统的激活。该反应过程就存在 Ⅰ 相代谢酶生物转化酶的诱导，如 CYP1A1、CYP1B1、CYP1A2 以及环氧化物水合酶等。除 AhR 外，以下受体也具有介导外源化合物对 Ⅰ 相代谢酶的诱导作用。

组成性雄烷受体（CAR）：诱导剂包括苯巴比妥、苯妥英钠、卡马西平等药物，可诱导 CYP2A6、CYP2B6、CYP2C8、CYP2C9、CYP2C19 和 CYP3A4 等 Ⅰ 相代谢酶。

孕烷 X 受体（PXR）：诱导剂有安普那韦、阿伐麦布、波生坦、胆汁酸、卡马西平、克林霉素、克霉唑和皮质醇等多种药物，以及维生素 E 和维生素 K_2 等天然维生素，可诱导 CYP2B6、CYP2C19 和 CYP3A4 等酶。CAR 和 PXR 两个受体有某些交叉但并非完全等同的诱导剂。

（2）其他诱导机制　例如，短链脂肪醇（如乙醇）、丙酮和异烟肼可以通过延缓 CYP2E1 蛋白降解来增加酶在细胞内的含量。糖皮质激素在感染、炎症和应激反应时通过激活二型糖皮质激素受体诱导 CYP2 和 CYP3 亚族成员，如 CYP2C9 和 CYP3A4。

2. 酶的抑制

酶抑制是指外源化学物对代谢酶的抑制作用。酶抑制不需要蛋白质合成过程，可以更快速表现酶抑制作用，如代谢增毒与代谢减毒。酶抑制有以下几种机制。

（1）直接抑制　CYP2C 亚族的酶活性可以被双酚 A 直接抑制。

（2）竞争性抑制　例如，甲醇与乙醇均可与醇脱氢酶结合，竞争同一个结合位点。在急性甲醇中毒时，临床上常采用适量乙醇来延缓毒性更强的甲醇（活化为甲醛及甲酸）的代谢，促进甲醇体内排泄，减轻中毒症状，达到治疗目的。生物转化酶的诱导或抑制的毒理学意义取决于特定代谢酶对相关底物的催化反应，尤其是代谢增毒作用或代谢减毒作用。具有代谢减毒作用的酶被诱导或激活可减轻毒作用（对机体健康有利），相反其被抑制则降低机体的代谢减毒作用（对机体不利）。对于参与代谢活化的酶而言，酶的诱导对机体有害，而抑制才对机体有利。

一些影响 CYP 酶的食物见表 3-6。

表 3-6　影响 CYP 酶的食物

CYP 亚型	抑制作用	诱导作用
1A2	葡萄柚、大豆、石榴、辣椒、甘蓝	炭烤食物、吸烟、巧克力、咖啡因、茶叶
2C9、2C19	石榴、大蒜、辣椒、甘蓝	天然维生素 E
2D6	辣椒、柚子汁、甘蓝	炭烤食物、吸烟
2E1	辣椒、洋葱、菠萝、石榴、杧果（俗称芒果）、木瓜、香蕉、山竹	酒精、茶叶、不饱和脂肪酸
3A4	葡萄柚、大豆、阳桃（俗称杨桃）、大蒜、红酒、辣椒、人参、甘蓝	蜂蜜、乌龙茶、天然维生素 E

（二）化学物对 Ⅱ 相代谢酶的影响

各种天然植物成分、化学药物和环境化学物等天然化合物或人工合成化学物会对 Ⅱ 相代谢酶产生影响，表现为代谢酶表达和（或）活性的增强或减弱（诱导或抑制）。外源化学物通过作用于细胞核受体或酶蛋白而影响 Ⅱ 相代谢酶的表达和生物活力。

多环芳烃、二噁英、二噁英结构类似型多氯联苯化合物，在激动 AHR 诱导 CYPs 时，也同时诱导 UGTs 和 GSTs 等 Ⅱ 相代谢酶。此外 PXR 和过氧化物酶体增殖激活受体（PPARs）均可诱导 UGTs、SULTs 和 GSTs 这三个家族的 Ⅱ 相代谢酶的表达，而 CAR 则诱导 SULTs 和 GSTs 的表达。不过，外源化学物更多参与 Ⅱ 相代谢酶抑制调节。

1. 天然化合物

不少有抗氧化作用的天然植物成分可以抑制 Ⅱ 相代谢酶的活性。例如，没食子儿茶素、没食子酸酯（绿茶组分）、奶蓟草提取物、锯叶棕果提取物和蔓越莓压榨汁对 UGT1A4、UGT1A6 和 UGT1A9 有较强的抑制作用。SULTs 具有特殊的底物抑制效应，即底物浓度较高时反应率降低。底物显著抑制作用在 SULT1 家族的酶，因此 SULTs 可以被许多外源化学物高效抑制。

葡萄酒的非酒精提取物，尤其富含黄酮类物质的红酒，具有较强的 SULT1A1 抑制作用。2 000 倍稀释的去酒精红酒可抑制人体 SULT1A1 活性高达 50%。红酒中一些生物碱、黄酮醇和人工色素也具有协同作用，能够抑制人体 SULT1A1 活性。食品中所含的花色素苷、黄酮醇类以及某些人工合成的色素（酸性红、赤癣红和苋菜红）均可在数个 $\mu mol \cdot L^{-1}$ 浓度抑制人体 SULT1A1 活性。葡萄汁和橙汁经 10 倍稀释对人体 SULT1A1 的抑制率可达 90% 以上。$0.1\ \mu mol \cdot L^{-1}$ 的槲皮素可完全抑制人体 SULT1A1 的活性。白藜芦醇、槲皮素、黄豆苷原和染料木黄酮可抑制人体 SULT1E1 催化的 17-β- 雌二醇硫酸基结合反应，抑制浓度为 $0.6 \sim 14\ \mu mol \cdot L^{-1}$。

2. 药物和环境化学污染物

通过对 11 个非固醇类抗炎药对人体 SULT1A1 抑制作用的研究发现，低于临床治疗浓度的甲芬那酸和水杨酸可降低 SULT1A1 的活性（其中甲芬那酸抑制作用比水杨酸更强，其 IC_{50} 为 $6 \sim 20\ nmol \cdot L^{-1}$，远低于 $28\ \mu mol \cdot L^{-1}$ 血浆峰浓度值）。氯米芬、达那唑和螺内酯会抑制人 SULT2A1 活性，而环境中双酚 A 会抑制人体肝细胞中 UGTs 的表达水平和酶活性。此外，多氯联苯的羟化代谢物可抑制人体 SULT1E1 和 SULT1A1 的表达，尤以 3,5- 二氯 -4- 羟基结构的羟基多氯联苯抑制作用较强（抑制人体 SULT1E1 的 IC_{50} 在 1 nmol·L^{-1} 左右）。其中，SULT1E1 可催化雌二醇硫酸基结合反应（灭活作用），是多氯联苯拟雌激素效应的一个重要机制。

● 概念检查 3-7
毒物代谢酶被诱导和抑制的毒理学意义是什么？

四、外源化学物代谢的毒理学意义

（一）生物转化反应对外源化学物毒性的影响

1. 外源化学物的代谢减毒作用

生物转化过程可降低外源性化学物毒性，促进毒性消除，保护组织或器官的结构和功能，达到降低对机体的损害的作用。例如，镇静剂苯巴比妥的体内代谢速率与药理作用的持续时间呈负相关。当然也有许多环境化学物经过肝代谢后，形成毒性减弱或无毒的水溶性代谢物，后者易于通过尿液或胆汁排出体外，从而降低其对机体的损害。苯酚、1- 羟基萘、2- 萘胺、丙醇和苯硫酚等环境化学物分子的活泼官能团，可经环氧化物水合或葡萄糖醛酸基、硫酸基和谷胱甘肽等结合，生成毒性减弱、水溶性增强和易于消除的代谢物。代谢或生物转化往往就意味着减药效、减毒和消除。

代谢（生物转化）使外源化学物毒性减低或变为无毒代谢物的过程，称为代谢减毒（metabolic detoxication）。代谢减毒作用往往取决于生物转化反应类型和化学物反应物的结构。例如，UGTs 和 GSTs 催化的葡萄糖醛酸基和谷胱甘肽结合反应通常形成毒性减弱的代谢物，可能原因是葡萄糖醛酸和谷胱甘肽分子中均不具有化学性质活泼的基团或原子。而 CYPs 和 SULTs 催化的反应，既可引起外源化合物的代谢减毒，也可导致其代谢增毒。

2. 外源化学物的代谢增毒（活化）

外源化学物原型毒性较低，经过代谢反应转化为毒性增强的活性代谢物的过程，称为代谢增毒或代谢活化（metabolic activation）。环境（包括食品中）有机物污染物分子往往因不含化学性质活泼的官能团而缺失生物反应性。例如，苯、多环芳烃、杂环胺类、多氯联苯、二噁英、多溴联苯醚、脂肪族醇类和卤代烃类化合物等环境化学物（尤其持久性化学污染物），缺乏具有化学活泼性或生物反应性的官能团，通常以非共价方式结合影响神经系统发育及功能，或者（二噁英、多环芳烃及具有共平面构型的多氯联苯）通过结合和激活芳烃受体，发挥生物转化酶诱导、氧化应激、免疫和内分泌失调、促进炎症过程等多种效应。多环芳烃的致突变作用则完全依赖于酶促反应，例如苯并 [a] 芘经 CYP1A1、CYP1B1 或 CYP1A2 催化可以发生 7,8- 与 9,10- 环氧化，进一步在环氧化物水解酶（EH）的作用下使 7,8- 环氧基团水解为二氢二醇衍生物。9,10- 环氧基团因处于两个苯环间的 "湾区"，不易受到 EH 的作用，因此 7,8- 二氢二醇 -9,10- 环氧化苯并 [a] 芘具有相对的稳定性；而正是后者具有极强的亲电子性、生物反应性和致突变性，可与 DNA 和蛋白质发生共价结合从而形成加合物，被认为是苯并 [a] 芘的终致突变物。

20 世纪 40—50 年代，J. Miller 和 E. Miller 发现肝致癌剂 N,N- 二甲基 -4- 氨基偶氮苯（一种氨基偶氮染料）经动物肝代谢产生高度生物反应性（可与蛋白质和核酸共价结合）代谢物，这成为化学致癌物在动物体内转化为高度生物反应性代谢物的首个可靠证据，也因此诞生 "代谢活化" 的概念。代谢活化产物包括亲电子剂、自由基及活性氧类等。其中，自由基和活性氧类可损伤细胞膜、DNA 和其他生物大分子。外源化学物的代谢、活化、灭活以及毒性之间的关系见图 3-5。

外源化学物的代谢活化取决于化学物结构和生物转化酶类型以及催化的特定代谢途径。例如，苯原型的毒作用主

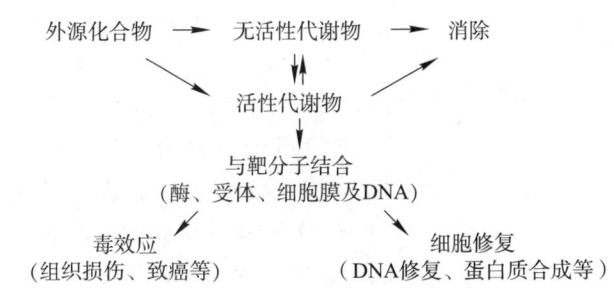

图 3-5 外源化学物的代谢活化、灭活、毒性及修复的关系

要是急性中枢神经抑制，其代谢产物可诱发骨髓抑制、白血病等毒性作用。苯的代谢活化反应：CYP2E1 催化苯的羟化反应，生成苯酚，进一步羟化形成氢醌，后者经血液循环到达靶器官骨髓，被骨髓中过氧化物酶催化形成具有强亲电子性和致突变性的苯醌，即苯的终致突变物。苯的羟基化代谢物（如苯酚、氢醌、儿茶酚及三羟基苯）则可由葡萄糖醛酸基结合和硫酸基结合作用进行减毒。

代谢活化所产生的活性代谢物的生物反应活性决定了它的毒作用性质，如高度亲电子性代谢物可诱发基因突变。化学活性越强的代谢物半衰期越短，其所能转运的距离也越小。例如，四氯化碳经肝细胞中 CYP2E1 活化为半衰期极短的三氯甲烷自由基，因此其毒效应不能作用于远端器官，而只能是肝，即相关代谢酶所在亚细胞位置，如肝细胞滑面内质网。

催化外源化学物代谢活化的生物转化酶及反应类型主要有：

（1）CYPs 酶催化的羟化、环氧化、脱卤素及脱氢反应　与其他酶类相比，CYPs 对代谢活化的贡献特别突出，主要由于其参与催化氧化作用，表达水平高（尤其在肝），酶蛋白亚型为数众多（覆盖的底物范围很广），且可被各种外源化学物诱导。目前，CYPs 能够催化 70% 以上现存的外源化学物代谢活化反应。例如，肝细胞内的 CYP1A2 和 CYP3A4 使人类致癌物黄曲霉毒素 B_1 活化为具有致突变或终致癌性的 2,3- 环氧化物，该机制可能参与诱发肝癌的过程（图 3-6）。

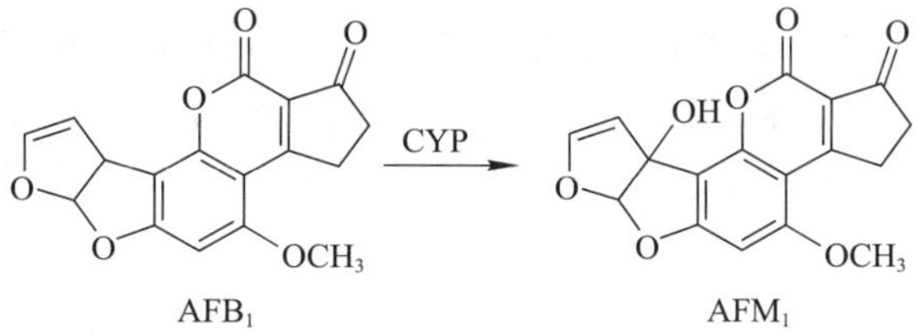

图 3-6　黄曲霉毒素的代谢活化及其形成的
DNA 加合物

再如苯并 [a] 芘的代谢活化需要在 CYP1A1、CYP1B1、CYP1A2 以及环氧化物水解酶这两类酶的作用下才能实现（图 3-7），同时 CYP2E1 还可催化二甲基亚硝胺的代谢活化。该反应涉及 α- 碳原子的羟化反应以及随后的自发异裂反应形成正碳离子（亲电子剂）的过程。

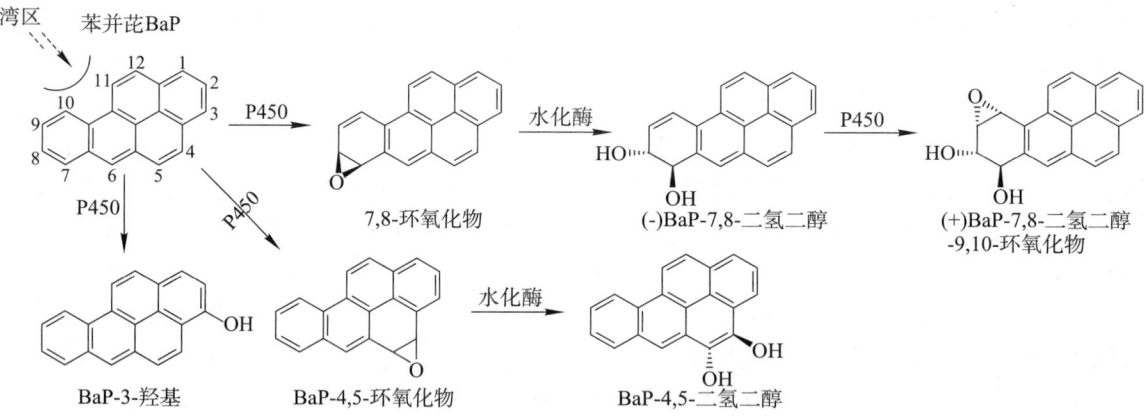

图 3-7　苯并 [a] 芘的代谢活化途径

（2）醇脱氢酶和醛脱氢酶催化的反应　甲醇、乙醇、异丙醇等常见醇类的代谢活化需要醇脱氢酶和醛脱氢酶的参与。通过醇脱氢酶催化的脱氢反应形成具有生物反应性的醛类化合物，引起毒性反应。乙醇和异丙醇经过醛脱氢酶作用，形成没有生物活性的代谢物乙酸和异丙酸，毒性减弱。然而，甲醇代谢形成的乙酸可引起视力损害（如视网膜水肿，严重者导致视神经萎缩），并可导致机体代谢性酸中毒。所以对于甲醇的眼毒性来说，醇脱氢酶和醛脱氢酶都参与了甲醇的代谢活化。

（3）硫酸基转移酶　20 世纪 80 年代，Ⅱ 相代谢酶中的 SULTs 被认为仅参与代谢减毒过程。然而，1990 年以来，国际上（尤其在德国）已经确定 SULTs 可催化 100 余种环境毒物（其中不乏致癌物）的代谢活化过程。SULTs 催化的硫酸基结合物能形成毒性增强的代谢物，其机制是硫酸基是一个斥电子基团，容易发生异裂反应，形成一个亲电子性的正离子，并且正离子还可通过稳变异构，进一步促进硫酸基结合物的异裂反应。正离子具有强烈的亲电子性，可与细胞内生物大分子发生共价结合并导致氧化损伤、致突变等效应。外源性化学物硫酸基结合作用是否涉及代谢活化，关键看形成硫酸基结合物是稳定还是易于发生异裂反应。例如，多氯联苯化合物的硫酸基结合合物性质稳定，而 1- 甲基芘的硫酸基结合物（1- 硫酸基氧甲基芘）则不稳定，后者容易形成致癌性代谢物（芘 -1- 甲基正离子）。1- 甲基芘的代谢活化需要按顺序进行两相生物转化反应：首先是 CYPs（包括 CYP1A1、CYP1A2、CYP1B1、CYP2E1 和 CYP3A4 等）催化甲基的羟化，然后 SULTs（包括 SULT1A1、SULT1E1 和 SULT2A1 等）催化（羟基上）形成硫酸基结合物。

（4）其他酶类　某些生物转化酶对外源化学物的代谢作用导致毒性减弱，发挥代谢减毒作用，但特定情况下可引起代谢活化发生代谢增毒作用。例如，环氧化物水解酶一般发挥减毒作用，然而对于苯并 [a] 芘的终毒物 7,8- 二氢二醇 -9,10- 环氧苯并 [a] 芘的形成，环氧化物水解酶参与代谢活化，将中间代谢物 7,8- 环氧基团转变为 7,8- 二氢二醇结构，毒性增强。另外，在人体内甲基转移酶可催化外源化学物，生成水溶性降低、生物活性或毒性减弱的代谢产物。然而，存在于环境微生物中的甲基化酶催化一些金属毒物代谢为脂溶性强的甲基结合物（如汞转变为甲基汞），更容易通过血 – 脑屏障而损害中枢神经系统。这一过程即是甲基转移酶发挥代谢活化作用，催化生成毒性更强的金属 – 甲基结合物。

3. 依赖代谢活化的某些重要的环境毒物

一部分常见的重要环境毒物（包括致癌物）的毒作用依赖代谢活化。表 3-7 是对部分典型间接毒物（包括间接致癌物）代谢活化所涉及生物转化酶、酶促反应类型、形成的活性代谢物以及毒作用性质的概括。

4. 外源化学物代谢产物的溶解性变化

（1）导致外源化学物水溶性增强的代谢反应

各种 CYPs 酶、醇脱氢酶和环氧化物水解酶等催化的 I 相代谢反应增加代谢物的水溶性，促进外源性化学物从血液中清除，然后经尿液或胆汁排泄。水溶性增加的程度与反应类型及底物（如有机物）分子大小有关。脂肪链越长或芳香环越多，单个氧原子或羟基介入水溶性变化就越不明显。相反，分子越小的化合物经上述代谢反应后水溶性增强就越明显。例如，氯乙烯本来水溶性极低，但发生环氧化反应后其产物水溶性得到一定提高，进一步与氨基酸（半胱氨酸）结合后则成为完全水溶性代谢物。I 相代谢反应中还原反应对反应产物的溶解性没有影响。

II 相代谢反应中，葡萄糖醛酸基、氨基酸、谷胱甘肽以及硫酸基的结合作用可明显增加代谢

表 3-7　某些间接毒物代谢活化所涉及的生物转化酶、反应类型、活性代谢物及其毒作用

底物	代谢酶	反应类型	活性代谢物	毒作用
乙酰氨基酚	CYP2E1	氧化	N- 乙酰苯基醌亚胺	肝损害
黄曲霉毒素 B$_1$	CYP1A2、CYP3A4	环氧化	2,3- 环氧化物	肝损害、肝肿瘤
乙酰氨基芴	CYPs	N- 羟化	N- 羟基乙酰氨基芴	诱发肝肿瘤
N- 羟基乙酰氨基芴	SULT1C1	硫酸基结合	硫酸基结合物	
苯并 [a] 芘（BaP）	CYP1A1、CYP1A2、CYP1B1	环氧化	BaP-7,8- 环氧化物	致（肺）癌作用
BaP-7,8- 环氧化物	环氧化物水解酶	水解	BaP-7,8- 二氢二醇	
BaP-7,8- 二氢二醇	CYP1、CYP1A2、CYP1B1	环氧化	BaP-7,8- 二氢二醇 -9,10- 环氧化物	
四氯化碳	CYP2E1	氧化脱氯	三氯甲烷自由基	肝损害
氯乙烯	CYP2E1	环氧化	环氧化物	肝血管肉瘤等

产物的水溶性，这些结合反应是有机物经胆汁和尿液排泄快速消除的必要机制。

（2）与外源化学物脂溶性增强有关的代谢反应

Ⅱ相反应中的甲基、乙酰基结合作用可增加产物的脂溶性，并且与分子量的大小呈正相关。环境中微生物（如细菌和真菌等）可使某些有毒金属元素发生甲基结合，形成甲基汞和甲基铅等代谢物，明显提高金属脂溶性，易于透过血-脑屏障进入中枢神经系统从而发挥神经毒作用。乙酰化作用虽同样可增加外源化学物代谢产物脂溶性，但往往使底物毒性减低，迄今为止未发现代谢增毒现象。

（3）外源化学物的代谢物溶解性变化的毒理学意义

外源化学物经过生物转化可以增加分子极性和水溶性，易于从胆道系统和泌尿系统排泄。然而，有机物在肝细胞中代谢产生的极性代谢物并不能无条件地进入血液或胆汁，而是取决于肝细胞膜上单向性特异转运体的有无。一些外源化学物经Ⅱ相反应形成带电荷的产物，无法通过简单扩散方式跨过肝细胞膜。例如，肝细胞中形成的胆汁酸可通过肝细胞膜有机阴离子转运蛋白主动转运入毛细胆管，从而排入肠道。然而，因细胞膜缺乏特异转运体，某些代谢产物水溶性虽有一定增加，但仍然无法排出细胞外。例如，多氯联苯化合物的羟化代谢物在某些组织（如肝）的浓度明显高于其在血液或脂肪组织中的浓度，可能产生毒物对特定组织的选择性毒作用。另外，最近发现某些羟基多氯联苯及其硫酸基结合物可强烈抑制碘与甲状腺碘转运蛋白的结合，其半数抑制浓度可低至 1 nmol/L 以下。这是否与多氯联苯干扰甲状腺内分泌功能的作用相关，值得进一步研究。

（二）影响外源化学物代谢的因素

代谢是化学物毒作用的决定因素。影响外源化学物生物转化的因素主要包括机体的遗传生理因素和环境因素。遗传生理因素包括动物的物种、性别、年龄等，体现在代谢酶的种类、数量和活性的差异上，代谢酶的多态性也是影响毒性反应个体差异的重要因素。各种环境因素主要通过影响代谢酶和辅酶的合成过程以及催化过程来干扰外源化学物的生物转化，如代谢酶的诱导和抑制。

1. 生理因素

在不同物种的生物间各种生物转化酶（包括其亚型）可存在同源酶蛋白，但其氨基酸序列存在部分差异，从而导致酶的底物选择性、催化活性及酶促动力学特征的不一致，出现毒物的物种选择性。

2. 毒物代谢酶的遗传多态性

遗传多态性（genetic polymorphism）指群体中出现了总频率大于 1% 的多种等位基因形式。许多生物转化酶也存在遗传多态性，影响生物转化酶的底物特异性和催化效率，引发某些外源化学物的代谢速率变化，最终影响代谢减毒或代谢增毒。

以人类醛脱氢酶 ALDH 基因家族为例，该基因家族中目前已知有 12 个成员，其中 ALDH2 酶在亚洲人群呈现明显的遗传多态性。编码该蛋白的 ALDH2 基因位于染色体 12q24.2，在第 12 外显子出现碱基替换（G→A）突变位点，导致翻译过程中第 487 个氨基酸发生谷氨酸到赖氨酸的替换，使 ALDH2 丧失酶活性。在人群中的两个等位基因中携带该突变型（杂合或纯合突变型），可使该个体 ALDH 不分或全部丧失活性，造成乙醇代谢中产物乙醛在体内大量堆积。乙醛的体内过量堆积可造成烦躁不安、心动过速、面部潮红等症状。因此，ALDH2 基因多态性是影响饮酒行为的最有特征的遗传因素。

● 概念检查 3-8
简述生物转化的概念和意义。

第三节　经典毒物动力学模型

毒物动力学（toxicokinetics），又称毒物代谢动力学，即采用数学模型来描述毒物的时间-剂量关系，定量研究毒物在体内的吸收、分布、生物转化和排泄等过程随时间变化的消长规律。它可为毒物安全性评价提供一定的理论依据。毒理学研究数据主要来源于实验动物。

毒物动力学研究主要是对整个机体毒物处置时进行数学描述或建立模型。毒物动力学研究经典方法是将机体作为一个或多个房室的系统，但这些房室并非精确对应其解剖结构或生理学功能。经典的房室模型可用于描述毒物在机体血液或排泄物（如尿液、粪便、呼出的气体）中的代谢动力学过程，仅需描述房室，不需要详细说明血管外分布情况，因此尤其适合无法获得器官或组织信息的人体研究。以下介绍经典毒物动力学的房室模型（compartment model）和消除动力学（elimination kinetics）及其基本参数等概念。

1. 房室模型

在动力学上相互之间难以区分、转运、转化性能相近的组织、器官和体液，便可视为一个室，但其并非解剖结构或生理学功能概念。机体作为一个系统，按动力学特点分为若干室，可用来描述毒物在体内的分布状态，进而推导出代谢动力学的有关参数和数学方程。根据分布速率，可分为一房室模型、二房室模型或多房室模型。

（1）一房室模型　体内药物瞬时在各部位达到平衡，即给药后血液中浓度和全身各组织器官浓度迅速达到平衡。一房室模型消除通常符合一级消除动力学。静脉注射的毒品及一些口服药品的消除符合一房室模型。

（2）二房室模型　毒物在某些部位的浓度和血液中的浓度迅速达到平衡，成为中央室；而在另一些部位中的转运有一速率过程，称之为外周室。

（3）多房室模型　包含一个中央室和若干个周边室。中央室多由血液及供血丰富、血流通畅的组织、器官组成，如细胞外液、心、肝、肾、腺体等。周边室则由供血量少、血流缓慢或化学物不易通过的器官组成，如静止状态的肌肉、脂肪、骨和皮肤。

2. 消除动力学

外源化学物在机体内随时间进程而发生浓度（量）的变化，必然有其消除速率过程。

由于各种化学物的浓度随时间的变化率、理化性质和所处器官及相应生物环境的不同，其消除过程主要按照一级消除动力学和零级消除动力学两种方式进行。

（1）一级消除动力学（first-order elimination kinetics）　指毒物在机体内某一瞬间变化速率与其瞬间含量的一次方成正比。其特点是消除速率与毒物在血液中浓度有关，为定比消除，有固定半衰期，如浓度用对数表示则时量关系为一直线。多数毒物的体内过程符合一级消除动力学。

（2）零级消除动力学（zero-order elimination kinetics）　当化学物的量超过机体的转运或代谢能力时，它们的转运速度与其本身数量无关，即转运速度与化学物数量的零次方成正比。特点是消除速率与血药浓度无关，属定量消除，无固定半衰期，血药浓度用真数表示，时量曲线呈直线。部分需要载体转运或限速酶代谢的毒物的体内过程符合零级消除动力学。

3. 基本参数

毒物动力学参数可说明外源化学物在体内吸收、分布和消除的动力学规律。其中，吸收速率常数、峰时间、峰浓度、曲线下面积和生物利用度表示外源化学物吸收程度和速度；表观分布容积代表外源化学物的分布情况；消除速率常数、清除率和半衰期反映外源化学物消除的特点。

（1）半衰期（half-life，$t_{1/2}$）　半衰期是指外源化学物的血浆浓度下降一半所需的时间，是表示毒物消除速度的参数。$t_{1/2}$ 短，说明毒物消除迅速，不易中毒。其单位为 min、h、d。对于符合一级速率过程的消除，$t_{1/2} = 0.693/K_e$。

（2）曲线下面积（area under the curve，AUC）　曲线下面积是指时量曲线下覆盖的总面积，或指毒物从在血浆中出现至完全消除为止这一过程中曲线下覆盖的总面积。它是反映机体消除能力大小的参数，单位为 $mg \cdot L \cdot h^{-1}$。

（3）表观分布容积（apparent volume of distribution，V_d）　表观分布容积是指在体内达到动态

平衡时体内毒物量（D）与血毒物浓度（C）的比值，表示毒物以血毒物浓度计算应占有的体液容积，单位用 L 或 $L \cdot kg^{-1}$ 表示。

（4）消除速率常数（elimination rate constant，K_e） 消除速率常数表示体内消除毒物的快慢，可以用单位时间内体内毒物被消除的百分率表示（单位为 h^{-1}）。K_e 值越大，说明消除速率越快。

（5）清除率（clearance，CL） 清除率是指在单位时间内从体内清除表观分布容积的部分，即单位时间内血中毒物清除量，单位为 $L \cdot h^{-1}$ 或 $L \cdot h \cdot kg^{-1}$。按清除途径不同，可分为肾清除率（CL_r）和肝清除率（CL_h）。血浆清除率则是肾和肝清除率的总和。常用以下公式表达：

$$CL = V_d \cdot K_e \text{ 或 } CL = D/AUC$$

（6）生物利用度（bioavailability，F） 生物利用度又称生物有效度，是指毒物被机体吸收利用的程度。由于经静脉注射途径染毒时外源化学物的吸收率一般认为是 100%，经其他途径接触的生物利用度就可把前者作为参照来计算。经口生物利用度指经口染毒的 AUC 与该毒物静脉注射后的 AUC 的比值，以经口吸收百分率表示：

$$F = （AUC_{po}/AUC_{iv}）\times 100\%$$

（7）吸收速率常数（K_a）、峰浓度（C_m）、峰时间（T_m）均表示外源化学物的吸收程度和特点。

● 概念检查 3-9
简述毒物动力学的时 - 量关系的意义?

本章总结

本章介绍了食品中外源化学物进入机体内的生物转运与转化过程，包括吸收、分布、代谢和排泄（即 ADME）处置过程。本章内容为理解食品中外源化学物进入机体的暴露途径、组织脏器分布、毒作用机制和评价等提供基础。生物转运过程实质是外源化学物穿过生物膜的过程，该过程并不改变化学物的化学结构和性质；而生物转化过程则是机体以"解毒"或"增加极性利于排出"为目的的一系列生物化学过程，该过程改变了化学物的结构及性质。

课后练习

1. 食品中外源化学物经胃肠道、呼吸道及皮肤吸收各有哪些主要的影响因素？

2. DDT 是一种有机氯农药，可经皮肤吸收。其在常温或 12℃以下，也有一定的蒸发。因此吸入 DDT 蒸气也能引起中毒，还可经消化道进入体内引起中毒。该化学物进入人体后，可随血液分布至全身，主要损伤神经系统、肝、肾和心。DDT 为脂溶性物质，对富含脂肪的组织具有特殊的亲和力，在人体和动物脂肪的蓄积性极强。请问：

（1）DDT 在职业环境主要是经什么途径吸收？生活中毒又主要经什么途径吸收？

（2）DDT 主要在体内哪些组织或器官贮存？动物给予 DDT 后，短时间禁食会出现什么现象？

（3）短期暴露 DDT，体胖者与体瘦者谁的耐受性更大？

3. 对铅中毒病人给予 $CaNa_2$-EDTA 治疗，为什么要采用"打三停四疗法"？

第四章
食品中外源化学物的毒作用机制

兴趣引导

　　食品中外源化学物随食品经过体循环到达靶器官，引起机体中毒。而机体中毒的基础是细胞损伤，外源化学物是通过何种方式损伤细胞结构和（或）功能的？我们的机体有一系列维持稳态和应对外来损伤的修复机制，食品中外源化学物进入人体后，机体的细胞会有何反应？

问题导向

　　食品中外源化学物如何影响细胞功能？
　　食品中外源化学物导致机体受损后，机体如何修复？
　　损伤修复失败后的后果是什么？

学习目标

- 掌握食品中外源性化学物与蛋白质、核酸和脂质结合的作用机制。
- 掌握不同的中毒机制。
- 了解不同水平的损伤修复机制。
- 掌握以下概念：终毒物、增毒作用、解毒作用、去氢反应、表观遗传、细胞应激。

第一节　概　述

食品中外源化学物进入机体产生毒作用涉及许多分子、生物化学和细胞过程，这些过程可单独发生，也可以复杂的组合作用来产生反应。研究毒作用机制，有助于合理解释描述性毒性研究结果，深入了解食品中外源化学物引起机体损害效应的生理、生化和分子基础，发现更具预测性的生物标志，开发拮抗或预防毒性效应的方法，为食品中特定外源化学物的健康风险评估及防控策略提供理论依据。

食品中外源化学物种类和数量繁多，可能产生多种毒作用，因此相应的毒作用路径及机制也相当复杂。本章主要从食品中外源化学物进入机体形成终毒物，终毒物到达作用靶并与靶反应，以及由此产生细胞功能障碍这一过程，阐述毒作用机制。基于此，毒作用机制可以直观地简化为图4-1所示的四步过程：①食品中外源化学物吸收进入机体（第三章中已介绍），形成终毒物（可以是原型化学物，也可以是其代谢活化产物）；②终毒物与靶分子或微环境的交互作用；③细胞结构或功能损伤；④损伤修复失败产生损害效应。

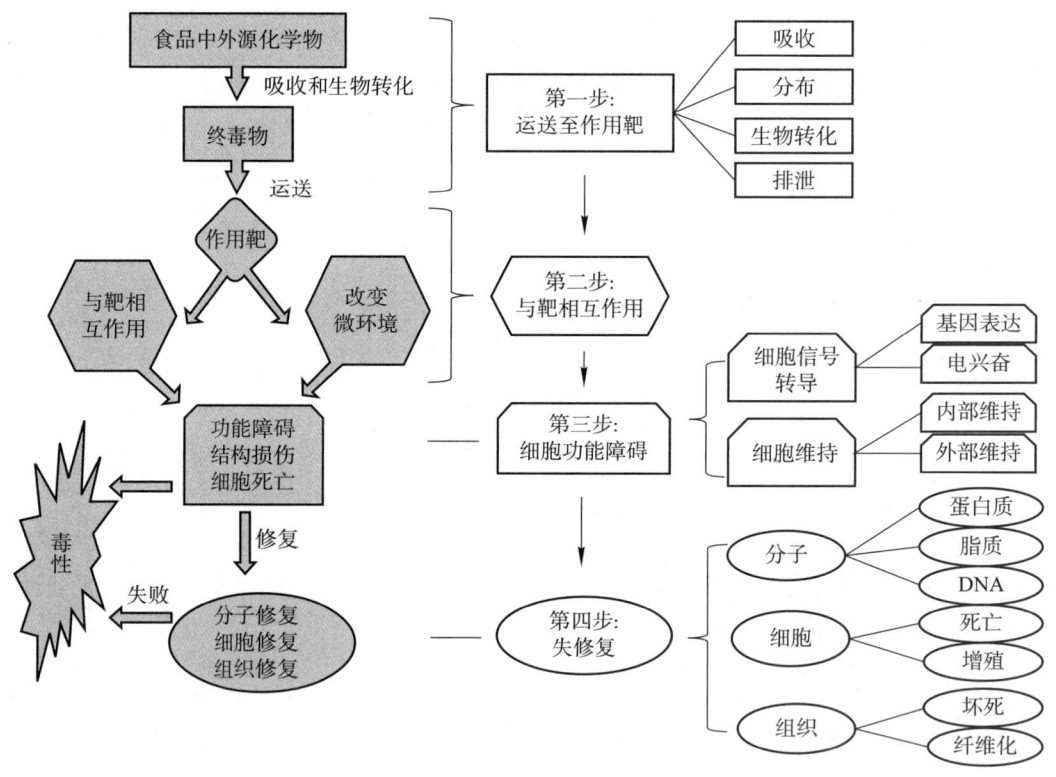

图 4-1　食品中外源化学物导致毒作用的关键过程及相关机制概述

第二节　终毒物的形成与解毒

外源化学物与机体交互作用产生损害效应，损害效应的产生及强度主要取决于作用于靶部位的终毒物浓度与持续时间。终毒物是指可以直接与内源性靶分子（如 DNA、蛋白质、受体、酶及脂质等）反应或引起机体生物学微环境改变，导致机体的结构和功能紊乱，从而产生毒作用的化学物。终毒物可以是外源化学物原型（如重金属离子、HCN、CO），也可以是其代谢产物（如亲电子剂、自由基、亲核剂和活性氧化还原反应物）。毒物的吸收、靶部位的分布、重吸收及代谢活化过程促进终毒物在其靶部位的蓄积。而毒物进入体循环前的清除、从靶部位分布到其他部位、排泄和代谢解毒，则与上述过程相反，减少终毒物在其靶部位的蓄积。

一、终毒物的形成

外源化学物在体内经生物转化为终毒物的过程称为代谢活化或增毒作用（toxication）。形成的终毒物主要包括四类：亲电子剂（electrophile）、自由基（free radical）、亲核试剂（nucleophile）及氧化还原性反应物（redox-active reductant）。此外，增毒作用还可表现为一些外源化学物经代谢后具有改变机体生物学微环境的特征，如三聚氰胺代谢形成的三聚氰酸可与三聚氰胺形成结晶进而造成肾小管的堵塞；或经生物转化后与特定受体或酶有更高的反应性，如有机磷农药对硫磷经代谢后形成的对氧磷对胆碱酯酶的抑制能力远高于对硫磷。

1. 亲电子剂

亲电子剂是指含有一个缺电子原子的分子，此分子带有部分或全部正电荷，可以与亲核试剂发生反应。亲电子剂包括非离子亲电物和阳离子亲电物。

（1）非离子亲电物：①外源物质获得一个氧原子，此氧原子从临近的原子中得到一个电子，从而具有亲电性，如外源化学物转化形成的环氧化物、醛和酮等。苯并芘在 P450 作用下生成的 9,10 位环氧化物就属于此种类型。②通过共轭双键的极化作用，使双键碳中的一个发生电子缺失，从而具有亲电性，如形成的醌和 α、β 不饱和醛酮等。

（2）阳离子亲电物：通过键的异裂作用形成。芳香胺类致突变致癌物 2-乙酰氨基芴在机体内发生 I 相 N-羟化反应，形成 N-羟基芳香胺化合物，磺基转移酶使 I 相反应产物发生 II 相酯化反应，形成的脂质化合物中的 N—O 键发生异裂作用，形成阳离子亲电物苄基正碳离子或芳基正氮离子，可与鸟苷酸 C8 亲核基团形成加合物引起移码突变、错配等致突变作用。

2. 自由基

自由基是指外层轨道含有不配对电子的分子、原子或原子团。

（1）接受一个电子：如体内外超氧阴离子自由基（$\cdot O_2^-$）的形成。亲电的外源化学物醌类在代谢过程中从 CYP450 酶接受一个电子发生单电子还原形成半醌自由基，自由基再将额外电子转移给分子氧，使其形成超氧阴离子自由基，半醌自由基重新形成原型醌，又可以获得额外电子，形成氧化还原循环。醌也可在 DT-黄递酶的作用下发生双电子还原形成亲核试剂氢醌。在活化的巨噬细胞和粒细胞中 NADPH 氧化酶可产生内源性超氧阴离子自由基，线粒体的电子传递过程中特别是解偶联状态时也可以产生。内源和外源产生的超氧阴离子，可在超氧化物歧化酶（superoxide dismutase，SOD）的作用下形成过氧化氢，再发生键的均裂最终形成羟基自由基。超氧阴离子也可与一氧化氮自由基和二氧化碳反应最终均裂形成二氧化氮自由基和碳酸盐阴离子自由基。这些终毒物会造成脂质过氧化以及 DNA 和蛋白质的损伤。

（2）丢失一个电子：通过过氧化物酶（peroxidase，POD）的催化反应丢失一个电子形成自由基。如亲核的外源化学物儿茶酚和氢醌，通过两次连续的单电子氧化，形成半醌自由基和醌（与醌类发生单电子还原结果类似）。

（3）共价键均裂：电子向分子转移，导致键均裂后形成自由基。从 CYP450 或线粒体电子传递链处，四氯化碳获得一个电子转变为三氯甲基自由基，再与氧反应生成三氯甲基过氧自由基（活性更强）。

3. 亲核试剂

亲核试剂较为少见。如苦杏仁中的苦杏仁苷在肠道中被肠道菌群中的 β-糖苷酶催化形成的氰化物即为亲核试剂。

4. 活性氧化还原产物

（1）肠道菌群对亚硝酸盐的还原产物、谷胱甘肽与亚硝酸异戊酯或硝酸酯反应生成的产物最终都能形成亚硝酸盐——使机体发生高铁血红蛋白血症。

（2）六价铬在还原剂维生素 C 及黄素酶作用下还原为五价铬，可以催化过氧化氢均裂形成羟基自由基。

（3）氧化还原反应中形成的外源性 $\cdot O_2^-$ 和一氧化氮自由基可以使铁蛋白上的 Fe(Ⅲ) 还原为 Fe(Ⅱ)。

二、解毒作用

清除终毒物或阻止其生成的生物转化过程称为解毒作用。解毒作用可能是毒作用靶器官和物种对毒作用敏感性差异的重要决定因素。解毒作用有多种途径，具体方式与毒物的化学特征有关。

1. 亲电子剂的解毒

亲电子剂解毒的具体机制包括：环氧化物水解酶催化的环氧化物和芳烃氧化物分别生物转化为毒性较小的二醇和二氢二醇，如油炸和烧烤类食物中的多环芳烃代谢物的解毒；羧酸酯酶催化的有机磷酸酯类农药水解；α、β- 不饱和醛被羰基还原酶还原为醇类或其饱和衍生物，但它们也可以被醛脱氢酶氧化为酸类，如丙烯酰胺（淀粉类食物在高温烹调下产生）代谢物的解毒；某些金属离子与金属硫蛋白形成复合物；醌类通过 NAD(P)H：醌氧化还原酶（NQO1）和 NRH：醌氧化还原酶（NQO2）还原为对苯二酚类。

亲电子剂解毒的一个重要机制是与谷胱甘肽（GSH）结合。谷胱甘肽是一种由甘氨酸、半胱氨酸和谷氨酸组成的三肽，谷氨酸通过 γ- 羧基（γ- 谷氨酰胺 – 半胱氨酸甘氨酸）与半胱氨酸相连，在大多数组织中，它是一种主要的非蛋白巯基。这一过程有时是自发进行的，有时需要在谷胱甘肽 S- 转移酶（glutathione S-transferase，GST）的催化下进行。从机制的角度来看，GST 的功能活性是物种毒性差异的主要决定因素。例如，真菌毒物黄曲霉毒素 B_1（AFB_1）的环氧化物中间体的解毒作用：大鼠和小鼠体内形成活性环氧化物代谢物的速率相似，然而，小鼠将环氧化物代谢物与 GSH 结合的速度比大鼠快 50 倍，从而降低了环氧化物的毒性，限制了肝毒性和致癌机制，因此，低剂量的 AFB1 对大鼠有毒，但是对小鼠无毒。一些金属离子，包括银、镉、汞和 $CHHg_3$，很容易与 GSH 偶联反应并被解毒。除了生物转化之外，亲电子剂与蛋白质的共价结合也是一种解毒反应，前提是结合的蛋白质没有关键功能，不会成为新抗原或其他有害物质。

2. 自由基的解毒

生物体内，自由基的解毒途径多样，既有酶促解毒，也有和自由基清除剂（主要为抗氧化剂）结合而解毒。体内 $\cdot O_2^-$ 的解毒主要通过 SOD（位于细胞质基质的为 Cu/Zn-SOD，位于线粒体的为 Mn-SOD）的催化而进行。在 SOD 的作用下，$\cdot O_2^-$ 转变为过氧化氢，进一步在过氧化氢酶（catalase，CAT）或谷胱甘肽过氧化物酶（glutathione peroxidase，GSH-Px）的催化下转变为水。体内另一种重要自由基——羟基自由基（$\cdot OH$）的半衰期极短，目前没有一种酶和抗氧化剂能有效清除 $\cdot OH$，但是常用药物阿司匹林的分解产物水杨酸可捕获 $\cdot OH$。POD 生成的自由基通过 GSH 的电子转移来清除，这导致 GSH 氧化，被氧化的 GSH 可再通过 NAPDH 依赖性谷胱甘肽还原酶（glutathione reductase，GR）还原为 GSH（图 4-2）。这一途径说明了 GSH 在亲电试剂和自由基的解毒过程中所起的重要作用。

3. 亲核试剂的解毒

亲核试剂通常通过亲核功能基团的偶联解毒。一般而言，含巯基的亲核试剂可通过与甲基或葡萄糖醛酸结合解毒；含羟基的亲核试剂可与硫酸、葡萄糖醛酸或甲基结合解毒；胺类和肼类可通过引入乙酰基解毒。这些反应阻止 POD 催化的亲核试剂向自由基的转化，以及酚类、氨基酚类、儿茶酚类和对苯二酚类向亲电醌类和醌亚胺类的生物转化。此外，含巯基的化合物和肼类还

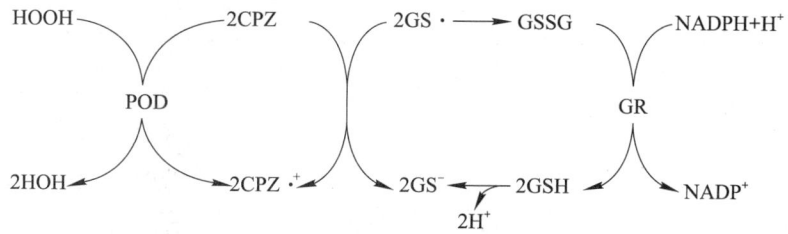

图 4-2 GSH 清除 POD 产生的自由基

GSH 解毒 POD 产生的自由基，如氯丙嗪自由基（CPZ·⁺）。GSH 清除自由基副产物是谷胱甘肽硫基（GS·）和
谷胱甘肽二硫（GSSG），其中 GSH 被谷胱甘肽还原酶（GR）再生，这一反应需要 NADPH

可通过黄素单加氧酶类的氧化作用解毒；醇类可通过醇及醛脱氢酶氧化为酸而解毒；氰化物在硫氰酸酶的催化下生成硫氰酸而解毒。

4. 无功能基团毒物的解毒

苯和甲苯等化合物的生物转化分两阶段进行，其中氧化反应引入官能团（即羟基或羧基部分），这一反应最常由 CYP450 酶进行，之后氧化代谢物通过葡萄糖醛酸化或磺化反应偶联。这些过程分别被称为阶段 I 和阶段 II 代谢。通常最终产物是无活性、高度亲水且易排泄的有机酸。常见毒物苯和甲苯均通过此方法解毒。

酮、醛和酯的羰基还原由至少五种酶催化（如羰基还原酶、醛酮还原酶超家族的 3 个成员和 11-β- 羟基类固醇脱氢酶 -1）。这种酶反应启动强致癌物 4-（甲基亚硝胺基）-1-（3- 吡啶基）-1- 丁酮（NNK）的解毒，形成一种尼古丁衍生的亚硝胺醇，它很容易被葡萄糖醛酸化并排到尿液中。大量 NNK 代谢物随尿液排出，并已被用作 NNK 暴露和肺癌风险评估的生物标志物。

5. 蛋白质毒素的解毒

一般认为，细胞外和细胞内蛋白酶参与了毒性多肽的失活。在毒液中发现的几种毒素，如 α- 和 β- 班加罗毒素、蛇毒毒素和磷脂酶，都含有分子内二硫键，这是其活性所必需的。这些蛋白质被硫氧还蛋白灭活。硫氧还蛋白是一种内源性二硫醇蛋白，可减少必需的二硫键。

解毒过程使食品中的毒物能有效地从体内代谢或排泄，从而减轻对机体的毒害作用。但某些毒物可能会由于机体解毒过程不够充分而导致毒性不变甚至增加，即解毒失败。解毒失败的原因可能有：毒物暴露剂量过高，造成代谢解毒酶类（如 SOD）或抗氧化剂（如 GSH 和维生素 C）耗竭，引起终毒物在机体内蓄积，如镰刀菌毒素丁烯酸内酯可引起肝细胞内 GSH 的耗竭；毒物抑制代谢解毒酶活性，造成解毒过程受阻，如过氧亚硝酸盐（ONOO—）使 Mn—SOD 失活；某些解毒过程的结合反应发生后被逆转，从而引起解毒失败，如甲基异氰酸盐在肺部形成不稳定的谷胱甘肽结合物后，经血液循环分配到其他组织后重新分解为具有亲电能力的异氰酸和异硫氰酸；解毒过程产生了有毒的副产物，如 GSH 在消除氯丙嗪自由基（CPZ·⁺）时产生谷胱甘肽巯基自由基（GS·）和谷胱甘肽二硫化物自由基阴离子（GSSG⁻），后者能将 O_2 还原为 $·O_2^-$。

第三节　终毒物与靶分子反应

食品中外源化学物的毒作用由其终毒物与靶分子反应所产生，并在机体的各个组织结构水平（如靶分子、细胞器、细胞、组织、器官，甚至整个机体）上引起结构损伤与功能障碍。终毒物与靶分子的交互作用触发毒作用需考虑几个方面（图 4-3）：①靶分子的属性；②终毒物与靶分子之间反应的类型；③终毒物对靶分子的毒作用结果。此外，一些毒作用是由生物微环境的改变引起的。

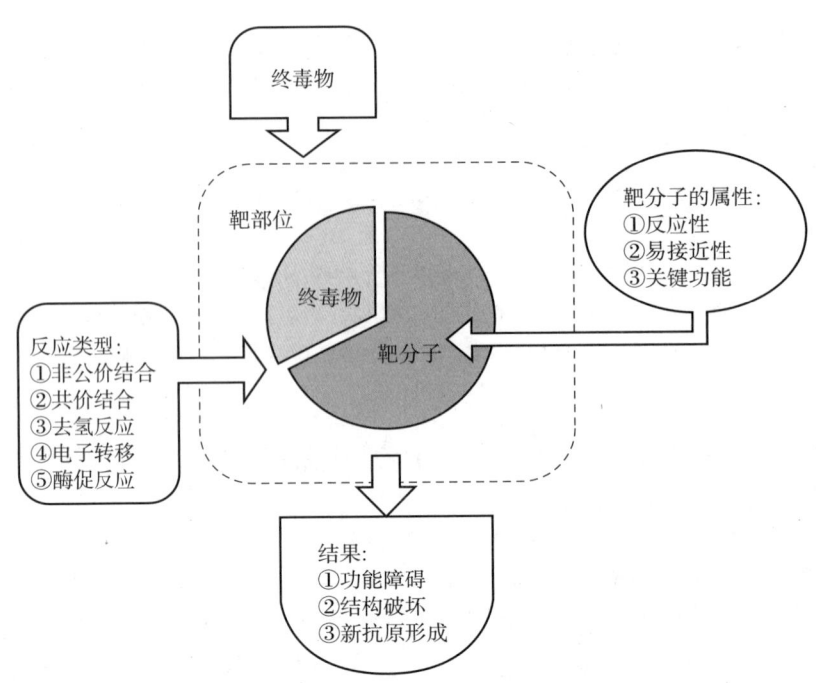

图 4-3 终毒物和靶分子的交互作用

一、靶分子及其属性

内源性分子要成为靶分子需要满足以下三个条件：①具有合适的反应性或空间构型，以允许终毒物发生共价或非共价反应，并对其功能产生不利影响；②靶分子必须接触足够高浓度的终毒物；③靶分子发生机制上与毒作用相关的改变。具有反应活性的终毒物的第一个靶分子常常是催化这些终毒物形成的酶或邻近的细胞内结构，例如负责甲状腺激素合成的酶——甲状腺过氧化物酶将某些亲核的外源化学物（如甲巯咪唑、间苯二酚）转变为活性自由基代谢物，这些自由基代谢物反过来使甲状腺过氧化物酶失活，这是此类外源化学物抗甲状腺作用以及诱发甲状腺肿瘤的基础。终毒物在靠近其形成部位没有合适内源性分子时，可扩散直至遇到相关的反应物，例如，*N*– 甲基 –4– 氨基偶氮苯的活性产物芳基硝鎓离子在细胞质基质中代谢生成，作用靶是胞核中 DNA。

二、终毒物与靶分子的反应

终毒物和靶分子的交互作用主要是非共价或共价结合，但也可能发生其他反应，如去氢反应、电子转移或酶促反应。

1. 非共价结合

非共价结合是指终毒物与靶分子间以非极性交互作用或氢键与离子键等方式结合。靶分子包括膜受体、细胞内受体、离子通道和某些酶。例如，士的宁与脊髓运动神经元上甘氨酸受体结合，2,3,7,8– 四氯二苯并 – 对二噁英（TCDD）与芳烃受体结合，石房蛤毒素与 Na^+ 通道结合，佛波酯与蛋白激酶 C 结合以及杀鼠灵与维生素 K 2,3– 环氧化物还原酶结合等。这些化学物原子的空间排列使它们与内源性分子的互补部位结合，因而表现出毒性效应。在大多数情况下，由于结合的键能相对较低，因此非共价结合通常是可逆的。

2. 共价结合

共价结合是指终毒物与机体内一些重要生物大分子（如核酸、蛋白质、酶、膜脂质）以共价键的形式结合，从而改变生物大分子的化学结构及其生物学功能。共价结合具有重要的毒理学意义，因为共价结合本质上是不可逆的，并且永久地改变了内源性分子。共价加合物的形成常见于亲电毒物，如非离子和阳电子亲电物以及自由基阳离子。这些毒物与生物大分子中的亲核原子反应，亲电原子对亲核原子的选择性取决于其电荷/半径比。一般而言，软亲电物较易与软亲核物反应（二者均具有较低的电荷/半径比），而硬亲电物较易与硬亲核物反应（二者均具有较高的电荷/半径比）。例如，银和汞金属离子被归类为软亲电物，优先与软亲核物（尤其是硫醇基团）反应；而锂、钙和钡金属离子被归类为硬亲电物，优先与硬亲核物（包括羧酸基和磷酸基阴离子）反应；中间的金属如铬、锌和铅则显示出与亲核物的普遍反应性。亲电毒物的反应性决定了哪种内源性亲核物能与之反应并成为其靶分子。

中性自由基如·OH、·NO_2 和 Cl_3C· 也能共价结合于生物分子。例如，Cl_3C· 加入到脂质的双键碳或脂质自由基产生含有氯甲基脂肪酸的脂质；羟基自由基加入到 DNA 碱基导致许多产物的形成，包括 8- 羟嘌呤、5- 羟甲基嘧啶以及胸腺嘧啶和胞嘧啶的乙二醇。

原则上亲核毒物倾向于与亲电内源化合物反应，但由于生物分子中亲电物十分少见，这样的反应不常发生。例如，胺类和肼类与吡哆醛的共价反应，一氧化碳、氰化物、硫化氢和叠氮化合物与各种血红蛋白中的铁形成配位共价键的反应，其他亲核物以电子转移反应的方式与血红蛋白反应。

3. 去氢反应

中性自由基可迅速从内源化合物去除氢原子而将这些化合物转变为新的自由基。例如，去除巯基化合物（R-SH）的氢而形成的巯基自由基（R-S·），是其他巯基氧化产物如次磺酸（R-SOH）和二硫化物（R-S-S-R）的前身。自由基能从游离氨基酸或蛋白质氨基酸残基的 CH_2 除去氢，转变为羰基化合物，进而与胺类反应，形成与 DNA 或其他蛋白质的交联。自由基从 DNA 分子中的脱氧核糖去除氢产生的 C-4′- 自由基是 DNA 断裂的最初步骤，从脂肪酸去除氢产生脂质自由基而启动脂质过氧化。

4. 电子转移

终毒物通过电子转移的方式使内源化学物发生氧化，形成新毒物。例如，终毒物将血红蛋白中的 Fe(Ⅱ) 氧化为 Fe(Ⅲ)，导致高铁血红蛋白血症；亚硝酸盐氧化血红蛋白，N- 羟基芳胺（如氨苯砜羟胺）、酚类化合物（如 5- 羟伯氨喹）和肼类（如苯肼）与氧合血红蛋白共氧化，形成高铁血红蛋白与过氧化氢。

5. 酶促反应

少数毒素通过酶促反应抑制重要的酶功能以引起毒性。例如，蓖麻毒素是 N- 糖苷酶，可水解核糖体 RNA 中的特定糖苷键，引起核糖体断裂，阻断蛋白质合成；肉毒杆菌毒素是一种锌蛋白酶，能水解神经递质乙酰胆碱囊泡性释放所需的融合蛋白，阻止其释放并导致瘫痪；一些细菌毒素催化 ADP- 核糖从 NAD^+ 转移到特定蛋白质，如白喉毒素利用这种机制阻断蛋白质合成过程中延伸因子的功能；蛇毒中含有的酶通过对许多生物分子进行广泛的蛋白质水解降解而产生毒性。

总体而言，大多数终毒物借助其化学反应性作用于内源性靶分子，具有一种类型以上化学反应性的终毒物可以通过不同机制与不同的靶分子反应。

三、终毒物对靶分子的影响

终毒物与内源性靶分子相互作用对靶分子的影响主要有以下三种。

1. 靶分子功能失调

某些终毒物通过模拟内源性配体来激活靶分子。例如，铅离子和佛波酯可以激活蛋白激酶 C（PKC），这是调节 DNA 复制和细胞增殖的重要途径。更常见的是终毒物抑制靶分子的功能，包括阻断离子转运体，抑制线粒体电子传递复合物，或者抑制一些酶活性。例如，箭毒和士的宁通过附着于配体结合部位或通过干扰离子通道的功能而阻断神经递质受体；河鲀毒素（俗称河豚毒素）

和石房蛤毒素抑制神经元膜电压激活的钠通道开放，而双对氯苯基三氯乙烷（DDT）和除虫菊酯抑制钠通道关闭；还有一些毒物可结合微管蛋白（如长春花碱、秋水仙碱、紫杉醇、三价砷）或肌动蛋白（如细胞松弛素 β、鬼笔环肽）而损害细胞骨架蛋白的组装和（或）解聚过程。

当蛋白质的构象或结构因与毒物的相互作用而改变时，功能就会受损。许多蛋白质具有关键的基团，通常是巯基，其对于催化活性或大分子复合物的正确组装是必不可少的。因此，这些蛋白质对其巯基的共价和（或）氧化修饰很敏感，相关功能障碍会导致细胞能量和代谢稳态的维持受损。例如，巯基反应化学物可影响酪氨酸磷酸酶、甘油醛 –3– 磷酸脱氢酶和丙酮酸脱氢酶、Ca^{2+} 泵和转录因子 AP-l 等功能，触发异常的信号转导和（或）损害细胞能量和代谢稳态。

终毒物与 DNA 共价结合引起复制期间核苷酸错配而干扰 DNA 的模板功能。例如，黄曲霉毒素 8,9– 氧化物共价结合于鸟嘌呤的 N–7 位使得带有加合物的鸟嘌呤与腺嘌呤配对而不是与胞嘧啶配对，形成错误的密码子，从而在蛋白质中形成错误的氨基酸。

2. 靶分子结构破坏

除形成加合物外，终毒物还可通过交联和断裂而改变内源性分子的初级结构。例如，双功能的亲电物如 2,5– 己二酮、二硫化碳、丙烯醛、4– 羟壬醛和氮芥烷化剂能交联细胞骨架蛋白、DNA，或使 DNA 与蛋白质交联；羟基自由基则通过转变上述大分子为活性亲电物（如蛋白羰基）或自由基而引起交联。交联使被联结的分子发生结构异常与功能障碍。

某些靶分子受终毒物攻击后自发性降解。例如，$Cl_3COO \cdot$ 和 $HO \cdot$ 可通过从脂肪酸去除氢而启动脂质的过氧化降解，所形成的脂质自由基（L·）通过氧固化作用转变为脂质过氧自由基（LOO·），进一步通过去氢反应形成脂质氢过氧化物（LOOH），再通过 Fe(Ⅱ) 催化的芬顿反应形成脂质烷氧自由基（LO·），随后断裂形成烃（如乙烷）以及活性醛（如 4– 羟壬醛和丙二醛）。因此，脂质过氧化不仅破坏细胞膜脂质，而且还容易与邻近的膜蛋白分子反应，或扩散至核内与 DNA 反应。

终毒物可引起多种形式的 DNA 断裂。例如，DNA 碱基受 HO· 攻击可形成咪唑环开放的嘌呤或环收缩的嘧啶而阻断 DNA 复制；在鸟嘌呤 N–7 位形成大分子加合物使 N– 糖苷键不稳定而诱发脱嘌呤作用，形成具有致突变作用的无嘌呤部位；羟自由基通过从 DNA 的核糖获得 H 产生 C-4′ 自由基，随后发生 $\cdot O_2^-$ 加成、Criegee 重排和磷酸二酯链的断裂而引起 DNA 单链断裂。

3. 新抗原形成

半抗原是一种小分子，只有附着在较大的载体（通常是蛋白质）上才能引发免疫反应。蛋白质载体本身不会引起免疫反应，在终毒物对蛋白质进行修饰后，可能会发生免疫介导的毒作用。一些化学物质（如青霉素、二硝基氯苯和镍离子）具有足够的反应性，可以自发地与蛋白质结合；另一些化学物可通过自氧化为醌类或通过酶促生物转化而获得反应性。例如，CYP450 将氟烷生物转化为三氟乙酰氯，作为半抗原而结合于肝的各种微粒体和细胞表面蛋白质，诱导抗体产生，引起免疫反应致肝炎样综合征。

抗原可引起抗体介导（体液免疫）和（或）T 细胞介导（细胞免疫）的免疫反应。在体液免疫中，抗体通过与抗原结合，促进吞噬作用对抗原的破坏。虽然在本质上具有保护作用，但这种反应可能导致有害的后果，例如，当青霉素结合的半抗原与肥大细胞表面的 IgE 型抗体发生反应，触发肥大细胞介质（如组胺和白三烯）的释放，进而可能导致支气管收缩、血管舒张、血浆渗出，这是一种严重的不良反应，如果不及时治疗，可导致过敏性休克，甚至死亡。

四、非与靶分子反应引起的毒性

一些外源化学物不仅与特定的内源性靶分子相互作用产生毒作用，还可能通过改变生物微环境产生毒作用。例如：①改变生物水相中的 H^+ 浓度，如酸和能生物转化为酸的物质（如甲醇和乙二醇）以及疏质子解耦联剂（如 2,4– 二硝基酚和五氯酚），其在线粒体基质中使酚的质子分离，使推动 ATP 合成的质子梯度消失；②使细胞膜脂质相发生物理化学改变以及破坏细胞功能所必需的跨膜溶质梯度（如去垢剂）；③仅通过占据位置或空间引起危害，如乙二醇在肾小管中形成水不溶性沉淀物；磺胺类化合物通过占据白蛋白的胆红素结合位点而引起新生儿胆红素毒性（核黄疸）；CO_2 取代肺泡腔的氧而引起窒息。

第四节　细胞功能障碍

外源化学物引起的细胞功能障碍取决于受影响的靶分子功能。若靶分子参与细胞调控，那么首先发生基因表达和（或）细胞功能改变；若靶分子主要参与细胞的内部维持（内稳态），则产生的功能障碍可能会危及细胞存活；若靶分子主要参与细胞的外部维持（外稳态），则可能会影响其他细胞存活和整合系统功能（图 4-4）。

细胞功能障碍主要表现为细胞信号传导调节或细胞功能维持的改变，主要包括基因表达改变、细胞功能受损、细胞内稳态受损和细胞外稳态受损。

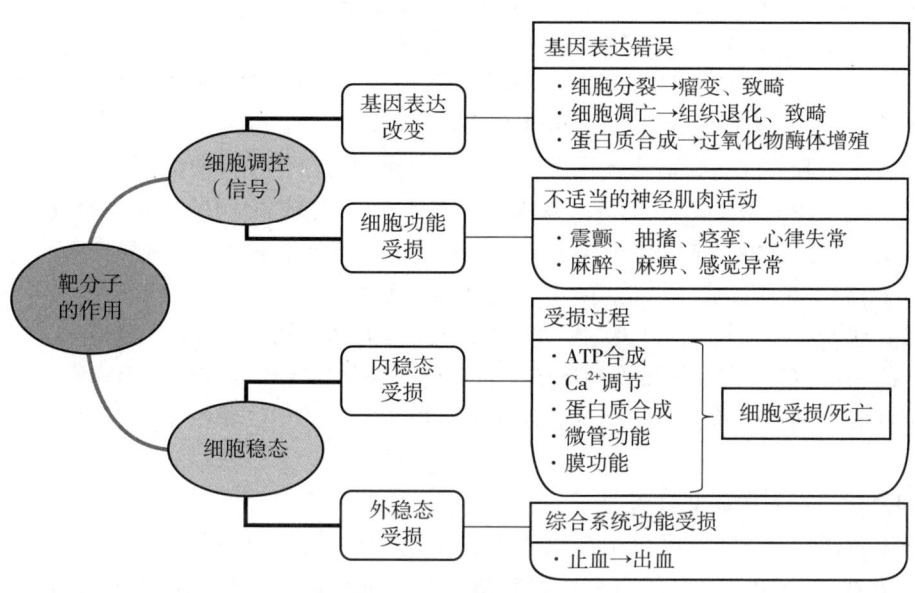

图 4-4　细胞功能改变

一、细胞功能失调

食品中的外源化学物作用于细胞，与靶分子反应可造成细胞功能失调，主要表现在基因表达和（或）细胞瞬息活动异常两个方面。前者包括转录调节障碍、信号传导调节障碍和细胞外信号产生的调节障碍等，后者主要由于神经递质浓度、受体功能、细胞内信号传导或信号终止过程等方面的改变，影响细胞质基质 Ca^{2+} 浓度或胞内其他第二信使，进而改变功能蛋白的磷酸化，改变其活性，随后立即引起细胞功能变化。

（一）基因表达改变

1. 基因转录调节障碍

细胞维持正常的功能需要不断合成蛋白质。在细胞核中由承载着遗传信息的 DNA 转录为 mRNA，这一过程受转录因子（transcription factors，TFs）与基因的调节区域或启动区域相互作用所调控，然后 mRNA 被翻译成蛋白质。其他非编码 RNA，包括小干扰双链 RNA（siRNA）和

microRNA（miRNA）都可干扰互补核苷酸序列，抑制蛋白质合成。

食品中外源化学物可以在 TFs 与基因的调节区域或启动区域结合过程中起作用，其中最主要的方式是：①通过与 TFs 结合，影响 TFs 的活性，从而调控下游靶基因的表达，产生相应的毒性效应。例如，食品中的 Cd^{2+} 进入机体后和金属应答元件结合转录因子（metal-responsive element-binding transcription factor，MTF-1）结合，诱导金属硫蛋白合成；②通过直接的化学相互作用或通过改变甲基化模式来改变调控基因区域。例如，产前暴露于 TCDD、乙醇和双酚 A 等化学物与基因组印记的改变和成年期的不利影响（包括内分泌干扰和肥胖）有关；③通过影响 siRNA 和（或）miRNA 改变基因表达。例如，CYP3A4 是大多数物种中含量丰富的肝同工酶，参与对乙酰氨基酚、四氯化碳和二甲基亚硝胺活性代谢物的形成，可以被 miR-27b 和 miR-378 抑制。

2. 细胞信号转导调节障碍

细胞每时每刻都在接收和处理来自细胞内外的各种信号，通过传递和整合这些细胞信号，调整细胞活动，并使单个细胞在代谢、运动、增殖和分化等行为上与细胞群体以及整个机体的活动保持协调一致。生长因子、激素和神经递质等细胞外信号分子与细胞膜上或胞内的受体特异性结合，将信号转换后传给相应的胞内系统，使细胞对外界信号做出适当反应。信号转导涉及胞外第一信使、受体、胞内第二信使及蛋白激酶等信号转导要素，细胞内存在多种信号转导方式及途径，彼此间交叉调控，构成复杂的信号网络。常见的细胞信号转导通路有 G 蛋白耦联受体介导的 cAMP-PKA 信号通路、MAPK 信号通路、JAK-STAT 信号通路和 NF-κB 信号通路等。从表面受体经蛋白激酶到转录因子的许多信号元件活性受到特定的丝氨酸、苏氨酸和酪氨酸羟基磷酸化的影响，一般通过蛋白激酶催化底物磷酸化而激活，蛋白磷酸酶催化脱磷酸化而失活。终毒物可以通过干扰 G 蛋白的 GTP 酶活性、改变蛋白磷酸化、破坏蛋白和蛋白之间的交互作用或建立异常的交互作用、改变信号蛋白的合成和降解等方式影响细胞信号转导，最终影响细胞功能。例如，蛋白磷酸酶 2A（PP2A）是细胞中主要的可溶性丝氨酸/苏氨酸磷酸酶，可在一定程度上逆转生长因子诱导的 MAPK 刺激，从而控制 MAPK 激活的程度和持续时间。蓝绿藻毒素、微囊藻毒素 -LR 和双鞭甲藻衍生的冈田酸是 PP2A 的极强抑制剂，长期低剂量暴露可作为实验动物肿瘤促进剂。然而，急性高剂量微囊藻毒素暴露会引起严重肝损伤，急性高剂量冈田酸暴露则会引起与贝类中毒相关的胃肠道效应。

3. 细胞外信号产生的调节障碍

细胞外信号通过与细胞的受体结合调节细胞活动，终毒物可影响细胞外信号的产生，进而导致细胞调节紊乱。例如，除草剂阿米特罗和杀真菌剂的代谢物乙烯基硫脲抑制甲状腺素产生，而苯巴比妥促进甲状腺素清除，均降低甲状腺素水平，通过减弱反馈抑制而增加垂体促甲状腺激素（thyroid-stimulating hormone，TSH）分泌，TSH 刺激甲状腺细胞分裂，引发甲状腺肿或甲状腺肿瘤。

（二）细胞瞬息活动调节障碍

许多外源化学物影响可兴奋细胞如神经元、骨骼肌、心肌和平滑肌细胞等，非可兴奋细胞如分泌细胞（如唾液腺细胞、泪腺、胰岛 β 细胞）、巨噬细胞和其他一些细胞的细胞活动。这些细胞的瞬息活动（如神经递质释放、肌肉收缩、腺体的分泌）均受到临近神经元合成和释放的递质或介质控制，或者其他信号转导机制调控。终毒物主要通过改变神经递质水平以及与受体、转导蛋白和信号终止蛋白交互作用，进而引起细胞瞬息活动障碍。例如，有机磷农药通过抑制突触间隙乙酰胆碱酯酶活性阻碍乙酰胆碱的水解，导致胆碱能危象；环二烯阻断中枢神经系统 γ- 氨基丁酸受体，诱发神经兴奋和惊厥；河鲀毒素阻断运动神经元电压门控的 Na^+ 通道，引起骨骼肌麻痹；洋地黄糖苷抑制 Na^+，K^+-ATP 酶，引起心肌收缩和兴奋性增强。

二、细胞稳态失衡

细胞稳态是指在神经、内分泌和免疫系统共同调控下，细胞内各种成分和生理功能保持相对稳定的状态。细胞稳态对维持细胞能量代谢、信号转导、基因表达与调控、生物大分子合成与修饰、细胞增殖与调控和细胞存活等重要生命活动起重要作用。外源化学物质可以通过多种方式和途径干扰细胞的正常生化和生理过程，影响细胞维持其自身结构和功能完整的能力，导致细胞毒性效应。

1. ATP 耗竭

ATP 作为生物合成的重要原料和能量的主要来源，在维持细胞内稳态中起核心作用。ATP 水解为 ADP 或 AMP 并释放化学能。ADP 是在线粒体中由 ATP 合酶重新磷酸化，与氢氧化为水相偶联，这个过程称为氧化磷酸化。任何干扰线粒体 ATP 合成的终毒物都可导致 ADP 及其破坏产物的堆积和 ATP 的耗竭，影响细胞稳态。其途径包括：①干扰氢向电子传递链传递，如氟乙酸抑制三羧酸循环和还原性辅助因子的产生；②抑制电子沿电子传递链转移到分子氧，如氰化物；③抑制氧向电子传递链传递；④抑制 ADP 磷酸化；⑤引起线粒体 DNA 损伤和影响线粒体蛋白质转录。

2. 干扰钙离子（Ca^{2+}）稳态

过量的 Ca^{2+} 是细胞损伤的重要介质，因此，所有活细胞内钙稳态受到非常严格的调控。细胞外 Ca^{2+} 的浓度要比细胞内高出几个数量级，细胞内液和外液的 Ca^{2+} 浓度分别为 $0.1\ \mu mol \cdot L^{-1}$ 和 $1\ 000\ \mu mol \cdot L^{-1}$，两者之间的浓度差主要通过质膜对 Ca^{2+} 的不渗透性以及 Ca^{2+} 从细胞质基质清除的转运机制来维持，可将 Ca^{2+} 从细胞质基质主动泵出细胞，或隔离在线粒体和内质网中。食品中的外源化学物可通过促进 Ca^{2+} 向细胞质内流或抑制外流、细胞内储存 Ca^{2+} 释放增加引起细胞质基质 Ca^{2+} 浓度的升高，具体包括：配体或电压门控的 Ca^{2+} 通道开放或质膜损伤；Ca^{2+} 从细胞内钙库中漏出到细胞质基质；抑制 Ca^{2+} 转运蛋白或耗竭其驱动力。细胞质基质 Ca^{2+} 浓度的持续升高的结果是能量耗竭、微丝功能障碍、水解酶活化以及活性氧（reactive oxygen species，ROS）和活性氮（reactive nitrogen species，RNS）自由基过度产生，破坏细胞稳态。

3. 氧化应激

自由基是具有不成对电子的原子、分子或离子，具有很强的反应性。自由基过度产生或细胞清除自由基障碍都会破坏细胞内的氧化还原稳态，引起氧化应激。食品中的外源化学物可直接生成 ROS 和 RNS（如百草枯和过渡金属），或通过细胞内 Ca^{2+} 过载，过度产生 ROS 和 RNS，导致膜脂质过氧化、蛋白质及核酸等的氧化损伤，细胞结构出现损伤。细胞内 Ca^{2+} 可通过以下方式诱发 ROS 和 RNS 过度产生：Ca^{2+} 活化三羧酸循环中的脱氢酶，抑制 ATP 合酶，加速氢的生成及电子沿着电子链的流动形成 $\cdot O_2^-$；Ca^{2+} 激活蛋白酶，使黄嘌呤脱氢酶转变为黄嘌呤氧化酶，产生 $\cdot O_2^-$ 和 HOOH；Ca^{2+} 激活神经元和内皮细胞表达 NOS，NOS 产生 NO 和 $\cdot O_2^-$，进而生成氧化能力更强的 $ONOO^-$，使呼吸链复合物和顺乌头酸酶发生不可逆的失活、抑制细胞 ATP 合成，并诱发 DNA 单链断裂。

4. 脂质过氧化

苯并 [a] 芘、镉、四氯化碳、环磷酰胺、双氯芬酸、阿霉素、乙醇等化合物可诱导许多组织器官的脂质过氧化，损伤生物膜以及核酸和蛋白质等生物大分子，破坏细胞结构。脂质过氧化一直被视为自由基产生的生物标志。

5. 蛋白质的氧化修饰

ROS 和 RNS 自由基可攻击蛋白质的所有氨基酸残基。Tyr、Phe、Trp、His、Met 和 Cys 残基是羟基自由基的首选目标。氧化导致蛋白质以二硫键的形式形成交叉键，导致蛋白质结构断裂，功能丧失。例如，1,3- 二硝基苯、3- 硝基丙酸和 3- 氯丙二醇等神经毒素可通过蛋白质羰基化改变线粒体膜电位，增强氧化应激并导致线粒体损伤。

6. DNA 损伤

DNA 是活细胞中遗传信息的主要储存库，因此 DNA 的完整性和稳定性是细胞存活并发挥功能的必要条件。食品中外源化学物可通过 ROS 和 RNS 攻击 DNA 碱基和磷酸戊糖骨架，也可能通过形成活性产物与碱基共价结合形成加合物。

7. 线粒体损伤

正常生理状态下，线粒体的分裂与融合保持动态平衡。细胞质游离钙增加、氧化应激和脂质分解产物（如脂肪酸和神经酰胺）等均可诱发线粒体损伤。损伤的主要机制涉及膜损伤或膜流动性变化导致质子动力的维持失衡，引起线粒体膜电位异常；细胞色素 c 释放导致细胞死亡信号通路的激活；损伤线粒体 DNA 等。例如，石房蛤毒素、河鲀毒素和 DDT 通过阻断可兴奋膜中的钠离子通道而引起毒性。

8. 表观遗传效应

表观遗传学是指 DNA 序列不发生变化，而基因表达却发生了可遗传的改变。表观遗传学机制主要涉及 4 个方面：DNA 甲基化、组蛋白修饰、染色质重塑和非编码 RNA 调控。食品中外源化学物与组蛋白修饰、DNA 甲基化、非编码 RNA 表达以及染色质重塑因子之间的复杂作用动态调节着相关基因的表达，从而决定细胞命运。例如，铅和镉可减少 DNA 甲基化水平诱导细胞增生，并且可通过组蛋白修饰如增加金属硫蛋白 3 基因启动子区的 H3K4me3、H3K27me3 和 H3K9me3 水平影响基因转录；黄曲霉毒素 B_1（Aflatoxin B_1，AFB_1）可降低全基因组 DNA 甲基化水平，这可能与 AFB_1-DNA 加合物一起在 AFB_1 致癌过程中发挥重要作用。

第五节　损伤修复／适应障碍

食品中外源化学物通过直接或间接途径引起机体结构和功能损伤，毒性发展的最后一步是损伤失修复和适应。适应是机体对损伤耐受性增加的一种生物过程。如图 4-5 所示，在分子、细胞和组织水平上的修复机制可以阻止毒性进展，细胞和生物体也因此获得适应力以抵抗毒性损伤。但是，机体的修复能力是有限的，当损伤程度超过修复能力或修复功能发生障碍时，会产生不可逆转的器官衰竭，如组织坏死、纤维化或癌变。

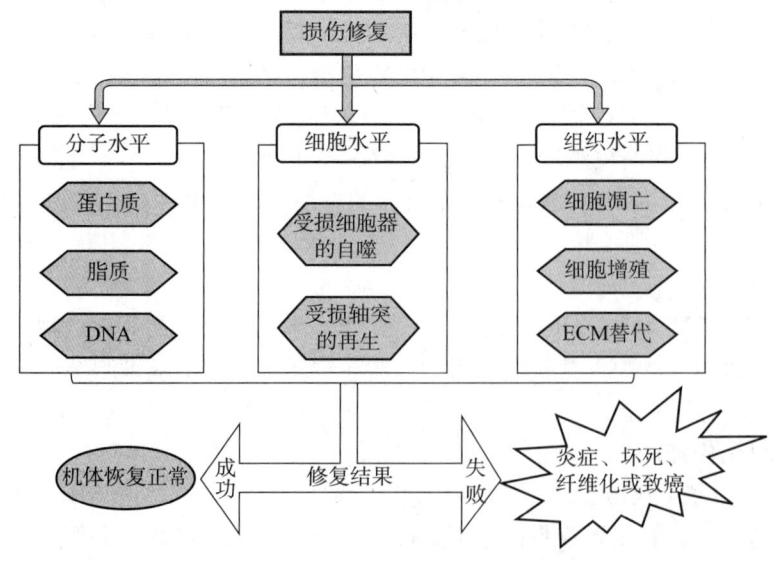

图 4-5　损伤修复与修复结果示意图
ECM：extracellular matrix，细胞外基质

一、细胞应激

细胞应激（cellular stress）是指细胞处于不利环境或遇到有害刺激时产生的适应性或防御性反应。能诱发细胞应激的物理、化学及生物因素被称为应激原。细胞应激涉及细胞代谢、损伤识别与修复、细胞存活等多种过程，且一种应激原可引起一种或多种细胞应激反应，细胞应激的不同反应之间存在交互作用。一定程度范围内的细胞应激可维持细胞稳态，但超过程度的应激会引起某些重要信号通路的改变，损害细胞正常功能，引起细胞损伤。细胞应激与衰老、慢性非传染性疾病（如癌症、心脑血管疾病、2 型糖尿病等）和出生缺陷等的发生有关。根据应激原和应激反应类型，可将细胞应激分为热应激（heat stress）、氧化应激（oxidative stress）、缺氧应激（hypoxic stress）、内质网应激（endoplasmic reticulum stress）和遗传毒性应激（genotoxic stress）。

（一）热应激

热应激是最早被认识的细胞应激反应，由 Ritossa 在果蝇体内首先发现，其特征性反应是诱导细胞内热休克蛋白（heat shock protein，HSP）表达。按分子量大小，可将 HSP 分为 HSP110、HSP90 和 HSP70 等家族，其中与应激反应关系最密切的是 HSP70 家族。HSP 的产生不限于热应激，其他细胞应激反应（如缺氧应激和氧化应激等）也可诱导 HSP 生成，故 HSP 也被称为应激蛋白。这些应激蛋白对细胞具有非特异性保护作用，不仅参与新合成蛋白质的正确折叠和运输，还能识别并结合变性蛋白，协助其降解或恢复天然构象。

（二）氧化应激

氧化应激是指细胞内氧化与还原平衡被扰乱而倾向于氧化，导致氧化还原信号紊乱。氧化应激可来自于细胞抗氧化能力的降低和氧化能力的增加，自由基、ROS 或 RNS 是主要应激原。ROS 是氧分子不完全还原产生的含氧化合物，具有很强的化学反应性，如 $\cdot O_2^-$、H_2O_2 和 $\cdot OH$ 等。广义的 ROS 也包括含 NO 和 $ONOO^-$ 等含氮的活性分子，即 RNS。由 RNS 引起的应激反应也称为硝化应激。细胞内的 ROS 主要产生于线粒体内膜电子传递链和还原型烟酰胺腺嘌呤二核苷酸磷酸氧化酶（NADPH 氧化酶）。此外，内质网、过氧化物酶体等亚细胞结构也能产生 ROS。食品中的细菌毒素、有机污染物和无机污染物等均能促进机体细胞 ROS 产生。生理状态下，ROS 不仅参与吞噬杀菌过程，还能作为信号分子参与细胞增殖、分化和凋亡等多种生理过程的调控。但 ROS 具有很高的反应活性，容易攻击蛋白质、核酸和脂质等生物大分子并影响其功能。

（三）缺氧应激

氧是需氧生物维持生命活动的重要物质，当组织细胞供氧不足或用氧障碍时，则出现缺氧应激。缺氧应激是指细胞和组织为适应低氧压力而诱导血管生成、铁代谢和糖代谢相关基因表达，以维持细胞增殖和存活的过程。除低氧外，食品中的细菌毒素（如脂多糖）、重金属（如镍、铬）和有机污染物（如 PCBs）等均可引起细胞缺氧应激。缺氧诱导因子 1（hypoxia-inducible factor-1，HIF-1）是介导缺氧应激反应的关键分子，它是由 HIF-1α 和 HIF-1β 两种亚基组成的异源二聚体转录因子。氧饱和状态下，HIF-1α 亚基被泛素 - 蛋白酶体水解复合体降解，细胞中基本检测不到 HIF-1α 亚基；缺氧状态下，HIF-1α 亚基降解受到显著抑制。HIF-1β 与 HIF-1α 亚基形成有活性的 HIF-1，入核调控多种基因的转录。目前，已知的 HIF-1 靶基因主要有红细胞生成和铁代谢相关基因（如促红细胞生成素、铁转运蛋白和铁转运蛋白受体）、血管生成相关基因（如血管内皮生长因子、瘦素和转化生长因子 β）、血管收缩相关基因（如诱导性一氧化氮合酶、血红素氧化酶 1 和内皮素 -1）、细胞增殖相关基因（如胰岛素样生长因子 II 和转化生长因子 α）、糖代谢相关基因（如葡萄糖载体蛋白 1 和 3、乳酸脱氢酶和甘油醛 -3- 磷酸脱氢酶）等。这些靶基因产物对于维持缺氧状态下红细胞生成、血管形成、细胞增殖和能量代谢有重要作用。

（四）内质网应激

内质网（Endoplasmic reticulum，ER）是进行蛋白质和脂质合成、加工、折叠和运输的重要细胞器。内质网蛋白质的加工和包装需要糖调节蛋白78（glucose regulated protein 78，GRP78）等内质网特异性分子伴侣的协助，以保证蛋白质的正确折叠。内质网特异性分子伴侣减少或缺乏、缺氧应激、氧化应激和内质网钙离子紊乱等均可造成内质网中未折叠或错误折叠蛋白质的增加，即引起内质网应激和非折叠蛋白反应（unfolded protein response，UPR）。肌醇需求酶1（inositol requiring enzyme 1，IRE1）、蛋白激酶R样内质网激酶［protein kinase R（PKR）–like endoplasmic reticulum kinase，PERK］和激活转录因子6（activating transcription factor 6，ATF6）这三个主要的内质网跨膜蛋白介导了内质网应激的非折叠蛋白反应。IRE1兼具激酶和RNA酶活性，磷酸化激活的IRE1能切割未剪接X–盒结合蛋白1（unspliced X–box binding protein 1，uXBP–1）mRNA分子，形成裂解型XBP–1（spliced XBP–1，sXBP–1）mRNA，sXBP–1的翻译产物XBP–1是重要转录因子，可上调内质网降解增强因子α甘露糖苷酶样蛋白（ER degradation enhancing α–mannosidase-like protein，EDEM）的表达，继而促进内质网蛋白质降解。PERK可通过与分子伴侣GRP78分离而活化，引起其下游eIF2α磷酸化和失活，继而减少细胞内多数蛋白质的合成，但能够激活ATF4的表达，进而引起CHOP（C/EBPhomologous protein）表达量上调。而ATF6能提高grp78、grp94和edem等基因转录活性，从而增加内质网蛋白质转运、折叠和降解能力。内质网应激是真核细胞的一种保护性应激反应，通过内质网应激可降低胞内未折叠蛋白质的浓度，阻止未折叠蛋白质发生凝集。当内质网应激反应超过一定限度，往往会引起细胞凋亡等不良后果。

（五）遗传毒性应激

机体中存在预防和应对DNA损伤的防御系统，以避免遗传毒物损伤。细胞启动自身防御系统以应对遗传毒物损伤DNA的过程被称为遗传毒性应激。这一防御系统由系列蛋白激酶级联构成，参与DNA损伤识别、DNA修复蛋白基因表达调控、细胞凋亡和周期调控等一系列重要生命活动。遗传毒性应激原可以是内源性的，如复制错误、碱基错配、修复酶突变，也可以是外源性的遗传毒物（天然或合成），如致突变剂、遗传毒性致癌剂、紫外线和放射性核素、多数化疗药物（如顺铂、丝裂霉素）。丝裂原活化蛋白激酶（MAPKs）途径是细胞遗传毒性应激主要信号转导途径之一，其级联反应的启动依赖于DNA损伤的识别。MAPKs途径主要包括ERK、JNK/SAPK和p38通路。MAPKs途径不同通路通过特定MAPK信号级联放大反应使细胞形成应对DNA损伤的应激反应，从而保证细胞正常生长和DNA复制的保真度。

二、损伤的修复

（一）组织修复

受损组织通过清除受损细胞和组织再生而修复，主要涉及丢失的细胞和细胞外间质再生以及新合成分子的重新整合连接。各种不同类型的细胞参与肝、肾和肺等实质性器官的组织修复过程。存在于组织间充质的非实质细胞（如巨噬细胞和内皮细胞）和迁移到损伤部位的细胞（如单核细胞）分泌细胞因子以刺激实质细胞分裂，同时刺激特定细胞（如肝星形细胞）合成细胞外间质分子。

1. 细胞凋亡

受损细胞发生凋亡而被清除是组织修复过程的一部分，仅适合于有细胞增殖能力的组织。一方面，凋亡细胞出现核和细胞质基质物质浓缩，然后破裂为凋亡小体而被吞噬，阻止细胞发生坏死和炎症。另一方面，凋亡通过清除DNA受损细胞而抑制细胞癌变发生。神经元、心肌细胞和精细胞若出现大量凋亡，即可引起器官功能障碍。

2. 细胞增殖

组织细胞受损后，邻近损伤区域细胞迅速进入细胞分裂周期。大鼠暴露低剂量四氯化碳2~4 h后其肝细胞出现有丝分裂现象，36~48 h后肝细胞有丝分裂达到高峰；臭氧诱发肺损伤中，无纤毛 Clara 细胞和Ⅱ型肺细胞经过有丝分裂和分化并分别取代受损有纤毛支气管上皮细胞和Ⅰ型肺细胞；小肠黏膜和骨髓受损后，其干细胞分裂和分化并取代受损细胞；中毒性肝损伤伴随肝细胞复制障碍中，存在于肝胆小管的干细胞增殖形成椭圆形细胞，并分化为肝细胞和胆管上皮细胞。

3. 细胞外基质合成

细胞间质主要由蛋白质、糖胺聚糖以及糖蛋白与蛋白聚糖的糖聚合体等细胞外基质组成。肝细胞外基质由星形细胞和脂肪贮存细胞合成。在肝再生过程中，由血小板源性生长因子（platelet-derived growth factor，PDGF）和转化生长因子 $-\beta$（transforming growth factor-β，TGF-β）介导激活星形细胞，发生有丝分裂和重要表型改变。PDGF 促进星形细胞增殖，TGF-β 通过启动 MAPKs 信号通路刺激星形细胞合成纤连蛋白、生腱蛋白和蛋白聚糖等细胞间质成分。TGF-β 在其他组织的细胞间质形成中也起重要作用，但作用的靶细胞可能不同。

（二）细胞修复

机体多数组织通过存活细胞增殖替代受损死亡细胞，但神经组织例外。外周神经轴索受损主要依靠巨噬细胞和施万细胞参与其修复过程。巨噬细胞通过吞噬作用清除细胞碎片并产生细胞因子与生长因子，激活施万细胞增殖并从成髓鞘作用模式反分化为生长支持模式。施万细胞合成细胞黏附分子，精确合成参与基膜构建的细胞外间质蛋白，产生一系列神经营养因子（如神经生长因子和胶质细胞衍生的生长因子）及其受体。施万细胞与再生轴索共同移动，通过物理引导和化学诱导轴索而使靶细胞重新接受神经支配。

（三）分子修复

1. 蛋白质修复

巯基被氧化引起蛋白质功能受损，而被氧化的蛋白质巯基可通过酶促还原而逆转。内源性还原剂主要有硫氧还蛋白和谷氧还蛋白，二者的活性中心均含有两个氧化还原活性半胱氨酸残基。磷酸戊糖途径中葡萄糖 $-6-$ 磷酸脱氢酶和 $6-$ 磷酸葡萄糖醛酸脱氢酶酶促反应生成 NADPH 提供还原蛋白质巯基所需的氢；高铁血红蛋白还原依赖于高铁血红蛋白还原酶，通过细胞色素 b_5 获得电子。各种物理或化学刺激引起细胞内可溶性蛋白质变性，蛋白质变性后合成大量热休克蛋白，对变性蛋白质再折叠起重要作用。受损蛋白质也可通过水解而消除，如 ATP/ 泛素依赖性蛋白酶体在有效调节细胞内某些重要调控蛋白水平的同时，对变性蛋白质清除也发挥重要作用。此外，红细胞中含有不依赖 ATP 的非溶酶体蛋白水解酶，可迅速而有选择性地降解 HO · 引起的变性蛋白质。

2. 脂质修复

过氧化脂质修复过程涉及一系列还原剂、谷胱甘肽过氧化物酶和过氧化物还原酶。含有脂肪酸过氧化物的磷脂，首先被磷脂酶 A_2 水解，继而由正常脂肪酸取代过氧化脂肪酸。

3. DNA 修复

DNA 修复方式包括直接修复、碱基切除修复、核苷酸切除修复、双链断裂修复和交联修复。间期细胞核内 DNA 分子非常稳定，原因是该期 DNA 分子被核蛋白严密包裹和存在有效的 DNA 修复机制；而处于细胞分裂期的 DNA，双链部分暴露，线粒体 DNA 缺乏核蛋白的保护和有效修复机制，这些 DNA 易受到外源化学物损害。

三、适应机制

从理论上讲，对毒作用的适应可能是由生物变化引起的，适用性变化包括：①减少终毒物向靶标输送；②缩小靶标或降低靶标易感性；③增强自我修复能力；④代偿终毒物造成的功能损害。从机制上讲，适应包括感知毒物和（或）初始损伤或功能障碍，并通过改变基因表达来限制毒作用的反应。

鉴于毒性发展的第一步是将终毒物输送到靶点，一些适应性过程包括减少吸收、增加细胞内结合蛋白的隔离、增强其解毒或促进细胞输出。其中，增强其解毒或促进细胞输出在限制毒作用方面起主要作用。此外，机体可通过降低靶标的密度和敏感性产生适应；诱导一些具有还原性的酶表达来修复终毒物产生的氧化蛋白；诱导伴侣蛋白表达来修复错误折叠蛋白；通过内质网应激和未折叠蛋白反应来减少未折叠蛋白的负荷，恢复内质网稳态，如果内质网稳态不能恢复，未折叠蛋白反应会切换到促凋亡途径，消除受损细胞；通过 DNA 修复机制和更复杂的 DNA 损伤反应保护正常细胞基因组完整性和潜在的癌细胞转化；通过调节有丝分裂和细胞周期，利用细胞替换启动组织修复。

四、修复和适应失当及引起的毒作用

当终毒物所致损伤程度超过修复能力，修复功能被破坏，即产生不可逆转的器官衰竭，如坏死或组织进展为纤维化或癌变的情况。修复失败涉及分子、细胞和组织功能障碍，并可能表现出物种和年龄相关的差异。

1. 炎症

炎症的标志是微循环改变和炎性细胞（巨噬细胞和粒细胞）聚集。启动炎症反应主要依赖于巨噬细胞分泌的炎性细胞因子。巨噬细胞根据活化状态和功能分为 M1 型巨噬细胞和 M2 型巨噬细胞。M1 型巨噬细胞为经典活化型巨噬细胞，主要分泌促炎细胞因子；M2 型巨噬细胞是一群由骨髓多能干细胞和祖细胞分化而来，主要分泌抗炎细胞因子，参与损伤后组织细胞的再生和修复。M1 型和 M2 型巨噬细胞之间可相互转化。一方面，干扰素（interferon，IFN）-γ 可定向诱导 M2 巨噬细胞向 M1 型细胞分化，释放促炎细胞因子而加重炎症反应；另一方面，IL-4、IL-10、IL-13、脂联素和硫氧还蛋白 -1 可定向诱导 M1 巨噬细胞向 M2 型细胞分化，释放抗炎因子而促进组织愈合；巨噬细胞趋化因子（如 MIP-2 和 MCP-1）则可定向锚定 M2 型巨噬细胞和粒细胞进入坏死组织部位。此外，聚集在损伤部位的巨噬细胞和粒细胞产生并释放大量自由基和水解酶，损害邻近正常组织。炎症过程自由基主要来源于三种氧化酶：NAD(P)H 氧化酶、一氧化氮合酶和髓过氧化物酶。

2. 组织坏死

有效的修复是决定细胞损伤是否进一步发展为组织坏死的重要因素。机体接触低剂量终毒物主要引起细胞凋亡与增殖；随着接触剂量的增高，细胞损伤程度超过了机体修复能力，细胞损伤进一步发展为组织坏死。三种修复能力失效导致细胞坏死：①受损分子修复失效；②凋亡对损伤细胞的清除失效；③邻近细胞分裂替代受损细胞的机制失效。

3. 纤维化

纤维化是一种以异常成分在细胞外间质过度沉积为特征的病理损害。慢性饮酒或长期接触四氯化碳引起肝纤维化或肝硬化；长期吸入矿物颗粒或服用博莱霉素和胺碘酮诱发肺纤维化；多柔比星引起心肌纤维化，而暴露于电离辐射则诱发多器官纤维化。肝星形细胞及肺和皮肤成纤维细胞在纤维化过程起主要作用，这些细胞在细胞因子和生长因子作用下表型发生改变。TGF-β 是纤维形成的主要介质，TNF-α 和血小板生长因子也参与纤维化过程。纤维化的有害影响包括：①瘢痕收缩挤压实质细胞和血管；②基膜成分沉积于毛细血管内皮细胞和实质细胞之间并形成扩散屏

障，导致组织细胞营养不良；③细胞外间质增加、组织弹性和易曲性降低，影响心、肺等脏器的机械功能；④改变细胞外环境，通过跨膜蛋白和偶联的细胞内信号转导网络，影响细胞极性、运动性和基因表达。

4. 致癌作用

化学致癌过程涉及多种修复机制的功能不足，包括：① DNA 修复失效。化学性和物理性因素主要引起 DNA 损伤，其损伤后修复不全可通过 DNA 复制而使损伤固定形成突变，并通过原癌基因活化与抑癌基因失活，最终形成肿瘤。②细胞凋亡失效。机体通过细胞凋亡清除 DNA 受损细胞并抵抗癌前细胞克隆扩展，但凋亡失效也可促进突变和癌前细胞克隆扩展。动物试验已经证实，苯巴比妥通过抑制细胞凋亡而促进癌前细胞克隆表达。③终止细胞增殖失效。有丝分裂活性的增高，通过增加突变概率、引起原癌基因过表达、启动细胞克隆扩展形成结节和肿瘤以及破坏细胞 – 细胞间通讯和细胞间黏附等机制，进而促进致癌过程。④非遗传毒性致癌物。包括有丝分裂促进剂和细胞凋亡抑制剂。非遗传毒性致癌物通过促进终毒物或自发 DNA 损伤所启动的致癌过程而引发癌症。一方面通过促有丝分裂作用等增加自发突变的频率，另一方面也可通过抑制细胞凋亡而增加含有 DNA 损伤和突变的细胞数，从而引起有丝分裂活性的增强及凋亡活性减弱，结果使转化的细胞群体扩展，促进癌症发展。

本章总结

本章详细介绍了食品中外源化学物进入机体后引发毒性的基本过程，为更深入地理解其他章节中的特定毒性提供了基础。毒性机制的基本概念对于识别与毒性结果相关的关键事件至关重要，了解毒性机制为识别毒性生物标志物提供了方向。

课后练习

1. 食品中外源化学物对机体的毒性作用主要取决于什么因素？
2. 终毒物的概念是什么？终毒物是如何形成的？
3. 什么是共价结合？共价结合主要引起大分子的哪些损害？
4. 哪些可能的因素导致某个特定的器官成为终毒物的靶器官？
5. 自由基的概念是什么？自由基的来源和种类有哪些？
6. 食品中外源化学物的分子毒性作用机制有哪些？

第五章

食品中外源化学物毒作用的影响因素

兴趣引导

古话说"病从口入"。我们吃的食物，除了含有机体需要的营养物质外，还含有机体不需要的物质，更可能有些迁移入食物的环境污染物（如工业"三废"）、食品加工过程中人为添加化学物（如乳化剂、防腐剂等添加剂），食品中还可能含有天然有毒有害物质（如抗营养素、动植物毒素）。食品中这些外源化学物在什么条件下会损害我们的机体？或者说，我们需要控制好哪些条件，才能让食品中这些物质不对摄食者产生毒作用？对这些问题的了解，将为防控食源性疾病的发生，充分发挥食品对机体的有益作用，使其有害风险降到最低，提供基础性支持。

问题导向

影响食品中外源化学物毒作用的主要因素有哪些？

为什么同类外源化学物的毒作用不同？

为什么相同环境下，同一化学物对不同机体的毒作用不同？

为什么不同环境下，同一化学物对同一机体的毒作用不同？

学习目标

- 理解影响因素研究对食品毒理学的理论和实践意义。
- 掌握影响外源化学物毒作用的主要因素。
- 了解化学物结构与毒性的关系，了解定量构效关系（QSAR）。
- 了解影响毒作用剂量的因素。
- 掌握联合作用的概念和类型。

外源化学物或其代谢产物通过对靶器官、靶细胞或细胞器作用，引起机体微环境改变、组织器官功能或结构损伤甚至死亡。同一化学物对不同物种、品系和个体，在不同环境和条件下产生的毒作用存在差异。除外源化学物自身因素外，外源化学物对机体毒作用的表现可因内因（遗传背景、种属和品系、年龄、性别、健康状况等）和外因（暴露剂量、途径、频率和时间、环境条件等）不同而表现出明显差异。外源化学物毒作用的影响因素主要有化学物因素、机体因素、暴露因素、环境因素和化学物的联合作用等。

第一节　化学物因素

外源化学物的生物学作用取决于其固有特征。其化学结构可直接影响毒作用性质和强度；理化特性影响生物转运与转化，影响毒作用靶部位和毒性表现；纯度、含有杂质等因素也影响毒作用。外源化学物呈现毒性的前提是被吸收，化学物在胃肠道中吸收取决于其分子量、在水或脂质介质中的溶解度以及荷电性或极性。不能被吸收的物质与营养素发生物理/化学结合而影响营养素的吸收。化学反应性是决定一个化学物毒性最重要的性质，高反应性化学物能与机体中的酶、核酸、激素或靶分子结合，干扰并影响靶器官、靶细胞或靶分子发挥功能。经代谢转化后，外源化学物的毒性可能减弱或增强。此外，大多数在化学结构上与机体重要代谢物或营养素相似的物质，一般都具有毒性。

一、化学结构

外源化学物的化学结构是决定化学物毒性的物质基础，其微小的结构改变可导致生物学效应的明显改变。化学结构不同的外源化学物对机体毒作用的靶器官、毒性效应及毒性强度不同，可影响外源化学物在机体内的代谢动力学和效应动力学过程，化学物的这种结构与效应关系称为构效关系（structure-activity relationship，SAR）。以构效关系为基础，通过比较来预测外源化学物的生物活性，开发高效低毒的新化学物，推测外源化学物的毒作用机制，预测外源化学物的毒作用和安全接触限值量，研究并找出其规律，研究分子的结构与其活性的定量关系称为定量构效关系（quantitative structure-activity relationship，QSAR）分析。化学结构与毒性的关系相当复杂，化学物的取代基团、同分异构体和立体构型、同系物中碳原子数和结构以及饱和度等均与其毒性密切相关。

1. 取代基团

化学结构上引入不同的取代基团，或引入取代基团的种类或位置不同，毒性也会有所差异。例如，芳香烃化学物具有麻醉作用和抑制造血作用，苯环上引入甲基形成甲苯或二甲苯，则对造血的抑制作用明显降低，但麻醉作用增强；若引入氨基形成苯胺，则具有形成高铁血红蛋白的作用；若引入硝基（硝基苯）或卤素（卤代苯），则具有肝毒性；若引入羟基生成苯酚，弱酸性的苯酚易与蛋白质的碱性基团结合而明显增强其毒性，但是，取代的羟基越多，毒性越小。如苯环上的氢被羧基取代后，往往毒性减弱。胺类化学物的毒性从弱到强依次为：伯胺（RNH_2）< 仲胺（$RNHR'$）< 叔胺（$RNR'R''$）。烷烃类的氢被卤素取代，其毒性增强。碘代烃毒性最大，溴代烃、氯代烃和氟代烃毒性依次降低；低级卤代烃（含有 C1～C4，是气体）比高级卤代烃（含有 C16 以上，是固体）毒性强；卤素取代越多毒性越大，如毒性 $CCl_4 > CHCl_3 > CH_2Cl_2 > CH_3Cl$，其原因是卤素取代后分子极性增加，易与酶系统结合而使其毒性增强。

取代位置也影响化学物毒性。带两个基团的苯环化合物毒性与位置密切相关，其毒性对位 > 邻位 > 间位、分子对称的 > 不对称的，如 1,2- 二氯甲醚 >1,1- 二氯甲醚。但若把三磷甲苯磷酸酯（TOCP）的邻位甲基转到对位，则失去其迟发型神经毒性。

2. 异构体

同种化学物不同异构体存在一定的性质差异，毒作用往往不同。例如，六六六（六氯环己烷）有 8 种同分异构体，常见有 α、β、γ、δ 等，毒性差别明显。γ、δ 型急性毒性较强，β 型慢性毒性较强，α、γ 型对中枢神经系统具有强兴奋作用，β、δ 型对中枢神经系统则具有抑制作用。

许多外源化学物具有手性特征，其可能含有一个或多个手性中心，因此会有两种镜像分子，产生立体异构体或对映体。对映体构型的右旋和左旋分别用 R 和 S 表示，对于氨基酸、糖类等少数物质采用 D 和 S 表示，其中一部分显示出旋光性的右旋或左旋相应地以（+）和（−）表示，部分也以 d 和 l 表示。化学物的这种立体异构影响其在生物体内的生物转化和生物转运，进而影响其毒性。例如，著名的"反应停事件"的"罪魁祸首"就是左手构型（S 构型）沙利度胺，它具有致畸性，而右手构型（R 构型）沙利度胺则具有抑制妊娠反应和镇静的作用（图 5-1）。在生理 pH 条件下，R 构型会转变为有害的 S 构型。

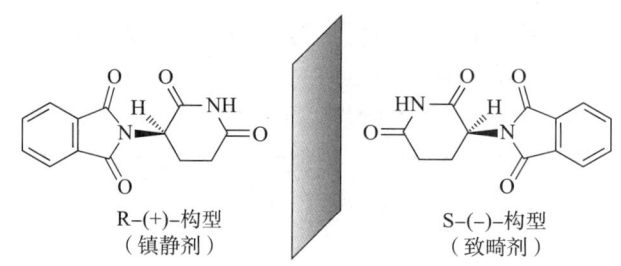

R-(+)-构型　　　　　　　　S-(−)-构型
（镇静剂）　　　　　　　　（致畸剂）

图 5-1　沙利度胺的分子结构

3. 同系物的碳原子数和结构

烷、醇、酮等碳氢化合物同系物的毒性随碳原子数增加而增大，但碳原子数超过一定限度后（7~9 个），毒性反而迅速下降。原因可能是其脂溶性随着碳原子数增加而升高，水溶性下降，不利于经水相转运，在机体内易滞留于最先遇到的脂肪组织中，不易到达靶器官。例如，直链饱和烃多具有麻醉作用，从丙烷起随着碳原子数的增多其麻醉作用增强，但超过 9 个碳原子后对人体的麻醉作用反而逐渐减少（如戊烷 < 己烷 < 庚烷）。对 w− 氟羧酸［$F(CH_2)_nCOOH$］系列的比较毒性研究显示，碳原子数为偶数的分子毒性大，为奇数的分子毒性小。

碳原子数相同的同系物，直链化合物毒性大于异构体，成环化合物毒性大于不成环化合物。如直链烷烃的麻醉作用大于其同分异构体：庚烷 > 异庚烷，正己烷 > 新己烷；环烷烃的麻醉作用大于开链烷烃：环戊烷 > 戊烷。通常碳原子数相同时，分子不饱和键增加可使毒性增强，如二碳烃类的麻醉作用：乙炔 > 乙烯 > 乙烷，氯乙烯 > 乙烯 > 乙烷，氯乙烯 > 氯乙烷；开链不饱和醛的刺激作用比饱和醛大，如对结膜的刺激作用，丙烯醛 > 丙醛，丁烯醛 > 丁醛。一般而言，醚类物质中的不饱和醚、卤醚和小分子醚的毒性比相应的饱和醚、脂肪醚和大分子醚大。

二、理化性质

外源化学物的理化性质可影响其在生物体内的吸收、分布、蓄积、代谢和排泄过程，以及抵达靶器官的浓度，进而影响其毒作用的性质和大小。其中较为关键的因素是外源化学物分子量和颗粒大小、脂水分配系数、溶解度、分散度、挥发性、解离度和荷电性。

1. 分子量和颗粒大小

较小分子量（<200 Da）的亲水性分子，如乙醇或尿素，能经膜孔（直径 0.4 nm）以滤过方式过膜。但是，阴阳离子及离子化合物（如钠离子），在水环境中可因形成大于正常膜孔的水合物而不能通过。有研究发现，外源化学物分子量大小与毒性呈正相关，例如，聚乙烯亚胺（polyethylenimine，PEI）是目前广泛应用的聚阳离子基因载体，同时用 4 种不同分子量的 PEI 作为

非病毒基因载体，其毒性与分子量呈正相关，高分子量 PEI 的毒性远高于低分子量 PEI。在抑菌多肽聚赖氨酸中，也发现了上述现象。脂肪族酮蒸气通常具有麻醉作用，对眼睛和呼吸道有刺激作用，刺激性随分子量的增加而增强。

随着社会经济的发展，纳米材料的应用范围越来越广泛，涉及食品、工业化学品、化妆品、药品、医疗用品等多个领域。300 nm 及以下的颗粒能够进入机体组织和细胞中并持续累积，可能造成长期慢性毒作用。纳米粒子由于颗粒结构微小，比表面积较大，表面化学活性较强，几乎可以穿透机体所有屏障，其对人体和生态环境的影响日益受到重视。

2. 脂水分配系数

脂水分配系数是化学物在脂相（常用正辛醇）和水相溶解的平衡浓度之比，即化学物在两相中的溶解分配率，符号是"P"，是反映化学物疏水性的参数，常用其对数（$\log P$）来表达。非解离态无极性的化学物脂水分配系数较大，说明化学物具有较高的脂溶性，这类外源化学物易以简单扩散的方式通过磷脂双分子层，易于在脂肪组织中蓄积（如 DDT），或透过血 – 脑屏障侵犯神经系统（如四乙基铅）。因此，脂溶性高的化学物易于被吸收而不易被排泄，在体内存留时间较长，毒性较大。

脂水分配系数小的化合物具有较高的水溶性。含有离子化基团的化合物在生理条件下通常水溶性高，不易通过膜吸收，易随尿液排出体外。小分子化学物可以滤过方式通过细胞膜，其水溶性直接影响其毒性大小和毒作用部位，溶解度越大，毒性越大。例如，砒霜（As_2O_3）在水中的溶解度（20℃时 37 g·L^{-1}）是雄黄（As_4S_4，几乎不溶于水）的 3 万倍，其毒性远远大于雄黄。铅化物在体液中的溶解度与其毒性成正比，顺序为：一氧化铅 > 金属铅 > 硫酸铅 > 碳酸铅。气态化学物的水溶性影响其在呼吸道的阻留和作用部位，易溶于水的刺激性气体（氟化氢、氨等），主要作用于上呼吸道，引起局部刺激和损伤；水溶性较低的二氧化氮（NO_2），主要深入肺泡引起肺水肿。

3. 挥发性和稳定性

挥发性液态化学物的毒性与其挥发性密切相关。常温下挥发性大的液态化学物易形成较大的蒸气压，易经呼吸道吸入。苯和苯乙烯的 LC_{50} 均为 45 mg·L^{-1} 左右，但苯的挥发性比苯乙烯大 11 倍，苯经呼吸道吸入的危害性远大于苯乙烯。而易经皮肤吸收的液态化合物则相反，挥发性大者危害性小于挥发性小且黏稠不易去除者。毒物的稳定性可影响毒性，如有机磷酸酯类杀虫剂在储存中形成的分解产物对牛的毒性作用更强。

在进行毒理学试验研究前，要收集外源化学物的挥发性和稳定性等资料，尤其是采用喂饲法染毒时，应注意挥发性外源化学物加入饲料后会因挥发而减少暴露剂量，不稳定的外源化学物可因生成分解产物而影响毒性。

4. 气态物质的血气分配系数

气态物质到达肺泡后，主要经简单扩散透过呼吸膜进入血液。当呼吸膜两侧的气体分压达到动态平衡时，气体在血液中的浓度和肺泡中的浓度之比称为血气分配系数，也可以理解为气体在血液中的溶解度。该系数越大的气体越易通过简单扩散跨呼吸膜吸收。如乙醇、乙醚和乙烯的血气分配系数分别为 1 300、15 和 0.4，乙醇远比其他两种物质易被吸收；甲醇为 1.7，苯为 7.5，苯乙烯为 15，丙酮为 239，丙酮更易被吸收。

5. 解离度和荷电性

弱有机酸或有机碱类外源化学物，在溶液中以非电离或电离状态存在。弱有机酸或有机碱通常在不带电荷或非电离状态时才能以被动扩散方式通过生物膜。在体内 pH 环境中，该类化学物解离度越低，非离子型比率越高，越易被人体吸收，因此毒性越大；反之，离子型的比率越高，越难被人体吸收，且易随尿液等排出，因此相对来说毒性越低。

解离常数 pK_a 不同的化学物，在 pH 不同的局部环境中解离度不同。因此，其脂水分配系数和离子化程度不同，影响化学物质的跨膜转运。如在酸性（如胃液）条件下，弱酸主要呈非离子化，而弱碱主要呈离子化，故有机酸更容易从酸性环境跨膜转运，而有机碱更容易从碱性（如肠液）环境跨膜转运。值得注意的是，化学结构和解离度相似的化学物可能有明显不同的脂水分配系数。如戊硫代巴比妥和戊巴比妥在结构和解离度上很相似，但因亲脂性不同而导致体内分布不同。酸解离常数越大，毒性越强，如乙二酸、乙酸和硬脂酸的毒性为乙二酸 > 乙酸 > 硬脂酸。

● 概念检查 5–1

什么是定量构效关系？

影响毒作用的化学物因素主要有哪些？

判断正误：不纯化学物中的微量杂质可能严重影响受试品的毒作用。

判断正误：外源化学物的脂水分配系数越高，毒性越大。

三、化学物纯度

在毒性研究中应尽可能采用纯品化学物。工业化学品中一般混有溶剂、剩余原料、原料杂质、合成副产品等，商品中还有赋形剂、添加剂和稳定剂等。这些不纯物可能影响受检化学物的毒性，进而影响对受检化学物毒性的正确评价。例如，生产除草剂 2,4,5–T 过程中会产生剧毒杂质二噁英（TCDD），TCDD 急性经口 LD_{50}（大鼠和小鼠，约 22 ~ 115 $\mu g \cdot kg^{-1}$）约为 2,4,5–T（大鼠经口 LD_{50} 为 500 $mg \cdot kg^{-1}$）的万分之一，胚胎毒性剂量（约 0.01 ~ 0.1 $\mu g \cdot kg^{-1}$）相当于 2,4,5–T 大鼠经口 LD_{50} 的 500 万分之一，虽然技术级纯度 2,4,5–T 中的 TCDD 含量仅有 20 ~ 30 ppm，但却是试验中发生出生缺陷的主要原因。换言之，2,4,5–T 毒性评价的结果是由杂质 TCDD 而非自身所致。因此，评价外源化学物的毒性时应尽可能弄清受检化学物的组成成分及其比例。

第二节　机　体　因　素

毒作用是食品中外源化学物与机体交互作用的结果，机体自身的诸多因素如试验动物的种属、品系、性别、年龄、营养状况、生理状态、肠道微生态及遗传因素等均可影响外源化学物在机体的吸收、分布、代谢及排泄，从而影响化学物的毒性效应及机体的敏感性。

一、种属和品系差异

1. 种属差异

（1）解剖、生理和生化的差异　基因组的差异使不同物种动物在解剖、生理和生化等方面均有显著不同，这也是产生选择性毒性的根本原因。同一外源化学物对各种动物 LD_{50} 的不同就是很好的证明。表 5–1 给出了常用试验动物的解剖生理学特征的一些主要差异。这些差异决定了不同种属动物对外源化学物处置（ADME）的不同，进而决定了对毒作用的反应差异。心率（脉率）多随体重的增加而下降。如犬的心率比大鼠慢，心输出量也比大鼠少，毒物在犬体内的转运速度比大鼠慢。不同动物的血浆蛋白质与毒物结合情况不同，也影响毒物转运和分布，如磺胺嘧啶在血浆中总浓度为 100 $\mu g \cdot mL^{-1}$ 时，犬的血浆蛋白质结合率为 17%，小鼠为 7%，而人为 33%。毒物在不同物种体内排泄途径和速率也有差异。尿量反映随尿液清除情况。如静脉注入相同剂量甲基乙二醛双胍基腙（20 $mg \cdot kg^{-1}$），以母体形式经肾随尿液排出的速率，24 h 小鼠排出 51%，犬排出 26%，而人静脉注射 4 $mg \cdot kg^{-1}$ 在 24 h 排出 25%，7 d 才排出 49%。化学致畸作用的种属差异也与胎盘转运有关。如 0.5 ~ 1.0 $mg \cdot kg^{-1}$ 的沙利度胺对人有致畸作用，而对大、小鼠则极少产生致畸效应。

（2）生物转化的差异　代谢酶的不同导致了解毒和活化机制不同，是影响毒作用的最关键因素。解毒能力不同必然会引起毒作用差异。如具有中枢神经抑制作用的巴比妥类衍生物环己巴比妥诱导不同种动物睡眠时长不同，是由解毒酶活性不同所致（表 5–2）。由代谢和清除速率决定的生物半衰期（$t_{1/2}$）是解释种属差异的关键变量。苯胺在猫和犬体内主要转化为毒性较强的邻位氨基苯酚，而在大鼠和仓鼠体内则主要转化为毒性较低的对位氨基苯酚，因此猫和犬对苯胺的毒作用比对大鼠和仓鼠更敏感。乙二醇可代谢为 CO_2 或草酸，其对不同种动物的毒作用强度与代谢生成草酸的产量一致，强度依次为：猫 > 大鼠 > 兔。

表 5-1　常用实验动物解剖和生理特征（改自 Derelanko，2017）

参数	小鼠	大鼠	犬	兔	豚鼠
寿命	1～2 年	2～3 年	12～14 年	5～7 年	4～6 年
出生体重	1.0～1.5 g	5～6 g	300～500 g	90～110 g	90～120 g
离乳体重/年龄	8～12 g/21 d	35～45 g/21 d	6～8 周	1.0～1.5 kg/ 6～7 周	150～200 g/ 7～14 d
成年体重	20～35 g	♂ 350～400 g ♀ 180～200 g	6～25 kg	♂ 4.0～5.5 kg ♀ 4.5～5.5 kg	♂ 1 000～1 200 g ♀ 850～900 g
成年饲料消耗	3～6 g/d	10～20 g/d	250～1 200 g/d	75～100 g/d	20～30 g/d
成年水消耗	3～7 mL/d	20～30 mL/d	100～400 mL/d	80～100 mL/kg	12～15 mL/100 g
性成熟年龄/ 体重	♂ 6～8 周/20～35 g ♀ 6～8 周/20～30 g	♂ 10～12 周/300～350 g ♀ 8～10 周/200～300 g	♂ 9～12 月 ♀ 10～12 月	5～8 月	♂ 11～12 周/600～700 g ♀ 8～10 周/350～450 g
繁殖季节	全年	全年	春、秋	全年，可诱导	全年
动情周期	4～5 d	4～5 d	120～240 d	8～15 d	16～18 d
孕期	19～21 d	20～22 d	56～58 d	30～32 d	65～70 d
平均产仔数	10～12 只	10～12 只	4～8 只	4～12 只	2～5 只
胎盘	血绒毛膜	血绒毛膜	内皮绒毛膜	血内皮膜（初期6层，末期1层）	血绒毛膜
肝解剖	4 叶	6 叶（无胆囊）	7 叶	5 叶	8 叶
直肠温度	37.5℃	37.5℃	38.5℃	39.5℃	39.5℃
心率	300～600 次/min	250～500 次/min	80～140 次/min	250～300 次/min	230～300 次/min
心输出量		0.26 L/（kg·min）	0.12 L/（kg·min）	0.11 L/（kg·min）	
呼吸频率	90～180 次/min	80～150 次/min	10～30 次/min	35～55 次/min	60～110 次/min
成年血容量	体重的 6%～7%	体重的 6%～7%	体重的 8%～9%	体重的 6%	体重的 6%～7%
尿液量	1～3 mL/d	10～15 mL/d	25～45 mL/（kg·d）	50～130 mL/（kg·d）	50～130 mL/（kg·d）
染色体数目	$2n=40$	$2n=42$	$2n=78$	$2n=44$	$2n=64$
特殊生理	无呕吐反应	无呕吐反应	听觉、嗅觉敏感		

表 5-2　环己巴比妥作用持续期与代谢酶的物种差异（改自 Lee 和 Kacew，2017）

物种	睡眠时长 /min	血浆半衰期 /min	相对酶活性 /（μg·g⁻¹肝·h⁻¹）	清醒时血浆浓度 /（μg·mL⁻¹）
小鼠	12	19	598	89
兔	49	60	196	57
大鼠	90	140	135	64
犬	315	260	36	19

　　解毒机制差异是不同物种致癌反应差异的重要原因。成年小鼠对黄曲霉毒素 B_1（AFB_1）诱发肝癌有高耐受性，高达 10 000 ppb 的喂饲剂量也未能诱发肝癌。而对大鼠，低至 15 ppb 的喂饲剂量即可明显增加肝癌发生率。原因是小鼠持续表达一种特殊形式的谷胱甘肽 -S- 转移

酶（mGSTA3-3），mGSTA3-3 对致癌活性产物 AFB_1-9,10-环氧化物有极强的分解催化能力。大鼠通常表达的是该酶中对 AFB_1 环氧化物解毒能力很低的另一种形式，而不表达 mGSTA3-3。人类对 AFB_1 的毒性和致癌性易感，也与 mGSTA3-3 表达水平低有关。实际上，大鼠也具备一种基因，可能表达另一种对 AFB_1 环氧化物解毒有高催化活性的谷胱甘肽-S-转移酶（γGSTA5-5），γGSTA5-5 可由膳食抗氧化成分（如乙氧基喹啉、二烯丙基二硫醚、丁基羟基茴香醚等）或药物（如奥替普拉、异硫氰酸苄酯、3-吲哚甲醇等）诱导。这也说明，膳食因素可以显著改变一个物种对化学致癌的敏感性。

代谢活化差异也是造成毒作用易感性差异的重要原因。2-萘胺对人和犬是强膀胱致癌物，但对大鼠、兔或豚鼠却没有毒作用。这是因为在这些物种中，只有人和犬会排泄致癌产物 N-羟基-2-萘胺。2-乙酰氨基芴（2-AAF）对除豚鼠外的许多动物致癌，但 2-AAF 的 N 羟化产物对包括豚鼠在内的所有动物均致癌，2-AAF 在豚鼠体内不能发生 N 羟化反应，因而 2-AAF 对豚鼠不致癌。

生物转化由大量酶催化，定性差异意味着发生不同的酶反应，定量差异则意味着沿同一代谢路径的生物转化速率不同。总体上，人能够进行在其他哺乳动物中发现的所有生物转化，且在代谢路径方面也未见特别差异，这是毒理学将动物试验结果外推到人的基础。

2. 品系差异

同种属不同品系动物的遗传特征、免疫应答、生化酶系等也存在差异，对外源化学物毒作用的响应也因此会有所不同。如 SD（Sprague-Dawley）、F344（Fischer344）和 LE（Long-Evans）三个品系大鼠肝 CYP450 活性分别为 1.5 ± 0.16、1.05 ± 0.07 和 1.46 ± 0.17 酶活性单位。三邻甲苯基磷酸酯（TOCP）对三个品系大鼠脑神经毒性酯酶（neurotoxic esterase，NTE）抑制 50% 所需剂量，F344 系为 $209 \ mg \cdot kg^{-1}$，SD 系为 $458 \ mg \cdot kg^{-1}$，LE 系为 $288 \ mg \cdot kg^{-1}$。2-AAF 易诱发 Wistar 与 F344 大鼠肝肿瘤，但 LE 大鼠则不易诱发。再如 7,12-二甲基苯蒽易诱发 SD 系及 Wistar 大鼠乳腺癌，而对 LE 系则不易诱发。与其他系大鼠相比，SD 系雌性大鼠的自发和化学诱发乳腺肿瘤更明显，这是因为 SD 系雌鼠具有更高的雌激素水平，目前还不清楚雌激素在品系相关的毒作用易感性中的确切作用。

毒理学信守"严格合理设计的动物实验结果可用于人类"，但绝不可忽视可能存在的不同种属、不同品系对毒物反应的性质及程度差异。毒理学家在使用整体动物（模型）数据外推预测人类（原型）风险时，多使用不确定系数来解释差异性。常用 10 倍的不确定系数，或存在物种差异时，基于相对体表面积作为预测代谢率的系数。这样有助于降低预测水平，形成最保守的预测。仔细选择模型（试验动物）可最大限度地减少变异性。

二、个体差异

同一物种同一品系不同个体间微小的遗传学差异，也可能使不同个体对外源化学物的反应出现明显差异。遗传多态性除与急性特应性反应（如拟胆碱酯酶缺陷个体，在给与琥珀酰胆碱后出现较长时间肌肉松弛以致呼吸暂停的反应）有关外，还可引起虽然重要但不甚剧烈的效应。具有重要生理功能的基因（如 TP53、Rb）的遗传多态性，也可以是产生个体差异的原因。识别疾病或不良结局与常见遗传变异（多态性）之间关联的新方法的发展，已经从关注单个候选基因转变为"全基因组关联研究"（genome-wide association studies，GWAS）和下一代 DNA 测序（next generation sequencing，NGS）。GWAS 基于对受特定疾病或不良反应表型影响的人和未受影响的人的基因组中数十万个特定遗传变异（称为"标签 SNP"的标记）的扫描，进行可靠的统计分析，以确定特定遗传标记与表型（如疾病状态或药物不良反应）之间的关联。下一代测序允许对数百万个 DNA 片段进行平行测序，通常揭示独特和罕见变异。这些工具需要关键的生物信息学和统计基础设施进行解释，并导致了许多"基因-环境相互作用"的发现，包括药物不良反应与特定遗传多态性之间的关联。全基因组研究的"候选基因"方法导致了毒理基因组学领域的发展，使机制毒理学家可以识别和保护遗传易感个体免受有害环境暴露影响，并根据个体基因组成定制药物疗法，以提高疗效并最大限度地减少毒性。

除了遗传学变异外，表观遗传变异也是影响个体易感性的重要因素。在 GWAS 基础上，发展了表观基因组关联分析（Epigenome-wide association study，EWAS），探索特定表观遗传标记与表型的关联。尽管有关表观遗传变异的种属和个体差异的研究还不多，但是作为在相同 DNA 序列条件下，能够持续改变基因活性状态的表观遗传学机制，是联结遗传与环境和疾病的中心枢纽。环境因素可以通过表观遗传机制影响基因表达模式，进而影响机体对环境因子健康损害效应的易感性。

易受环境因素损害的易感人群称为高危人群。本部分内容主要介绍与个体高易感性密切相关的代谢酶和修复酶的遗传多态性、修复能力差异以及受体的差异。

1. 代谢酶的遗传多态性

已发现参与外源化学物代谢的很多酶具有遗传多态性，如 CYP450 酶类（CYPs）、环氧化物水解酶（EH）、谷胱甘肽转移酶（GST）、N- 乙酰基转移酶（NAT）、葡萄糖 -6- 磷酸脱氢酶（G-6-PD）和尿苷二磷酸葡萄糖醛酸转移酶（UGT）等。

（1）CYPs 的遗传多态性　CYP 是最重要的 I 相代谢酶，其多态性影响到外源化学物的代谢解毒和（或）代谢活化。

（2）GST 的遗传多态性　GST 的 M1、M3、P1、T1、T2、O1、O2 和 Z1 亚型存在基因多态性，其中 M1、T1、P1 等基因多态性被认为与多种疾病的易感性有关。如 GSTM1 基因型缺失的个体，不能表达 GSTM1，解毒外源化学物的能力降低或消失。GSTT1 与 GSTM1 为同工酶，也存在 GSTT1 缺失基因型。GSTM1 和 GSTT1 缺失个体患肺癌、胃癌、结肠癌、膀胱癌等风险增加。GSTP1 基因有两个多态位点，其中 GSTP1 Ala 114 Val 多态对酶活性无明显影响，GSTP1 Ile 105 Val 多态与肺癌、大肠癌、膀胱癌等风险有关。GSTM1 基因缺失还增加了 CYP1A1 基因（Msp I 、Exon7）多态性发生肺癌的风险。

（3）G-6-PD 的遗传多态性　氧化型谷胱甘肽被谷胱甘肽还原酶转化为还原型谷胱甘肽的反应依赖于 G-6-PD。G-6-PD 缺乏或活力低下可导致红细胞中的还原型谷胱甘肽浓度降低，氧化性物质损伤血红蛋白而发生溶血性贫血。不同地区的人群有不同比例的人存在 G-6-PD 缺乏或活力低下的现象。该类人群接触苯肼、皂角甙、萘，或服用伯氨喹类药物后，易发生溶血性贫血。

（4）EH 的遗传多态性　微粒体环氧化物水解酶（mEH）参与催化多种环氧化物的水解反应，将高活性环氧化物转化为较低活性的水溶性物质，利于排出。已发现 mEH 基因（EPHX1）中两个常见 SNP 位点，分别为第三外显子 337T > C（rs1051740）和第四外显子 416A > G（rs2234922）。meta 分析显示，337T > C 多态位点的等位基因 C 是肝细胞肝癌易感性的一个高危因素，突变纯合子 CC 基因型携带者患肝细胞肝癌的风险，比纯合子 TT 或 CT/TT 携带者分别高 1.73 倍和 1.88 倍，吸烟与 337T > C 的易感基因型有协同作用。而 416A > G 多态位点等位基因 G 为保护基因型，可能降低肝细胞肝癌易感性。

2. 修复能力的个体差异

正常情况下，机体存在完整的修复机制，可修复外源化学物所致损害，修复过程涉及多种酶。修复酶的多态性带来了修复能力的差异。

着色性干皮病（xeroderma pigmentosum，XP）是修复功能缺陷的典型例子。XP 是一种常染色体隐性遗传病，患者有 DNA 损伤修复缺陷，对紫外线和致突变物引起的 DNA 损伤敏感，可出现严重皮肤烧伤、神经系统损伤，甚至皮肤癌。XP 纯合子十分少见，但杂合子较常见，发病率大约为 1/300。有报道 XP 纯合子对致癌物作用的敏感性比常人高 100 倍，杂合子比常人高 5 倍。

O^6- 甲基鸟嘌呤 -DNA- 甲基转移酶（MGMT）是一种高效 DNA 修复酶，能够将 O^6- 烷基鸟嘌呤上的烷化基团转移到自身半胱氨酸残基上，复原鸟嘌呤，直接改正 DNA 错误。MGMT 基因多态与食管癌和肺癌易感性有关。MGMT 还有明显的组织差异，其活性在肝中为 0.34 ~ 1.09 pmol·mg^{-1} 蛋白质，脑中为 0.07 ~ 0.1 pmol·mg^{-1} 蛋白质。一些对烷化剂敏感的瘤株，MGMT 活性降低或无活性。

3. 受体的个体差异

受体是重要的毒作用靶，不同个体、不同生理状态，细胞的受体分布存在差异。受体也会发生变异，影响机体对外源化学物的反应。

早在 20 世纪 60 年代初，就有人观察到一些使用麻醉剂（如卤烷类及琥珀胆碱）的病人用药后出现高热、代谢急剧升高、肌肉僵硬、死亡率增高的现象，直到 20 世纪 90 年代初才发现是由骨骼肌钙释放通道受体缺陷所致，正常受体的精氨酸被半胱氨酸残基取代。

芳香烃受体（aryl hydrocarbon receptor，AhR）是受体/转录因子，属碱性螺旋–环–螺旋–PAS（the basic helix–loop–helix Per ARNT Sim，bHLH–PAS）家族，通过感受内外环境以维持内稳态并建立和维护生物节律。AhR 是毒理学研究最深入的受体之一，是重要的外源化学物感受器，对许多广泛存在的外源化学物［如多环芳烃（PAHs）、卤代芳烃（HAHs）、二噁英（TCDD）和多氯联苯（PCBs）等］和一些内源化学物｛如色氨酸代谢物 6- 甲酰基吲哚并［3,2-b］咔唑（FICZ）、2–（1′H– 吲哚 –3′– 羰基）噻唑 –4– 羧酸甲酯（ITE）、犬尿烯酸和尿黄酸，花生四烯酸代谢物脂氧素 A4 和前列腺素，血红素代谢物胆红素、胆绿素和血晶素等｝具有响应能力。AhR 是一种配体激活的细胞质受体，与配体结合后与热休克蛋白 90（Hsp90）和其他分子伴侣以及其他阻止其入核的蛋白质解离，并在络氨酸激酶作用下磷酸化，然后转入细胞核，与核内的另一种转录因子芳香烃受体核转位因子（AhR nuclear translocator，ARNT，也被称为缺氧诱导因子 –1β，HIF–1β）。结合形成转录活性二聚体，并结合到受 AhR 系统调控基因启动子区的外源化学物响应元件（xenobiotic responsive element，XRE，也称为二噁英反应元件，DRE），调控 I 相酶 CYP1 家族（如 CYP1A1、CYP1A2、CYP1B1 等）和 II 相酶（如 GST、UGT 等）表达。AhR 和 ARNT 进化保守，在无脊椎动物和脊椎动物中均有表达，这也提示其具有重要生理功能。AhR 参与调节许多重要的生物学过程（如细胞周期、细胞迁移、细胞黏附和细胞凋亡等），调节许多外源化学物代谢，介导多种毒作用（如致畸、致癌、免疫毒性、心脏毒性和神经毒性）。但是，不同种族、不同组织或器官、不同细胞以及相同组织细胞的不同发育阶段，AhR 表达差异均较大。成人肺、胎盘、脾和胎儿肺、脾中 AhR mRNA 较高，成人卵巢、肺、脾、睾丸、胰和胎儿肺、肾中 ARNT mRNA 较高。AhR 的 ^{3}H–TCDD 亲和力在人群中有差异。

三、肠道微生态

细菌与人类共同进化导致了肠道微生态与宿主存在着密不可分的互惠共生关系。宿主为菌群提供生活场所和营养，菌群对宿主的生命活动发挥着多方面的生理功能，影响宿主生长发育、消化吸收和免疫调节等。

1. 肠道微生态构成

人类肠道相当于一个大型微生物生态系统（微生态），肠道微生态由肠道菌群、肠上皮细胞和肠黏膜免疫系统组成，形成肠黏膜屏障。肠道微生物群（肠道菌群）是肠道微生态的关键，由数十万亿微生物细胞组成，包括细菌、古菌、噬菌体、真核病毒和真菌等，大部分为共生或互生微生物。肠道菌群的细胞数量约是宿主细胞的 10 倍，基因组总量达宿主的 100 倍之多。可解析环境微生物的群落结构、物种组成、系统进化、基因功能和代谢网络等的宏基因组测序与分析技术，已广泛应用于肠道微生态研究。

人体肠道菌群主要由五个优势细菌门和一个古菌门［广古菌门（Euryarchaeota）］组成。五个优势细菌门为：厚壁菌门（Firmicutes，60% ~ 80%），包括梭菌纲（Clostridia）、芽孢杆菌纲（Bacilli）和厚壁菌纲（Negativicutes）；拟杆菌门（Baceroidetes，20% ~ 40%），包括黄杆菌纲（Flavobacteria）、拟杆菌纲（Bacteroidia）、鞘氨醇杆菌纲（Sphingobacteriia）和噬纤维菌纲（Cytophagaceae）；疣微菌门（Verrucomicrobia）；放线菌门（Actinobacteria）；变形菌门（Proteobacteria）。按照与宿主的关系，肠道菌群可分为生理性细菌（如双歧杆菌、乳酸菌和类杆菌）、条件致病菌（如肠球菌、肠杆菌）和致病菌（如沙门菌、志贺菌、致病性大肠埃希菌）。按对氧气的需求，可分为专性厌氧菌、兼性厌氧菌和需氧菌。肠道不同部位的pH、氧浓度和氧化还原电位，黏液组成和胆汁含量不同，同时肠道结构、蠕动和转运时间等物理因素存在差异，导致了不同部位肠道菌群的差异。上段小肠中绝大多数为需氧菌和革兰氏阴性菌；回盲部细菌密集，优势菌为厌氧菌，如类杆菌、双歧杆菌、真菌、乳酸菌、梭状芽孢杆菌；结肠中厌氧菌数量更多，优势菌为类杆菌、双歧杆菌和真菌，革兰氏阴性球菌、梭状芽孢杆菌、肠球菌、肠杆菌等也较为常见。

2. 肠道微生态平衡特征及影响因素

肠道微生态平衡具有动态性和生理性，一定时期内相对稳态，在宿主营养、免疫及外界环境因素影响下，会在生理范围内进行自我调节，建立新平衡，不断循环。微生态平衡具有系统性，构成微生态的不同层次的生态空间内均有其特定的生态平衡，且彼此间交互作用，共同维持系统平衡的稳态。肠道微生态平衡的具体表现形式在不同分娩方式、喂养方式的婴幼儿及不同年龄、不同地域、不同运动习惯的人群中具有一定的差异，呈现明显的群体个性化特征。肠道微生态平衡还受多种内源性和外源性因素影响，包括新生儿分娩方式、宿主的遗传学特征、宿主的免疫应答、饮食（包括膳食补充剂、母乳喂养和喂食配方奶粉）、外源化学物（包括抗生素）和其他药物、感染、昼夜节律及环境微生物暴露。如膳食中的多酚及紫甘薯花青素等对双歧杆菌、乳酸菌等有益菌都有较好的增殖作用，对类杆菌、梭状菌的生长有一定的抑制作用。

3. 肠道微生态与健康

肠道微生态被认为是调节宿主健康的关键因素之一。肠不仅是人体重要的消化器官，还是最大的免疫器官，人体免疫功能的70%在肠。肠道内的神经系统被称为"人体第二大脑"，肠道壁内有1亿个左右的神经细胞，数量与脊髓内所含神经元总数相当。肠道微生态具有广泛功能谱：在宿主免疫应答的成熟和继续训练中发挥关键作用；在阻止病原体过度生长方面提供保护；影响宿主细胞增殖和血管生成；调节肠道内分泌、神经信号和骨密度；提供能量生源的一个来源（宿主每日能量的5%~10%）；生物合成维生素、神经递质和靶点迄今仍不明确的多种其他化合物；代谢胆盐；对特定药物产生反应或修饰这些药物；清除外源性毒素。微生物的这些活性与健康之间的相关性在不同人群之间可能有差异。如此多样的功能，使得肠道菌群已成为包括癌症以及涉及炎症、代谢、心血管、自身免疫、神经和精神等方面多种慢性疾病的研究重点。

目前尚没有促进宿主健康的人类肠道菌群的"黄金标准"。高纤维、低动物脂肪和低动物蛋白饮食可望养成一个代谢健康的肠道菌群。厚壁菌门和拟杆菌门酵解不易被消化的膳食纤维产生丁酸、丙酸和乙酸等短链脂肪酸（short chain fatty acids, SCFAs），为结肠细胞提供额外的能量来源，并使管腔pH降低。SCFAs被认为有助于调节能量稳态、糖代谢、脂代谢、炎症甚至免疫和癌症等广泛作用。乙酸和丁酸可通过作用于肠内分泌L细胞表面表达的特异性G蛋白偶联受体（G protein-coupled receptors, GPCR）-41、-43来刺激肠道肽〔如胰高血糖素样肽1（glucagon-like peptide-1, GLP-1）和肽YY（peptide YY, PYY）〕分泌，从而增加能量消耗，减少食物摄入，改善葡萄糖代谢和胰岛素分泌。GPCR-41〔也称为游离脂肪酸受体3（FFAR3）〕和GPCR-43（或FFAR2）在回肠末端和结肠中特别丰富，也在多种组织和细胞（如脂肪细胞、免疫细胞）中表达。GLP-1可诱导胰岛素生物合成，PYY引起饱腹感。乙酸可通过诱导生长素释放肽的分泌来增强脂肪储存。丁酸盐是结肠细胞线粒体β氧化和耗氧刺激剂，直接有助于维持肠腔内厌氧环境。丁酸盐还可激活过氧化物酶体增殖物激活受体γ（peroxisome proliferator-activated receptor γ, PPARγ），进而抑制诱导型一氧化氮合酶（inducible nitric oxide synthase, iNOS），降低NO生成，并最终降低硝酸盐生成，减少特定病原体的硝酸盐可用性。丁酸盐还可刺激免疫细胞（如调节性T细胞）以减少炎症。微生物衍生的琥珀酸驱动解偶联蛋白1（uncoupling protein 1，UCP1）表达，从而增加脂肪组织生热作用。

高动物脂肪和蛋白质饮食、久坐不动、吸烟、饮酒和相对不经常排便引起肠道微生态失调可能导致黏膜渗漏，肠道和全身炎症，以及SCFAs的产生减少，从而导致L细胞分泌的肠道激素减少。在发酵过程中，复杂蛋白质首先被各种细菌肽酶、蛋白酶和内肽酶裂解，释放出游离氨基酸和短肽，然后进行发酵。因蛋白质发酵的增加，会产生支链脂肪酸（branched-chain fatty acids，BCFAs，如2-甲基丁酸、异丁酸和异戊酸）、三甲胺、有机酸、气体（H_2S、H_2 和 CO_2）和微量的酚类、胺、吲哚和氨，从而导致管腔pH升高。总体而言，微生物环境和代谢物的此类变化会导致病原体相关分子模式（pathogen-associated molecular patterns，PAMPs）泄漏，包括血液脂多糖（lipopolysaccharides，LPS）水平升高，并引发全身性低度炎症和胰岛素抵抗。

4. 肠道微生态与毒作用

越来越多的研究表明外源化学物的毒作用与其改变宿主肠道微生态有关。持久性有机污染物（如多环芳烃、多氯联苯、全氟和多氟烷基化合物等）、重金属（如镉、铅、汞等）、内分泌干扰物、微塑料和抗生素等均会引起肠道菌群改变，且这些改变均与其毒作用有关。

肠道菌群也影响宿主对外源化学物毒作用的易感性。除了前述通过影响机体健康状态而影响易感性外，肠道细菌还通过直接参与生物转化而影响外源化学物的代谢解毒和活化。肠道细菌可将亚硝酸盐转化为致癌性的二烷基亚硝胺。例如，苦杏仁苷经肠道细菌水解生成苯乙醇腈，后者不稳定并释放氰。苦杏仁苷对小鼠经口急性毒性远超经腹腔注射（LD_{50} 分别为 300 mg·kg^{-1} 和 > 5 000 mg·kg^{-1}），主要原因是经腹腔注射途径基本不发生糖苷水解。苏木素经口染毒对大鼠致癌，经注射不致癌，经口染毒无菌大鼠也不致癌，其原因是肠道菌群的 β-糖苷酶可水解苏木素释放其致癌性苷元（甲基偶氮氧甲醇）。

四、机体其他因素的影响

性别、年龄、营养状况、生理状态等因素可影响机体对外源化学物的吸收、分布、代谢及排泄过程，影响外源化学物的毒作用及机体易感性。

1. 性别

通常情况下，同种同系的雌雄两性动物对外源化学物的反应总体相似，但是敏感性存在较明显的量的差异。性别差异表现在从试验动物性发育成熟开始，直至老年期，可见两性间不同的激素构成（性质和水平）起了关键作用。雄激素能促进CYP活力，经CYP酶系代谢解毒的外源化学物对雌性的毒作用大，而经该酶系代谢活化的外源化学物对雄性的毒作用大。例如，许多巴比妥类药物在雌性大鼠诱导的睡眠时间比雄鼠更长。环己巴比妥在雄性大鼠中的作用持续时间较短，是因为睾酮刺激使环己巴比妥羟化的肝微粒体酶活性较高，去势或雌激素预处理可消除这种差异。同样，雄性大鼠体内氨基比林的去甲基化和磺胺类药物的乙酰化的速度明显快于雌性大鼠，因此对此类药物较不敏感。雌性大鼠相比于雄性更容易受到谷硫磷和对硫磷等有机杀虫剂的影响，雌鼠去势或给予雄性激素可消除这种差异，但两性断乳大鼠的敏感性是相同的。这是因为对硫磷在雌性大鼠体内的代谢速度比雄性快，其代谢物对氧磷的浓度更高，而对氧磷的毒性比母体化合物更大。这种因雌性大鼠的生物活化作用较强而造成毒性反应比雄性更大的情况，也适用于需经环氧化的艾氏剂和七氯。雌性大鼠对华法林（Warfarin，杀鼠灵）和士的宁也较敏感。雄性大鼠对麦角和铅比雌性更敏感。在致癌试验中，雄性大鼠往往表现得更敏感，如偶氮丝氨酸诱导的胰腺肿瘤、二甲基肼诱导的结肠癌、二甲基亚硝胺诱导的肠道肿瘤和AAF诱导的肝硬化。

毒作用的性别差异还见于其他一些外源化学物。例如，氯仿对人类和小鼠有肝毒性和肾毒性。然而，氯仿仅对雄性小鼠产生肾毒性，用睾酮预处理雌鼠，氯仿也会导致其肾损害。显然，肾中存在的雄激素受体，使雄性更敏感。十氢萘诱导雄性而非雌性大鼠透明液滴性肾病和肿瘤形成，

与 α_2- 球蛋白积累形成透明液滴有关。用睾酮预处理，十氢萘对雌鼠也会产生肾毒性和蛋白质积累。这些例子表明，肾功能的性别差异也可引起毒作用的性别差异。

非性激素的失衡也会改变动物对毒物的易感性。甲状腺功能亢进、高胰岛素血症、肾上腺切除术和刺激垂体 – 肾上腺轴都能改变某些外源化学物的作用。甲状腺激素的功能之一是维持正常的心脏活动，甲状腺功能亢进（甲亢）者，会出现心动过速和高血压。咖啡因作为一种心脏兴奋剂，正常摄入不会影响心脏功能，但摄入大剂量咖啡因会导致心律失常。饮用过量咖啡的甲亢患者比正常人更容易出现心脏功能障碍。高胰岛素血症表现为碳水化合物储备耗尽和中枢神经系统能量供应缺乏导致的低血糖昏迷。已知有毒剂量的杀虫剂 DDT 会产生中枢神经系统兴奋性、震颤和抽搐，并与碳水化合物储存耗竭有关。因此，可以看出，在高胰岛素血症的情况下，接触 DDT 或以类似方式起作用的重金属镉会导致中枢神经系统对毒性更敏感。

2. 年龄

一般而言，新生儿和幼儿对许多有毒化学物的毒性反应更敏感。对大多数外源化学物而言，幼年动物的敏感性为成年动物的 $1.5 \sim 10$ 倍。现有资料表明，其主要原因在于各种解毒酶系统不足，可能是 I 相和 II 相反应均较弱。例如，一次给予 $10 \ mg \cdot kg^{-1}$ 的环己巴比妥，1 日龄小鼠睡眠时间超过 360 min，21 日龄小鼠则为 27 min。环氧巴妥在这些动物体内 3 h 氧化代谢的比例分别为 0 和 $21\% \sim 33\%$。氯霉素主要以葡萄糖醛酸结合形式排出体外，一次给予 1 或 2 日龄新生儿 $50 \ mg \cdot kg^{-1}$，在 48 h 内血药浓度为 $15 \ \mu g \cdot mL^{-1}$ 或更高，而在 $1 \sim 11$ 岁儿童该水平血药浓度只能维持 12 h。并非所有外源化学物对年幼动物毒作用都大。例如，DDT 对新生大鼠的 LD_{50} 超过 $4\ 000 \ mg \cdot kg^{-1}$，对 10 日龄大鼠降到 $730 \ mg \cdot kg^{-1}$，4 月龄为 $190 \ mg \cdot kg^{-1}$，成年为 $220 \ mg \cdot kg^{-1}$。

除解毒酶系统（生物转化）外，生物转运也是年龄易感性差异的重要因素。幼年动物经胃肠道吸收外源化学物比成年更多。如幼儿对铅和镉的吸收分别是成人的 $4 \sim 5$ 倍和 20 倍。吸收速率和程度取决于外源化学物的解离程度，因而受 pH 影响。在生命的前 24 h 内，胃酸迅速增加，随后在接下来的 $4 \sim 6$ 周内碱度升高。因此外源化学物在婴儿胃肠道中的解离状态与成人不同。影响经胃肠道吸收的其他因素包括：新生儿肠蠕动不规则、更大的胃肠道面积/体重比和更高的肠道 $\beta-$ 糖苷酶活性。$\beta-$ 糖苷酶转化外源化学物的葡萄糖苷酶结合物为游离态，因而生物利用度会相对较高。新生儿血浆总蛋白和白蛋白含量偏低，身体总含水量高，生理屏障（如血 – 脑屏障）发育不完善，这些因素均可影响外源化学物在体内的分布。新生儿肾小球滤过和肾小管分泌较低，会减弱外源化学物自体内清除。

此外，婴儿对空气污染物比成人更易感。肺上皮直到 4 岁才完全发育。按每千克体重计，儿童肺表面积比成人大，通气量也更大，因此在相同环境下，儿童吸入的空气污染物比成人更多。需注意到，此期间免疫系统尚不成熟，据推测，人类哮喘发病率升高可归因于免疫功能未成熟阶段吸入了更多的空气污染物。

进入老年期，机体对外源化学物毒作用的敏感性也增加。这与解毒能力、肾功能及机体的其他机能随增龄而逐渐下降有关。体脂含量增加及机体总水含量降低也是影响外源化学物在老年体内分布的重要因素。

3. 营养和健康状态

机体营养状况可影响许多酶的生物合成和活性以及正常的细胞结构和生理或生化功能，影响许多外源化学物的生物利用度。如机体缺铁会增强镉经胃肠道吸收，血清铁蛋白水平低的人对镉的吸收是正常人的 2 倍。喂饲含 5% 蛋白质饲料与含 20% 蛋白质饲料的动物相比，前者微粒体蛋白质水平较低，酶活性显著降低。低蛋白质饮食会降低血浆白蛋白水平，增加血液中非结合态外源化学物比例，进而增加进入靶器官的生物有效剂量。低蛋白质喂饲的大鼠对多种农药毒作用敏感性增加 $2 \sim 26$ 倍，但通常会减少致癌剂黄曲霉毒素或二甲基亚硝胺诱导的肿瘤发生。与限制饮食相比，高脂喂饲的大鼠和小鼠的肿瘤发生率增高。

与蛋白质缺乏相似，必需脂肪酸缺乏也会降低 CYP 系统活性。这些营养素不足，会显著增强经 CYP 代谢解毒的环己巴比妥和氨基比林对大鼠和小鼠的毒作用，降低需经 CYP 代谢活化的黄曲霉毒素、四氯化碳和七氯等的毒作用。高碳水化合物喂饲，维生素 A、C 和 E 缺乏均会降低 CYP 活性，而硫胺素（维生素 B_1）缺乏的效应则相反。维生素 A 缺乏还会增加对呼吸道致癌物的易感性。机体必需的矿物质如钙、铜、镁、锌等缺乏可减弱 CYP 催化的氧化和还原反应，降低其生物转化活性，恢复正常摄入后，CYP 活性可恢复到生理水平。有些食物含有大量 CYP 有效诱导剂如黄樟素、黄酮、黄嘌呤和吲哚等。同样，许多食品污染物，如 DDT 和多氯联苯，也是 CYP 的有效诱导剂。

健康状态会影响机体对化学物的反应。腹泻或便秘者会影响外源化学物在胃肠道吸收时间和部位，进而影响吸收效率。肝是生物转化的主要器官，肝疾病（如急慢性肝病、肝硬化和肝坏死）常会影响微粒体和非微粒体酶系统及 II 相反应，影响生物转化过程。肾疾病会引起其排泄和代谢功能紊乱，也会影响毒性表现。糖尿病等内分泌失调会损害免疫系统，影响机体对外源化学物应激响应能力。心血管疾病患者常有肝肾循环受损，损害肝肾代谢和排泄功能，进而增加外源化学物毒作用。呼吸道疾病（如哮喘）会增加机体对空气污染物（如 SO_2）的易感性，也会对外源化学物的吸收、分布、代谢等产生不同程度的影响。因此，毒理学研究必须使用健康动物，以保证实验结果的合理性和可靠性。

妊娠和哺乳等特殊生理状态下，机体会发生一系列的生理学变化，可能显著影响对外源化学物的处置及毒作用。需要注意的是，这些特殊生理期暴露外源化学物，不仅可能影响母体自身，还可能影响胚胎、胎儿和婴儿。

第三节　暴　露　因　素

"剂量决定毒性"，暴露途径、暴露持续时间、暴露频率等暴露特征决定了靶器官外源化学物的生物有效剂量。暴露剂量和暴露特征是毒作用的关键影响因素。

一、暴露剂量与内剂量

剂量是外源化学物能否对机体产生毒作用的决定性因素。任何化学物达到一定剂量都会产生毒作用。如砒霜既能治病，也能致病，其发挥何种作用主要取决于剂量。又如维生素 A 是机体必需的脂溶性维生素，缺乏会导致夜盲症、眼干燥症、角膜软化症、视觉缺失、鼻咽和泌尿生殖道感染及生长发育缓慢等，但每天补充超过 10 000 国际单位（3 mg）维生素 A 的妇女所生婴儿中，大约每 57 个婴儿中就有 1 个畸形。维生素 A 常用作大小鼠致畸试验的阳性对照物。

外源化学物对机体毒作用的性质和强度，直接取决于其在靶器官中的剂量（生物有效剂量）。一般而言，暴露剂量越大，内剂量也越大，生物有效剂量也就越大，所引起的毒作用就越强。

二、暴露途径

外源化学物暴露途径不同，则吸收、分布和首先分布的器官不同。静脉注射时，外源化学物直接进入血液，可引起最大的效应和最快的反应。经口摄入的外源化学物在胃肠道吸收后经门静脉系统到达肝，被代谢（称为首过效应）后再进入血液循环分布到靶器官，肝代谢（活化或解毒）会有增毒或减毒作用。一般来说，各种暴露途径的吸收速度和毒性大小顺序是：静脉注射 ≈ 吸入 > 腹腔注射 ≥ 肌内注射 > 皮下注射 > 皮内注射 > 经口 > 经皮肤。但是，小鼠腹腔注射农药久效磷与经口暴露毒性基本一致，前者 LD_{50} 为 5.37 mg · kg^{-1}，后者为 5.46 mg · kg^{-1}，这表明久效磷经口吸收速度较快，且吸收完全。此外，染毒途径还可能影响毒作用性质，如经口染毒硝酸铋，在肠道细胞的作用下，可引起高铁血红蛋白症，经静脉注射则无此毒性效应。

通过对化学物不同暴露途径的致死量进行比较，常可提供其吸收程度的有用资料。例如，经口或皮肤暴露的致死量与静脉注射的致死量相似时，可推测该化学物容易快速地被吸收；相反，若经皮肤暴露的致死量比经口致死量高几个数量级，则提示皮肤对该化学物的吸收是一个有效的屏障。

三、暴露持续时间

根据机体暴露外源化学物的时间长短，可将对实验动物的染毒分为四类：急性染毒、短期重复剂量染毒、亚慢性染毒和慢性染毒。大部分外源化学物，急性大剂量染毒与长期低剂量染毒的毒作用不同。例如，苯的急性毒性主要表现为中枢神经系统抑制，而长期慢性暴露可产生骨髓毒性（再生障碍性贫血和白血病）。

四、暴露频率

一定剂量的外源化学物，一次性全部给予动物可引起严重中毒，若分多次给予可能不引起或只引起轻微毒作用。主要取决于分次染毒间隔时间、该化学物的清除速率和已造成损伤的修复程度。任何重复染毒，毒效应的产生可能完全依赖于染毒频率和剂量而非染毒持续时间。如果化学物在体内蓄积（暴露间隔时间短于其生物半衰期），可引起严重毒性效应；机体对毒作用损伤修复时间不够（短于染毒间隔时间），则可能发生慢性毒效应。

五、溶剂和助溶剂

受试物染毒时往往需要用溶剂溶解或稀释，有时可能需用助溶剂。溶剂、助溶剂以及化学物的稀释度等均可影响毒作用。如有机氯类杀虫剂 DDT 的大鼠经口 LD_{50}，在油溶液中为 $150 \text{ mg} \cdot \text{kg}^{-1}$，在水混悬液中为 $500 \text{ mg} \cdot \text{kg}^{-1}$，提示油可促进 DDT 吸收。原则上，选用的溶剂或助溶剂应该无毒、与受试物无反应，制成的溶液能稳定存在。常用的溶剂包括水（蒸馏水）、植物油（玉米油、菜籽油）、生理盐水、二甲基亚砜等。常用的助溶剂有吐温 −80，但其会影响某些化学物的吸收速度，并且有一定毒性。溶剂或助溶剂选择不当，可影响毒物的吸收、排泄，进而对其毒性产生影响。

● 概念检查 5-3
影响生物有效剂量的主要暴露特征有哪些?这些暴露因素对损害结局的防控有何指导意义?

第四节　环　境　因　素

影响食品中外源化学物毒作用的环境因素包括生活及生产环境中的气象条件、噪声和辐射、昼夜和季节节律以及动物饲养条件等。

一、气象因素

1. 气温

环境温度的改变可引起机体的生理系统、生化系统和内环境稳定系统的不同程度的改变，如改变某些生理功能（通气、循环、体液、中间代谢等）并影响外源化学物的吸收、代谢与毒性（图 5-2）。正常生理状态下，高温可扩张皮肤毛细血管，加速血液循环和呼吸速率，进而加快外源化学物经皮肤或呼吸道的吸收速度；高温时多汗，

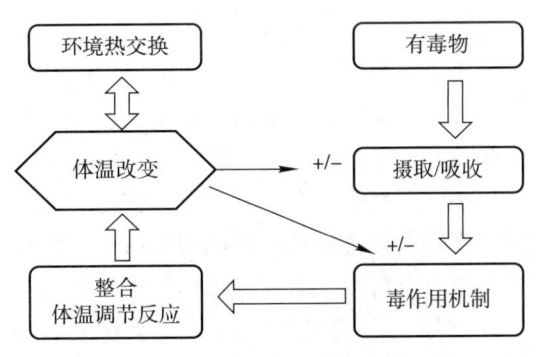

图 5-2　温度对外源化学物毒作用的影响

随汗液排出的氯化钠等物质增多，胃酸分泌减少，影响化学物经胃肠吸收；排汗增多、尿量减少，经肾随尿液排泄清除也减少。低温条件下，外源化学物的吸收和代谢速度减慢，对机体的毒作用减弱。一般情况下，当温度较高时，毒作用强度升高，而持续时间缩短，这显然与导致外源化学物毒作用和生物转化的温度依赖性生化反应有关。有研究比较了 58 种化合物在不同温度下对大鼠 LD_{50} 的影响，结果有 55 种在 36℃毒性最大，26℃毒性最小。其中引起代谢增加的五氯酚、2,4-二硝基酚在 8℃毒性最小，引起体温下降的氯丙嗪在 8℃毒性最大。但 DDT 和拟除虫菊酯类杀虫剂却相反，如二氯苯醚菊酯、戊酸氰醚酯和溴氰菊酯对粉纹夜蛾的毒性与温度呈负相关。

2. 空气相对湿度

空气相对湿度较高可造成机体冬季易散热，夏季不易散热，增加体温调节负荷。高湿度伴高温可减少汗液蒸发，使皮肤角质层的水合作用增强，增加外源化学物经皮肤吸收速度，并因易黏附于皮肤表面而延长暴露时间。高湿度环境下，某些化学物（如 HCl、HF、NO 和 H_2S）的刺激作用增强，某些化学物可发生化学反应（如部分 SO_2 与水反应生成 SO_3 和 H_2SO_4）导致其毒作用增强。超过吸收范围极限后，湿度对皮肤吸收没有明显影响，并且湿度与出汗动物物种的透皮水分流失之间成非线性关系。在非出汗物种（包括所有常见的实验室物种）中，湿度与经皮肤吸收之间的关系更加复杂。

3. 气压

关注气压对外源化学物毒作用的影响，源于人类在太空和深海潜水器的探索活动。在高海拔地区，洋地黄和士的宁的毒作用降低，而苯丙胺的毒作用增强。气压变化对毒作用的影响似乎主要归因于氧压的改变，而不是直接的压力效应。

二、噪声和辐射

噪声和辐射等物理因素可影响外源化学物对机体的毒作用。噪声不仅可影响人及其他动物的听觉功能，增强耳毒性化学物的毒作用，还可引起交感神经紧张，使心率、血压和呼吸频率异常升高，影响消化系统、内分泌系统及免疫系统机能。噪声环境中，动物出现不孕、咬食幼崽现象增多的情况。噪声可通过影响 2-萘胺代谢增强其对大鼠的毒作用。

紫外线与某些致敏化学物联合作用可引起严重的光感性皮炎。汽车尾气中的氮氧化物与碳氢化合物经紫外线照射发生反应形成的有毒烟雾，称为光化学烟雾。黄曲霉毒素（AF）广泛存在于粮油食品中，其中花生和玉米被污染最严重。根据其在紫外线下可发出紫蓝色荧光的特性，AF 可分为 AFB_1、AFB_2、AFG_1 和 AFG_2，其中 AFB_1 毒性最强。紫外线照射下，AFB_1 分子吸收一定波长的光能，部分光能可使 AFB_1 分子内发生结构变化，荧光性和毒作用消失。紫外线对油脂质量及理化指标均有不同程度的影响。

全身辐照可增强中枢神经系统兴奋剂的毒作用，降低抑制性毒作用，但对吗啡等镇痛药没有明显影响。

三、昼夜和季节节律

大多数生物有机体直接或间接地受到其所在环境的昼夜、季节和年度变化的影响，这些变化包括光照、温度、社会活动和食物，并导致了功能的周期性变化。昼夜节律主要指日光周期相关的生理功能周期性变化。例如，大鼠和小鼠肝 CYP 酶活性在黑夜刚开始时最高；苯巴比妥钠诱导大鼠睡眠时间在春季最长，秋季最短（仅为春季的 40% 左右）。

生物节律是自然进化赋予生命的一种基本特征，具有内源性和可遗传性，同时又受到环境信号的整合和校准。研究生物体生理学和行为周期性变化的时间生物学，从细胞到系统水平对生物节律的分子和生化机制以及环境节律（如 24 h 光照周期）对机体内部时间系统的影响等进行了广泛研究。哺乳动物下丘脑视交叉上核（suprachiasmatic nuclei，SCN）是控制哺乳动物昼夜节律的部位，由此发出信号通过一系列神经和内分泌途径来控制、调节机体细胞活动，使机体各种昼夜节律在时间上保持同步。生物钟基因（如 CLOCK、PER、CRY）及其转录产物建立的生物钟，在 SCN 及许多细胞中运转。环境光照周期改变可以影响 SCN 相位，该相位本身向睡眠调节中心发出信号，并通过内在和活动相关因子与机体外周时钟同步。在人为设置的光－暗周期中，动物的睡眠、活动、体温及生殖行为都会发生改变。人类生活环境复杂多变，生活方式、生活习惯及各种社会因素都会对生物节律产生影响。生物节律紊乱的健康损害效应不容忽视，环境光污染对人类健康及生态系统的破坏已受到广泛关注。需要注意的是，毒理学中使用的大多数实验动物都是夜间活动的，它们在实验室中不会发生变化。

探索时间节律对外源化学物毒作用的影响具有重要意义。首先，可以规范外源化学物毒性鉴定和评价步骤。其次，可进一步阐明毒作用机制，为安全评价提供可靠依据。再次，可根据人体生理节律和毒物时间毒性，合理安排作息制度和暴露毒物的时间间隔，为疾病的预防开辟新的思路。对外源化学物对机体生物节律相关损害作用的研究，产生了时间毒理学（chronotoxicology）这一新的分支学科。

四、动物饲养条件

毒理学实验中，动物笼养形式、每笼动物数、垫料和其他因素等饲养条件也能影响外源化学物的毒作用。大鼠为群居动物，单独笼养会使其烦躁易怒、凶猛，具有攻击性，体内肾上腺素水平改变，影响实验结果。异丙基肾上腺素对单独笼养 3 周以上大鼠的急性毒性明显高于群养的大鼠；吗啡对"开放"笼（如铁丝笼）中大鼠的急性毒性大于"密闭"笼（如无盖纸箱）中的大鼠。随着笼具中饲养小鼠数量的增多，苯丙胺对小鼠 LD_{50} 呈现降低趋势。

为确保动物实验结果的准确、可靠、可重复，对可能影响实验动物和动物实验的理化因素（温度、湿度、气流、风速、气压、氮、有害气体等）、营养因素（饲料、水等）、居住因素（房舍、笼架具、垫料、器具等）、生物因素（个体间关系、饲养密度、微生物、寄生虫、其他动物和人类等）均需进行质量控制。《实验动物　环境及设施》（GB 14925-2023）对实验动物生产和实验场所的环境条件，如温度、日温差、相对湿度、通气换气、清洁度、氨浓度、噪声、照度、笼具体积等都提出了明确要求。

第五节　联　合　作　用

通常情况下，每个个体都会同时接触多种不同的外源化学物。因此，有必要考虑各种化学物质如何相互作用。相互作用可能影响多种生理过程，包括吸收、蛋白质结合、生物转化和排泄等。毒理学上将两种或两种以上的化学物同时或先后作用于生物体所引起的毒作用称为联合作用（joint action）。对联合作用的研究通常可以更好地理解毒作用的关键机制。

一些术语已被用于描述药理学和毒理学相互作用（图 5-3）。

1. **相加作用（additive effect）**

相加作用是指两种化学物的联合效应等于各自单独效应的总和（如 2＋3＝5），此为剂量相加，又称为简单的相似作用。例如，同时给予两种有机磷杀虫剂，对乙酰胆碱酯酶（AChE）抑制作用通常是相加作用，联合效应强度取决于各自抑制 AChE 的相对能力。大部分刺激性气体引起的呼吸道刺激作用为相加作用。这种剂量相加作用的化学物通常以相似的方式和机制作用于相同靶点，但毒作用彼此互不影响。

2. **独立作用（independent joint effect）**

独立作用是指两种化学物的联合效应表现为各自单独作用的效应，此为反应（效应）相加，

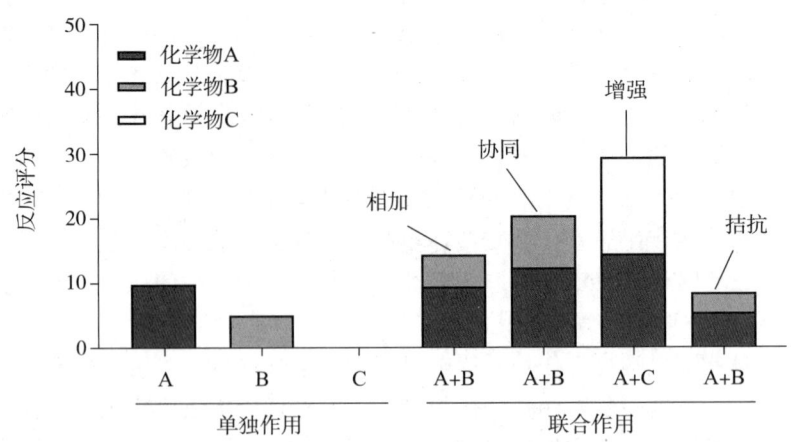

图 5-3　外源化学物的联合作用

又称为简单的不同作用或简单的独立作用。这种反应相加作用的化学物的作用模式和靶点不同，引发的生物学效应彼此互不影响，靶器官间生理关系并不密切。例如，铅冶炼工人常同时暴露于铅和镉，铅主要靶向神经、消化和血液系统，而镉主要靶向肾和骨骼，它们的联合毒作用常表现为独立作用。

在人体实际的低剂量暴露中，独立作用和相加作用有很大差别。对于独立作用，当各化学物剂量低于未观察到作用水平，即各自导致的反应为零时，联合效应为零。而对于相加作用，各化学物低于未观察到作用水平时也可发生联合毒作用。对于低剂量的多重暴露，剂量相加可能导致严重的毒性。对于有线性剂量反应关系的遗传毒性致癌物（假定不存在无作用水平，作用机制是"相似的"），独立作用和相加作用可得到相同的毒效应。

3. 协同作用（synergistic effect）

协同作用是指两种化学物的联合效应远大于各自单独效应之和。当同时作用于机体时，它们所产生的联合毒效应大于各化学物单独作用于机体的毒效应总和，即毒性增强。例如，四氯化碳和乙醇都是肝毒物，两者一起给予，所造成肝损伤的严重程度远超各自单独暴露所引起损伤的总和。单独接触石棉的肺癌风险增强 5 倍，单独吸烟的肺癌风险增强 11 倍，但吸烟者接触石棉的肺癌风险增强 55 倍。

4. 增强作用（potentiation joint action）

增强作用是指一种化学物对某器官或系统无毒作用，但当其与另一种化学物联合暴露时，可增强另一种化学物的毒作用。例如，异丙醇不是肝毒物，但与四氯化碳同时暴露，大大加强了四氯化碳的肝毒作用。

5. 拮抗作用（antagonistic joint action）

拮抗作用是指两种化学物同时暴露时，两种化学物的毒作用相互干扰，或者一种化学物抵消另一种的毒作用，联合效应低于各自单独效应之和。拮抗作用机制复杂，包括受体性拮抗、化学性拮抗、配置性拮抗和功能性拮抗 4 种类型（图 5-4）。

（1）受体性拮抗（receptor antagonism）　指两种化学物与同一受体结合，同时暴露的效应减弱，小于各自单独效应之和（如 4 + 6 = 8），或一种化学物拮抗另一种化学物的效应（如 0 + 4 + 1）。受体拮抗剂常被称为阻断剂。它们通常产生竞争性拮抗，例如，纳洛酮（naloxone）通过竞争性结合相同受体而拮抗吗啡和其他吗啡样麻醉剂对呼吸的抑制作用；而阿托品治疗有机磷农药中毒则是另一种情况，即解毒药不是与毒物竞争"受体"（AChE），而是阻断乙酰胆碱受体，使因 AchE 失活引起突触间隙过量蓄积的乙酰胆碱无法继续产生中毒效应。

（2）化学性拮抗（chemical antagonism or inactivation）　指两种化学物发生化学反应形成一种低毒产物。如二巯丙醇和二巯丁二钠与汞、铅等重金属离子络合，降低这些重金属的毒作用。

（3）配置性拮抗（dispositional antagonism） 指一种化学物干扰另一种化学物的吸收、分布、代谢和（或）排泄等配置过程，使靶器官剂量和（或）作用时间减少，从而降低毒性。例如，活性炭可以吸附胃肠道中的化学物从而减少其吸收，代谢酶诱导剂诱导解毒酶或抑制剂抑制活化酶，利尿剂加快化学物排泄等。

（4）功能性拮抗（functional antagonism） 发生于两种化学物对同一生理功能有相反效应的情况（通常通过不同的信号通路），毒作用相互抵消。例如，中枢神经系统兴奋剂与抑制剂的对抗作用。再如，在重度巴比妥药物中毒时，病人血压显著下降，静脉注射血管加压剂去甲肾上腺素即可有效产生拮抗。巴比妥作用于 GABA$_A$ 受体，去甲肾上腺素激活 α- 肾上腺素受体，它们对血管张力会产生相反的影响。

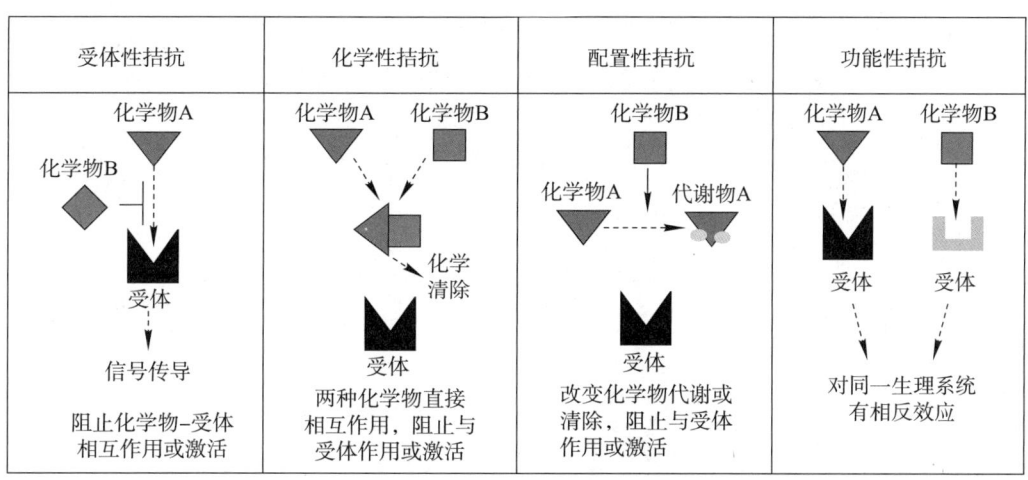

图 5-4　拮抗作用的 4 种类型

本章总结

食品中外源化学物的毒作用受多种因素影响。本质上，化学结构决定了化学物的毒性，可以通过 SAR 和 QSAR 分析预测外源化学物的毒性。化学结构同时也确定了其理化特性，如分子量和颗粒大小、溶解性（脂溶性、水溶性、脂水分配系数、血气分配系数）、解离度、分配系数、挥发性和稳定性等，这些特性影响化学物在体内的配置过程（吸收、分布、蓄积、代谢和排泄），受试品中所含的杂质也会影响外源化学物的毒作用。各种内在因素（年龄、性别、物种、解剖生理特征和遗传）和外部因素（营养状况、暴露途径、暴露频率、暴露持续时间和环境条件）可改变外源化学物毒作用的发生、严重性和可逆性。在评估对人的不利影响和潜在风险时，认真控制和报告这些可能的影响因素，将有利于减少数据的变异性，增加可重复性，更好地评估潜在风险。

内在因素通常难以改变。利用动物实验数据预测人类风险时，通常使用不确定系数来解释变异性。不确定系数常用 10 倍的数字，或者基于相对体表面积作为代谢率预测的因子，这有助于作出最保守的预测。仔细选择模型（物种）可以最大限度地减少变异性。动物实验中，看似相同的同种动物表现出无法解释的毒作用差异通常是由个体差异造成的。

外部因素是可改变因素，包括营养和整体健康状况，暴露途径、频率、速率和持续时间，以及温湿度等环境条件。控制这些因素可使其引起的变异性最小化。毒性测试时，受试物配制、暴露途径（包括染毒方式和速率）、暴露频率和持续时间等影响因素的控制和优化，可最大限度地减少实验结果的变异性。

課后练习

1. 食品中外源化学物毒作用的影响因素主要有哪些？
2. 什么是脂水分配系数？脂水分配系数对化学物的毒性有何影响？
3. 外源化学物联合作用的类型有哪些？
4. 请简述肠道微生态的组成及其与健康的关系。
5. 外源化学物毒作用的时间节律机制是什么？

第六章

食品中外源化学物的一般毒性及其评价

兴趣引导

铊是一种无色无味的重金属，食用了被铊及其化学物污染的土壤种植的蔬菜、水果或粮食等作物及饮用了被铊及其化学物污染的水可导致铊中毒。一次或短期内经消化道暴露大量的铊引发的中毒，主要症状为恶心、呕吐、腹绞痛或隐痛、腹泻等，并于2~5天后出现渐进性指（趾）端酸、麻和疼痛。而长期少量的经消化道暴露铊引发的中毒，主要症状为下肢无力、四肢发麻等对称性周围神经损害表现。铊暴露剂量和暴露时间的不同，引发的中毒症状也不同。

问题导向

一次暴露较大剂量的外源化学物所产生的健康损害作用称为什么毒性作用？长期重复暴露较低剂量的外源化学物所产生的健康损害作用称为什么毒性作用？如何设计评价不同毒性作用的试验？

学习目标

- 掌握各项一般毒性概念。
- 掌握急性毒性分级标准。
- 掌握各项一般毒性试验目的、设计要点及结果判定原则。
- 掌握蓄积作用的概念和实验方法。

一般毒性作用（general toxicity effect）是指外源化学物在一定剂量、一定接触时间和一定接触方式下对机体产生的综合效应。食品中的外源化学物一般包括金属、农药和兽药残留、食品添加剂、有毒动植物、真菌毒素及其他化学污染物等。机体摄入一定量的外源化学物可引起机体发生一系列病理学改变，表现为某些中毒症状，甚至危及生命。根据机体接触化学物的时间长短，一般毒性作用分为急性毒性作用、短期重复剂量毒性作用、亚慢性毒性作用和慢性毒性作用，因此按实验动物接触化学物的时间长短所进行的毒作用观察和评价的试验分别称为急性毒性试验、短期重复剂量毒性试验、亚慢性毒性试验和慢性毒性试验。一般毒性作用是认识和评价化学物毒性的基础，是毒理学最基本的工作内容，对化学物进行毒理学安全性评价、风险评估、制定安全限量标准及管理毒理学的决策等都具有十分重要的意义。

第一节　急性毒性作用及评价

急性毒性作用研究是毒理学的基础工作之一，也是化学物安全性评价的第一步工作。

急性毒性是指机体（人或实验动物）一次摄入或 24 h 内多次摄入化学物后短期（最长到 14 d）内所发生的毒性效应，包括一般行为、外观改变、大体形态变化及死亡效应。定义中的"一次摄入"是指在一个规定的期间内，试验动物一次性摄入外源化学物的过程，而"多次摄入"是指当食品中外源化学物毒性很低时，即使一次给予实验动物最大染毒容量，仍然观察不到毒作用，同时该容量还未达到规定的限值，便需要在 24 h 内多次给予，不超过 3 次，需间隔 4~6 h，从而达到规定的限值。

一、急性毒性试验目的

急性毒性试验是认识与研究外源化学物对机体毒作用的第一步，其主要目的包括：

（1）通过观察动物的中毒症状和死亡情况，初步评价受试物的急性毒作用特征、可能的靶器官和剂量 – 反应关系等。

（2）得到受试物的急性毒性参数，对受试物进行急性毒性分级。

（3）为后续的亚慢性和慢性毒性试验及其他毒理学试验的剂量设计和观察指标提供依据。

（4）为毒作用机制研究提供初步线索。

二、急性毒性试验设计

1. 实验动物

急性毒性试验选择健康成年动物，通常选择大鼠和小鼠，且同一批实验动物体重变异范围不超过该批动物平均体重 ±20%。除特殊要求外，要求雌雄各半，且雌性须是未曾交配和受孕过的动物。

经口灌胃染毒时，为避免胃内容物干扰化学物的吸收，染毒前须对动物禁食，但饮水不限制。大鼠和小鼠隔夜禁食 6~8 h，染毒 2~4 h 后再复食，大动物一般在每日上午喂食前给予受试化学物，之后再禁食 2~4 h。

2. 染毒途径

染毒途径的选择主要依据化学物的性质、用途和使用方式等，要尽量模拟人的实际接触途径和方式。食品中外源化学物的急性毒性试验通常选择经口灌胃染毒途径。

3. 剂量设计与分组

急性毒性试验采用的 LD_{50} 测定方法不同，剂量设计和分组也不同。LD_{50} 测定方法主要有霍恩氏法、改良寇氏法、限量法、上下法、几率单位 – 对数图解法等，具体方法详见第十二章。

设计剂量前，首先要了解化学物的结构、状态、溶解性、挥发性和脂溶性等理化性质，然后根据化学物有关的测试规范要求和所选择的LD_{50}测定方法设计染毒剂量与分组。

正式试验前一般需先进行预试验。预试验的目的是用少量动物和较大的剂量间隔染毒，找出$0 \sim 100\%$或$10\% \sim 90\%$的致死剂量范围，然后在这个剂量范围内以合适的间距设多个剂量组。也可先查阅相关文献资料，找出与化学物结构和理化性质相近的化学物的毒性资料，并以文献资料中相同的动物种系和相同接触途径所得的LD_{50}作为化学物的预期毒性中间剂量，并在该剂量上、下各设$1 \sim 2$个剂量组作为预试验剂量。

4. 观察指标

染毒后一般观察$14\ d$，试验过程中应仔细观察动物的中毒症状，并了解动物的体重变化及脏器的病理组织学改变等。

（1）中毒症状　观察实验动物的中毒症状对获得化学物的急性毒性特征十分重要，有助于了解化学物的靶器官。如染毒后动物短期间内出现惊厥、共济失调，甚至死亡，提示化学物的靶器官为神经系统；迟发性死亡提示可能有肝、肾毒作用。试验中应观察和记录出现各种中毒症状的程度和时间、发展过程等。啮齿类动物的急性中毒症状表现见表6-1。

表6-1　啮齿类动物急性中毒症状的观察内容

系统或器官	观察项目	中毒后的常见表现
神经系统	行为	体位异常、叫声异常、活动异常、多动或呆卧
	运动状态	震颤、痉挛、抽搐、麻痹、僵直、运动失调
	对刺激反应性	易兴奋、反应过敏或迟钝、反应低下或亢进
	脑、脊髓反射	减弱或消失
	肌肉张力	松弛或紧张
	瞳孔	扩大或缩小
呼吸系统	鼻	鼻孔流液、鼻翼扇动
	呼吸表观	呼吸深缓或过速、呼吸困难或衰竭
心血管系统	心区触诊、听诊	心动过速或过缓、心律不齐等
消化系统	排便	腹泻、便秘
	腹部外形	膨隆、凹陷
	粪便硬度与颜色	不成形、颜色异常
泌尿、生殖系统	阴道口、乳腺和会阴部	肿胀，分泌物增多，会阴部污秽、阴茎脱垂、遗精
被毛	状态	被毛蓬松、无光泽
黏膜	结膜、口腔	分泌物增多、充血、水肿、苍白、发绀
眼睛	眼睑	上睑下垂
	眼球	眼球突出、结膜充血
	角膜	角膜混浊、血性分泌物

（2）死亡　重点观察和记录各组动物的死亡数量和时间，特别是出现动物死亡的最早时间。分析动物死亡的规律，可为深入研究化学物的毒作用机制提供参考。

（3）体重　体重改变可以反映动物染毒后的整体变化，染毒前和死亡时均需称量动物体重，观察期间每3天称量一次体重。体重改变的原因很多，若化学物刺激或损伤消化道可使实验动物摄食减少甚至拒食，表现为体重减轻；若化学物引起腹泻，会影响食物的吸收和利用，动物体重也会减轻；如化学物影响水的吸收或使肾功能损伤，也可能在体重上有所反映。

（4）病理学检查　及时剖检死亡动物，肉眼观察主要脏器的大小、外观、色泽，有无充血、出血、水肿或其他病变，对有肉眼可见的脏器变化做组织病理学检查。试验结束时，对各组存活动物也要进行病理学检查。

5. 急性毒性分级和评价

急性毒性试验通常以死亡为观察终点，因此可得到 LD_{100}、LD_{50}、LD_1 或 MTD 等毒性参数。

评价化学物急性毒性大小通常依据 LD_{50} 进行急性毒性分级。化学物毒性大小与其 LD_{50} 成反比，LD_{50} 越小，毒性越大，反之，LD_{50} 越大，毒性越小。食品中外源化学物的急性毒性分级标准见表6-2。依据 LD_{50} 进行化学物的急性毒性分级只能作为急性毒性评价的内容之一，不应作为唯一的指标。

表6-2　急性毒性（LD_{50}）剂量分级（GB15193.3-2014）

级别	大鼠口服 LD_{50}/ mg·kg^{-1} 体重	相当于人的致死剂量	
		mg·kg^{-1} 体重	g/ 人
极毒	< 1	稍尝	0.05
剧毒	1 ~ 50	500 ~ 4 000	0.5
中等毒	51 ~ 500	4 001 ~ 30 000	5
低毒	501 ~ 5 000	30 001 ~ 250 000	50
实际无毒	> 5 000	250 001 ~ 500 000	500

LD_{50} 只能反映化学物急性毒性的大小，并不能反映化学物急性毒性的其他特征，因此评价化学物急性毒性时，除得到化学物的 LD_{50} 和急性毒性级别外，还应得到 LD_{50} 的95%可信限范围、急性毒作用带等指标，尽可能详尽描述中毒特征、症状表现和出现时间、毒作用的发生发展过程及体重和病理学变化等，从而较全面地对化学物急性毒性作出评价。

实际工作中，不同化学物采用同一物种和同一品系的实验动物、相同染毒条件所得到的 LD_{50} 相同或相似，但其毒作用带或致死剂量范围却有明显的不同，表明化学物的实际毒性存在差异。如图6-1所示，A、B两种化学物的 LD_{50} 相同，但 A 化学物的剂量 – 反应关系曲线斜率大于 B 化学物，当 A 化学物的剂量稍有增加时，死亡率则明显上升；而 B 化学物的剂量 – 反应关系曲线斜率较小，剂量增加，死亡率增加较为缓慢。低于 LD_{50} 剂量时，同一剂量的 B 化学物引起实验动物的死亡率高于 A 化学物。由此可见，较低剂量时，剂量 – 反应关系曲线斜率小的化学物危险性大；较高剂量时，剂量 – 反应关系曲线斜率大的化学物毒性大。高于 LD_{50} 剂量时，相同剂量的 A 化学物致实验动物的死亡率高于 B 化学物。再如 B、C、D 三种化学物，其剂量 – 反应关系曲线的斜率相同，但 LD_{50} 大小排序为 B < C < D，表明急性毒性大小次序是 B > C > D。因此评价化学物的急性毒性作用时，除依据 LD_{50} 外，还应参考剂量 – 反应曲线的斜率。

三、经典的急性毒性试验的局限性

（1）使用动物数量大。改良寇氏法一般需 60 ~ 100 只动物，霍恩法需 20 ~ 40 只动物，使用的实验动物数量较多，耗费较多人力和财力。

（2）测得的 LD_{50} 是近似值。LD_{50} 受动物种属、品系、性别、年龄和试验条件等因素的影响，有一定的波动性。

（3）获得的信息有限。测定 LD_{50} 实际上并不等同于急性毒性评价。

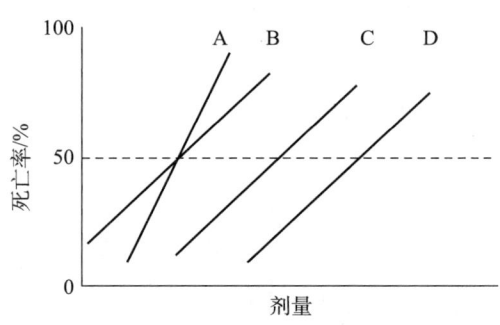

图6-1　4种化学物的 LD_{50} 及剂量 – 死亡
关系曲线

　　第六章　食品中外源化学物的一般毒性及其评价

死亡仅是评价急性毒性作用的观察终点之一，化学物一次大剂量染毒所致的急性中毒，动物多死于中枢神经系统和心血管系统的功能障碍，并不能很好地反映出化学物的毒作用特征。由于动物死亡迅速，各脏器的器质性变化尚未出现或发展，不能很好地显示靶器官的病变。试验中仅观察动物的死亡和简单的症状是不够的，更需要生理学、血液学及其他实验室检查所提供的深入细致的毒性信息。

从动物保护和动物福利的角度考虑，动物实验应遵循"3R"原则，为此相关组织发展了一些新的急性毒性试验方法。目前，OECD 推荐三种急性毒性试验替代方法，即固定剂量法（fixed dose method）、急性毒性分级法（acute toxic class method）和上 – 下移动法（up-and-down procedure）。

第二节　短期重复剂量毒性作用及评价

短期重复剂量毒性是指实验动物连续 28 天重复多次接触外源化学物的毒作用，又称重复剂量毒性。

一、短期重复剂量毒性试验目的

短期重复剂量毒性试验是在急性毒性试验的基础上，进一步研究多次重复接触条件下出现的中毒症状和生理生化、病理学改变及可能的靶器官，确定是否需要进行（亚）慢性毒性试验，并为亚慢性和慢性毒性试验设计提供依据。

二、短期重复剂量毒性试验设计

1. 实验动物

选择有资料证明对受试物敏感的种属和品系，一般啮齿类动物首选大鼠。推荐周龄不超过 6 周的大鼠，体重 50 ~ 100 g。每组动物数不少于 20 只，雌雄各半。

2. 染毒途径

与急性毒性试验一样，短期重复剂量毒性试验的染毒途径主要考虑尽量模拟人在环境中接触受试物的途径或方式，并与预期拟进行的亚慢性毒性试验的染毒途径相一致。食品毒理学中短期重复剂量毒性试验常选用经口灌胃或掺入饲料（或饮水）给予受试物。

3. 试验期限

食品毒理学中短期重复剂量毒性试验常采用 28 d 经口毒性试验，因此试验期限为 28 d。若设恢复期观察，动物应停止给予受试物后继续观察 14 d，以观察受试物毒性的可逆性、持续性和迟发效应。

4. 剂量设计与分组

试验至少设 3 个剂量组和 1 个阴性对照组。阴性对照组动物除了不给予受试物外，其他处理应与各剂量组完全一致。剂量设计时应考虑受试物性质及其结构类似物质的现有毒性资料和毒物代谢动力学资料。高剂量应能引起毒作用但不引起动物死亡，低剂量应不出现任何毒性效应（相当于 NOAEL），但应高于人实际接触剂量。中剂量应能产生轻度的毒作用，以得出 LOAEL。试验剂量的设计参考急性毒性 LD_{50} 和人体实际摄入量进行。

5. 观察指标

染毒期间每天应至少观察一次动物的一般表现，并记录动物出现中毒的体征、程度和持续时间及死亡情况。每周要称量动物的体重。

6. 实验室检查

试验结束及恢复期要对动物进行相关实验室指标检查，包括血液学指标和血生化指标。同时，处死的动物应进行组织病理学检查，如未见明显肉眼可见病变，可将高剂量组和对照组动物的主要脏器进行病理学检查，发现与染毒相关的病理变化时，再对其他剂量组的所有器官和组织进行检查。实验过程中死亡或濒死的动物亦进行组织病理学检查。

7. 结果评价

主要评价受试物染毒剂量下是否出现毒作用，毒作用的发生率及其与严重程度间的关系。根据剂量 – 反应关系、结果的重现性、相关联指标变化和两种性别的一致性等判断剂量组与对照组间的差异有无生物学意义，结合毒作用指标和病理组织学检查结果进行综合评价，尽可能得出短期重复剂量染毒条件下的 NOAEL 和 LOAEL。

第三节　亚慢性毒性作用及评价

亚慢性毒性（subchronic toxicity）是指实验动物在较长时间内连续接触较大剂量的外源化学物所引起的毒作用。"较大剂量"是相对的，剂量上限应小于急性毒性的 LD_{50} 剂量，试验期间每日或每次接触的剂量要相等。

一、亚慢性毒性试验目的

亚慢性毒性试验是在急性毒性试验的基础上，进一步研究多次重复染毒条件下实验动物出现的中毒体征、病理学改变及可能的靶器官，对受试物的主要毒作用、靶器官和最大无作用剂量或毒性阈剂量做出估计。亚慢性毒性试验可为慢性毒性试验观察指标及试验设计提供参考。亚慢性毒性试验目的：

（1）确定受试物的亚慢性毒效应谱、靶器官和毒作用特点。

（2）研究受试物的亚慢性毒性剂量 – 反应（效应）关系，确定其 LOAEL 和 NOAEL，提出受试物的安全限量参考值。

（3）研究受试物亚慢性毒性损害的可逆性。

（4）为慢性毒性试验的剂量设计及观察指标选择提供依据。

（5）为在急性毒性试验和短期重复剂量毒性试验中发现的毒作用提供新的信息，并发现在急性毒性试验和短期重复剂量毒性试验中未发现的毒作用，确定不同动物物种对受试物的亚慢性毒作用的差异，为毒性机制研究结果外推到人提供依据。

二、亚慢性毒性试验设计

1. 实验动物

亚慢性毒性试验一般选择两种实验动物，一种是啮齿类，常用大鼠或小鼠；另一种是非啮齿类，常用犬。选择两种实验动物是为了降低因外源化学物对不同物种动物的毒作用特点不同而造成的将试验结果外推到人的偏差。选择断乳后的动物，尽量使动物在其体重快速增长期有更长的时间接触受试物，一般大鼠周龄推荐不超过 6 周，体重 50 ~ 100 g，每组不少于 20 只，雌雄各半；犬 4 ~ 6 月龄，每组不少于 8 只。试验开始时动物体重相差不应超过平均体重的 ±20%。

2. 剂量设计

亚慢性毒性试验中，为得到明确的剂量 – 反应关系，一般至少设 3 个剂量组和 1 个阴性（溶剂）对照组。高剂量应能引起较为明显的毒性，但不引起过多动物死亡（死亡率不超过 10%）；中剂量应相当于 LOAEL，低剂量应相当于 NOAEL。亚慢性毒性试验高剂量的选择可参考 2 个数值，一是以急性毒性的阈剂量为亚慢性毒性试验的高剂量，二是以受试物 LD_{50} 的 1/20 ~ 1/5 为高剂量。各剂量间组距以 3 ~ 10 倍为宜，最低不小于 2 倍。

若掌握人群接触水平，则亚慢性毒性试验的低剂量应高于人群实际接触水平。可用人拟用剂量的倍数来设计试验剂量，亚慢性毒性试验大鼠可用人拟用剂量10倍、30倍和100倍，非啮齿类可用5倍、15倍和50倍。此外，可另设一附加组做恢复期观察，选用20只动物（雌雄各半），给予高剂量受试物，染毒结束后继续观察一段时间（一般不少于28 d），以了解毒作用的持续性、可逆性或迟发性。也可在试验设计时每组增加一定的动物数，试验结束时每组剖杀一定数量动物以满足统计分析，剩余动物继续做恢复期观察。

如染毒剂量达 $1\ 000\ mg \cdot kg^{-1}$ 或以上时仍未产生可观察到的毒作用（但人类接触水平资料表明需用高剂量进行试验），且根据相似结构化学物可预测受试物毒性时，可不必设3个剂量水平进行试验，只需采用一个剂量的限量试验。

3. 染毒途径和方式

食品毒理学中亚慢性毒性试验常用的染毒方式是将受试物掺入饲料或饮水中，连续给予，每日定时染毒，称量当日给食量和次日节余量，计算每日摄食量和饮水量。掺入饲料的受试物比例不应超过5%，否则会对动物正常营养素的摄入产生影响。必要时应定期监测饲料或饮水中的受试物浓度，观察其均匀性和稳定性。

若受试物引起饲料和饮水的适口性不良，影响动物正常摄入量，或由于某种原因，受试物不能加入饲料和饮水中，可采用灌胃法或药囊法，此时每周可染毒5天。若采用灌胃染毒，则每日染毒时间点应一致，并定期（每周）按体重调整灌胃量，维持染毒剂量不变。其他的染毒方式要加以特殊说明，试验期间各组动物染毒的方式应完全相同。

4. 染毒期限

染毒期限通常为实验动物寿命的1/10～1/3，如大鼠平均寿命约30个月，其亚慢性毒性试验的染毒期限至少为3个月。

5. 观察指标

试验期内每天至少观察一次，必要时增加观察次数。观察期间动物的任何毒作用表现均应记录，记录内容包括发生时间、程度和持续时间。观察检测指标包括一般性指标、实验室检查、解剖与病理检查与特异性指标等。

（1）一般性指标

外观特征与行为活动：试验过程中应仔细观察动物的外观（毛色）、社会行为（躁动、冷漠、探究活动）、刺激性（好斗等）及对周围环境、食物和水的兴趣，这些信息单独一项并无太多意义，但结合起来就有可能揭示出未观察到毒性症状前的潜在毒作用。

体重：动物体重是一个重要且敏感的指标，反映了受试物对实验动物的生长发育及一般状态的影响，一般每周称量体重一次。与对照组处于相同的喂饲条件下，如受试物体重增长比对照组低10%，就可认为是由受试物所引起的毒作用。如各剂量组体重增长改变有剂量－反应关系，就可肯定这是一种综合毒性效应。统计和比较各剂量组和对照组动物的同期体重有多种方式，可用体重直接比较，也可用体重的增重或用体重增长百分率（以染毒开始时体重为100%）进行统计学比较。

食物利用率：除体重外，还应记录动物的饲料消耗量，并计算食物利用率。食物利用率是指动物每食入100 g饲料所增长的体重克数。比较各剂量组与对照组实验动物的食物利用率有助于分析受试物对实验动物的生物学效应。食物利用率还可用于鉴别啮齿类动物体重降低或增长减缓的原因是由于受试物不适口，还是真正的毒作用。

（2）实验室检查

血常规检查和其他血液指标检测：染毒结束时和必要时在染毒中期进行血常规和血液学指标检测。测定指标至少包括血球压积、血红蛋白浓度、红细胞数、血小板数、白细胞总数和分类，必要时测定网织红细胞数、凝血功能等指标。

血液生化检测：染毒结束时进行，必要时在染毒中期也可进行检测。检测指标包括肝功能、肾功能、电解质平衡、碳水化合物代谢等。测定指标至少应包括丙氨酸氨基转移酶、天冬氨酸氨基转移酶、碱性磷酸酶、乳酸脱氢酶、尿素氮、肌酐、总胆红素、白蛋白、总蛋白等，还应根据受试物可能的毒作用表现补充下列指标，鸟氨酸脱羧酶、γ-谷氨酰转肽酶、总胆固醇、甘油三酯、胆碱酯酶、钙、磷、氯、钠、钾、血糖等。此外，还可根据所观察到的毒作用进行其他更大范围的临床生化检查，以便进行全面的毒性评价。

尿液检查：一般不需进行尿液检查，只有当怀疑存在或观察到相关毒作用时才进行尿液检查。

（3）组织病理学检查

确定受试物安全性的最终依据通常是组织病理学检查。

器官系数：一般称量心、肝、脾、肺、肾、肾上腺、睾丸、卵巢和脑等脏器湿重，并计算其器官系数。器官系数是指单位体重（通常以 100 g 体重或 g 体重计）中某个器官所占的质量，如肝体比是（全肝湿重 / 体重）×100%。该指标的意义在于实验动物随着年龄（体重）的增长，在不同年龄期各器官与体重间的比值有一定的规律，如与对照组比较出现显著性差异，则有可能是受试物毒作用的结果。器官系数增加可能是由于器官充血、水肿、增生或肿瘤等，器官系数降低可能是由于器官坏死、萎缩等。如受试物能明显抑制实验动物体重增长，而对器官无明显毒作用时，也会出现器官系数增加，因此当实验动物体重明显受到影响时，应同时比较各剂量组与对照组动物器官的绝对湿重，以排除可能出现的假象。

组织病理学检查：所有实验动物，包括试验过程中死亡的动物都应进行完整的系统解剖和肉眼观察，肉眼可见的病变或可疑病变部位应做进一步组织病理学检查。对照组和高剂量组动物在系统解剖时发现的异常组织均需做详细的组织病理学检查，其他剂量组一般仅在高剂量组有异常时才进行。检查器官一般包括脑、心、肝、脾、肺、肾、肾上腺、睾丸、卵巢等。除规定应检查的组织或器官，有些情况下也可保留其他的组织进行特殊染色，必要时进行电镜观察、组织化学和定量形态学分析等。

（4）特异性指标（生物学标志）

特异性指标是反映化学物对机体毒作用本质的特征性指标，并常与其毒作用机制有关，其对研究外源化学物对机体的毒作用具有重要的意义，因此亚慢性毒性试验必要时应考虑安排这方面的分析。确定特异性的生物学标志难度较大，一般可从分析受试物的化学结构（特殊基团）或分析受试物急性毒性作用的特征发现线索，然后设计测试指标和方案。

6. 结果分析与评价

结果分析时要综合考虑指标的统计学意义和生物学意义，特别是结合剂量－反应关系来考虑，才能得到客观可靠的结论。染毒组某些参数，如 RBC 数、WBC 数、血小板计数、尿液量等，与阴性对照组比较很可能有统计学意义，但如在正常范围内，则无实际生物学意义。由于目前实验毒理学还没建立公认的正常参考值，某指标的正常范围不是来自某一文献资料，而是来自本实验室的历史性阴性对照资料。相反，有时某指标虽无统计学意义，如网织红细胞数呈增加趋势，也应重视受试物对红细胞系的作用或引起溶血的可能性，做进一步检查，不能因无统计学意义而忽略其可能的毒性。

对亚慢性毒性试验结果进行评价包括三个步骤：① 明确化学物的毒作用。通过全面观察、准确检测和综合分析，对接触化学物的个体和群体出现与对照组相比有统计学差异的有害效应及剂量－反应（效应）关系做出判断，确定机体出现的各种有害效应。② 根据试验早期和低剂量组出现的有统计学意义的指标变化，确定毒作用的敏感指标，并依据指标出现变化的情况来确定阈剂量和（或）最大无作用剂量。③ 根据阈剂量和（或）最大无作用剂量，对化学物的亚慢性毒性做出评价。理想的亚慢性毒性试验应能得到某种毒作用的 NOAEL 和 LOAEL。

第四节　慢性毒性作用及评价

慢性毒性是指较低剂量的外源化学物长期（甚至终生）与机体反复接触所产生的毒作用。"长期"一般指 2 年，对大鼠相当于终生染毒，小鼠 18 个月，兔相当于生命周期的 36%、犬 20%、猴 13%。

一、慢性毒性试验目的

（1）探讨长期染毒条件下，受试物的毒作用性质、特点、类型、靶器官和中毒机制。

（2）观察长期接触受试物所致毒作用的可逆性。

（3）研究受试物的慢性毒性剂量 – 反应关系，确定其 LOAEL 和 NOAEL，为拟定人类每日允许摄入量（ADI）提供依据。

（4）估计长期接触受试物的危险性，为制订其安全限值及进行风险评估提供毒理学依据。

二、慢性毒性试验设计

1. 实验动物

慢性毒性试验选择实验动物的原则与亚慢性毒性试验相同，通常需用两种动物，一种为啮齿类动物，首选大鼠；另一种为非啮齿类动物，常用犬或灵长类动物。如仅有啮齿类动物的资料，将资料外推到人时敏感性会降低。

大鼠和小鼠应为初断乳的，即小鼠出生后 3 周，体重 10 ~ 12 g；大鼠出生后 3 ~ 4 周，体重 50 ~ 70 g；雌雄各半。每组动物数不少于 40 只（非啮齿类动物每组至少 8 只），同性别体重差异不超过平均体重的 ±10%。如试验期间计划提前剖杀部分动物或染毒结束时留一部分动物观察，试验开始时要相应增加动物数量。试验结束时各剂量组每性别的动物数应能满足统计学要求（每组每性别动物数应不少于 10 只）。

2. 剂量设计

至少设 3 个剂量组和 1 个阴性对照组。剂量选择可根据急性毒性、短期重复剂量毒性和亚慢性毒性等资料确定。高剂量应出现某些较明显的毒作用，个别动物可能死亡；低剂量不应引起任何毒作用；中剂量介于高剂量和低剂量之间，动物应产生轻微的毒作用。可选择亚慢性毒性试验得到的 NOAEL 的 1/5 ~ 1/2 为慢性毒性试验的最高剂量，NOAEL 的 1/50 ~ 1/10 为中剂量，NOAEL 的 1/100 为低剂量，组间剂量间距 2 ~ 5 倍为宜，最低不小于 2 倍，但应小于亚慢性毒性试验的剂量间距。如无亚慢性毒性试验资料，可参照 LD_{50}，以 $1/10\ LD_{50}$ 为最高剂量，以 $1/100\ LD_{50}$ 为中剂量，以 $1/1\ 000\ LD_{50}$ 为低剂量。组间剂量差以 5 ~ 10 倍为宜，最低不小于 2 倍。慢性毒性试验剂量设计也可用人拟用剂量 5 倍、15 倍和 50 倍（大鼠）或 3 倍、9 倍和 30 倍（非啮齿类）。

3. 染毒途径和方式

慢性毒性试验的动物染毒途径须与亚慢性毒性试验的染毒途径一致。受试物掺入饲料或饮水中时每天染毒一次、每周染毒 7 天；如采用灌胃或药囊法，考虑到实际工作方便，可每周染毒 5 天，但染毒中断可使动物得到一定程度的恢复，可能会影响结果及最后的评价。

4. 染毒期限

慢性毒性试验的期限应根据受试物的具体要求和实验动物的物种而定，食品毒理学要求 1 年以上，小鼠通常为 1.5 年，大鼠为 2 年。如果慢性毒性试验与致癌试验结合进行，则染毒期限最好接近或等于动物的预期寿命。用非啮齿类（犬、猴等）进行慢性毒性试验时，染毒期限常不能持续整个生命期，仔细研究受试物的动力学和代谢状况可弥补染毒期限的不足（如试验终点不是致癌作用）。如果在稳态动力学建立后继续较长时间的染毒，从临床表现上或由间断处死动物观察到的病理学变化未见到毒作用的增强，则可部分代替全寿命期试验，并使试验结果的可信性增加。

5. 观察指标

观察指标与亚慢性毒性试验观察相似，包括一般性指标、实验室检查、病理学检查、其他特异性指标的检查。以亚慢性毒性试验的观察指标为基础确定观察指标，并且优先采用并重点观察亚慢性毒性试验的敏感指标或特异性指标。试验期内每天至少详细观察一次。

（1）一般性指标

一般性指标与亚慢性毒性试验相同，主要包括动物外观特征与行为活动、体重和食物利用率等。前13周每周称量体重一次，此后每4周称量一次。在前13周每周称量一次饲料消耗量，此后如动物健康状况或体重无异常改变可3个月称量一次。经饮水染毒时应记录饮水消耗量，以便计算受试物摄入量。

（2）实验室检查

血常规检查和其他血液指标检测：检测指标同亚慢性毒性试验。染毒开始后第3个月和第6个月各检测一次，此后每隔6个月检测一次，试验结束时检测一次。大鼠每组每性别可检测10只，非啮齿类动物应全部检测，每次检测的动物最好相同。

试验过程中如有动物健康状况恶化，需对该动物作白细胞分类计数。白细胞分类计数通常先检测高剂量组和对照组，如高剂量组有问题再依次检测较低剂量组。

生化指标检测：在第6个月及试验结束时进行。大鼠每组每性别可检测10只，非啮齿类动物应全部检测，每次检测的动物最好相同。检测指标同亚慢性毒性试验。

尿液检测：收集各组动物尿样进行分析，大鼠每组每性别可检测10只，非啮齿类动物应全部检测，每次检测的动物最好相同，检测时间间隔与血常规检测一致。检测指标包括每只动物的尿液量和尿液相对密度、蛋白质、糖、酮体、潜血和沉淀物镜检（半定量）。

（3）病理学检查

病理学检查是慢性毒性试验的重要部分，包括肉眼大体检查和镜检，应全面检查、详细描述和记录。

肉眼剖检是病理学检查重要的一环。所有动物，包括试验过程中死亡或濒死而被处死的动物均应进行肉眼检查。动物处死前应收集其血液进行白细胞分类计数。保存所有肉眼可见病变、肿瘤或可疑肿瘤组织，分析肉眼剖检与镜检结果的对应情况。

所有的器官或组织都应进行镜检。一般包括下列器官和组织：脑（髓/脑桥、小脑皮质、大脑皮质）、垂体、甲状腺（包括甲状旁腺）、胸腺、肺和气管、心脏、主动脉、唾液腺、肝、脾、肾、肾上腺、食管、胃、十二指肠、空肠、回肠、盲肠、结肠、直肠、子宫（雌性）、膀胱、淋巴结、胰腺、性腺、生殖附属器官、乳腺（雌性）、皮肤、肌肉、外周神经、脊髓（颈、胸、腰段）、胸骨或股骨（包括关节）和眼睛。

（4）特异性指标

慢性毒性试验应考虑安排这方面的分析研究。

6. 结果分析与评价

慢性毒性试验结果评价的原则、内容与亚慢性毒性试验基本相同。慢性毒性试验结果应结合前期试验结果，并考虑到毒作用指标、解剖及病理组织学检查结果进行综合评价。根据毒作用的敏感指标，确定慢性毒性的阈剂量和（或）最大无作用剂量及慢性毒性作用带。

7. 注意事项

慢性毒性试验周期长，试验过程中动物容易发生自发性疾病，影响试验结果。试验人员操作错误出现的可能性较大，检测仪器和试剂的变化不易控制。长期低剂量染毒，实验动物处于不断损伤、适应和恢复的过程中，观察指标的变化程度较小，变化规律复杂。慢性毒性试验通常和致癌试验合并进行，因此观察指标多，毒作用观察终点复杂。总之，影响慢性毒性试验结果的客观和主观因素繁杂，试验中应充分注意。

应动态密切地观察和检测试验全过程中各项指标的变化。试验前尽可能剔除个体差异过大的动物，使试验对象保持齐同，为最后结果的比较、评价和毒性结论的判断提供良好基础。染毒期间动态检测，在已设定的检测项目外，根据毒作用情况可增加检测的频度和范围。试验过程中濒死或死亡动物要注意提前采集生物材料做检查。

亚慢性和慢性毒性试验检测毒性终点的流程图如图 6-2 所示。

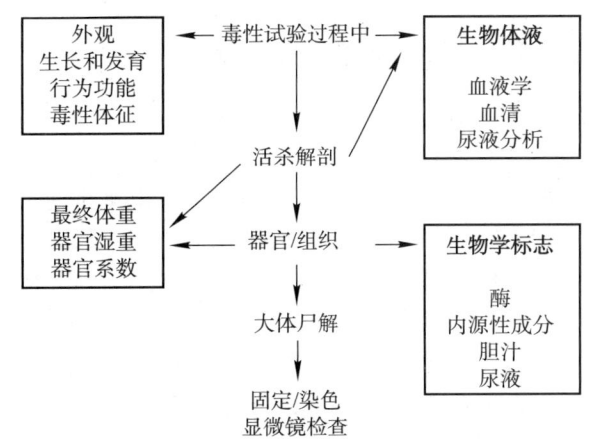

图 6-2　亚慢性和慢性毒性试验检测毒性终点的流程图

第五节　蓄积作用及评价

化学物的蓄积作用是发生慢性毒性的基础。化学物进入机体后，经过生物转化以代谢产物或化学物原型排出体外，但当其连续、反复地进入机体，进入机体的速度（或总量）超过代谢转化和排泄的速度（或总量）时，化学物或其代谢产物就有可能在机体内逐渐增加并贮存，这种现象称为化学物的蓄积作用（accumulation），蓄积作用也常被称为蓄积毒性。蓄积作用一般包括两层含义，即物质蓄积和功能蓄积。物质蓄积是指当机体反复多次接触化学物一定时间后，用化学分析方法能够测得机体内存在该化学物的原型或其代谢产物。功能蓄积是指当机体多次反复接触化学物一定时间后，用最先进和最灵敏的分析方法不能检测出该化学物的体内存在形式，但出现了慢性中毒现象。功能蓄积可能是由于贮存体内的化学物或其代谢产物的数量极微不能检出，或者是由每次机体接触化学物后所引起的损害累积所致。

蓄积作用的产生主要与以下因素有关：① 与化学物本身的性质有关。有些化学物进入体内后不易排泄，易造成蓄积，如脂溶性物质进入体内后不易排泄而易在体内蓄积，同时一些化学物在体内有易于结合的内源性物质，可在这些组织单位形成贮存库。② 与动物种属的代谢差异有关。相同的化学物在不同种属动物体内代谢特点和代谢速率往往有较大的差异，某些化学物在某种动物体内代谢较快，易于排泄，则不易产生蓄积，而在另一种动物体内可能代谢较慢，不易排泄，则易产生蓄积。③ 与接触化学物的剂量和多次接触的间隔时间有关。接触化学物的剂量大、间隔时间短，则易出现蓄积；相反，如接触剂量小、间隔时间长，则不易出现蓄积。

一、蓄积作用试验目的

蓄积作用试验是评价外源化学物有无蓄积毒性的重要方法，可为亚慢性和慢性毒性试验的剂量选择提供依据，是制定卫生标准和选择不确定系数的主要依据。

（1）通过蓄积作用试验了解化学物是否具有蓄积作用及蓄积作用的强弱，并为慢性毒性试验及其他有关毒性试验的剂量选择提供参考。

（2）研究化学物在机体内的蓄积性是评价化学物能否引起潜在慢性毒性的依据之一，是卫生标准制定过程选择不确定系数的主要依据。

二、蓄积作用试验设计

化学物的蓄积性与其进入机体的量、重复染毒间隔时间、化学物毒性及其代谢特点和机体反应特性条件有关。一定期限内每日以低于致死剂量（LD_{50}剂量）给予实验动物受试物，直至出现预期的毒作用（或死亡）为止，计算达到预期效应的总累积剂量，求出此累积剂量与一次接触该化学物产生相同效应的剂量的比值，即为蓄积系数（K）。

蓄积作用的研究方法有多种，常用的方法有蓄积系数法、20天蓄积试验法和生物半衰期法等。

1. 蓄积系数法

蓄积系数法简便，但不易区分是物质蓄积还是功能蓄积。其基本原理是一定期限内，将受试物以低于致死剂量每日给予实验动物，直至出现某种预期效应为止，计算 K 值：

$$K = LD_{50}(n) / LD_{50}(1)$$

式中：$LD_{50}(n)$ 为给予实验动物受试物多次染毒，实验动物死亡一半时，受试物染毒剂量的总和；$LD_{50}(1)$ 为给予实验动物受试物一次染毒的 LD_{50} 剂量。

$K < 1$ 表明受试物在体内高度蓄积，$K = 1 \sim 3$ 为明显蓄积，$K = 3 \sim 5$ 为中等蓄积，$K > 5$ 为轻度蓄积。

蓄积系数法的具体试验方案主要有两种。

（1）固定剂量法　将啮齿类动物分成两组，即对照组和染毒组，每组 20 只动物。染毒组每天定量和相同途径给予受试物，染毒剂量可选择 LD_{50} 的 $1/20 \sim 1/5$，每日观察累积染毒的动物死亡数，直至累积发生一半实验动物死亡为止。计算累积总染毒剂量，求出 K 值，进行评价。如染毒剂量已累积达到 5 个 LD_{50}，实验动物仍未死亡一半，甚至没有死亡，即可终止试验，此时 $K > 5$。试验期限一般为 $25 \sim 100$ d。

（2）定期递增剂量法　染毒组动物开始按 $1/10$ LD_{50} 剂量给予受试物，以 4 d 为一周期，以后每周期给予的受试物的剂量按等比级数（1.5 倍）逐期递增（表 6-3），此法试验最长只需 28 d，但在染毒 21 d 后也可结束试验，因为此时累积剂量已达 5.26 LD_{50}。试验中只要实验动物死亡数累积已达一半，便可随时终止试验，计算其累积剂量并求出 K 值，进行评价。

表 6-3　定期递增剂量法染毒剂量表

接触天数	1~4 d	5~8 d	9~12 d	13~16 d	17~20 d	21~24 d	25~28 d
每天接触剂量（LD_{50}）	0.1	0.15	0.22	0.34	0.50	0.75	1.12
4d 接触总剂量（LD_{50}）	0.4	0.6	0.9	1.4	2.0	3.0	4.5
累积接触总剂量（LD_{50}）	0.4	1.0	1.9	3.3	5.3	8.3	12.8

2. 20 d 蓄积试验法

20 d 蓄积试验法选择动物的条件同蓄积系数法。成年大鼠随机分为 5 组，每组 10 只，雌雄各半。各组剂量分别为 LD_{50} 的 $1/20$、$1/10$、$1/5$ 和 $1/2$，另设溶剂对照组。每天灌胃一次，连续 20 天，然后再观察 7 天；如 $1/20$ LD_{50} 组出现动物死亡，且各剂量组动物死亡呈剂量 – 反应关系，则表明受试物有强蓄积毒性；如 $1/20$ LD_{50} 组无动物死亡，但其他各剂量组动物死亡呈剂量 – 反应关系，表明受试物有中等蓄积毒性。如 $1/20$ LD_{50} 组无动物死亡，其他各剂量组死亡也无剂量 – 反应关系，可认为无明显蓄积毒性。

3. 生物半衰期法

生物半衰期（$t_{1/2}$）法是利用毒物动力学原理阐明外源化学物在机体内的蓄积作用。$t_{1/2}$ 反映了外源化学物从机体消除的速度，如 $t_{1/2}$ 短，外源化学物从机体消除快，因此外源化学物进入体内的量与消除量间的相互消长可以反映外源化学物在体内的蓄积情况。

进入机体的外源化学物的量是已知的，如掌握了外源化学物在体内的 $t_{1/2}$，再根据该化学物每次进入机体的间隔时间，就可对其在体内的蓄积情况做出评价。如化学物每次进入机体的间隔时间比 $t_{1/2}$ 长，则在体内蓄积的可能性小；如每次进入的间隔时间比 $t_{1/2}$ 短，则易蓄积；如二者相等也会蓄积。一种化学物无论其 $t_{1/2}$ 长短，在每个与 $t_{1/2}$ 等时间间隔接触化学物条件下，其在体内经过 6 个 $t_{1/2}$ 的接触期限就可达到蓄积极限，此时理论蓄积量为极限值的 98.4%，此时即使该化学物继续进入机体，体内蓄积量将保持一个动态平衡，基本不再增加。化学物在体内蓄积极限值的计算公式：

$$蓄积极限量 = 每日吸收量 \times t_{1/2} \times 1.44$$

待评估化学物在食品中的含量可以通过检测获得，根据人体每日该食物的摄入量，即可计算出该化学物的每日摄入量和推测出每日吸收量，再将该化学物在人体的 $t_{1/2}$ 代入上述公式，即可计算出该化学物在人体内蓄积的极限值。根据蓄积性规律，进一步推算出某一时间段内该化学物的蓄积量及达到蓄积极限值所需的时间，从而可以对该化学的蓄积作用作出评价。

本章总结

本章主要介绍了急性毒性作用、短期重复剂量毒性作用、亚慢性毒性作用、慢性毒性作用和蓄积作用及其评价试验的设计原则。一般毒性试验是认识和了解化学物毒性基本特征的基础和必经阶段，是毒性评价的基本内容，在化学物的安全性评价中起基础作用，对特定化学物的风险评估、制订安全限值和相应的风险管理措施等提供了有意义的参考。

课后练习

1. 急性毒性试验等同于 LD_{50} 测定吗？
2. 亚慢性毒性试验和慢性毒性试验有何异同点？
3. 什么是蓄积作用？
4. 蓄积作用的检测方法有哪些？
5. 以急性毒性试验结果进行化学物毒性分级的优缺点分别是什么？

第七章

食品中外源化学物的"三致"作用及其评价

兴趣引导

"三致"作用是相对于一般毒性而言的，可以理解为"非一般毒性"，包括致癌、致畸、致突变作用。"三致"作用之所以"非一般"，是因为它们往往不能及时被发现，而一旦发生不仅涉及一代人的健康问题，可能与肿瘤、衰老、畸胎等有关，损伤还可能波及子孙后代。"反应停事件"就是一个典型的发育毒性和致畸性案例。1957年，一种叫沙利度胺（thalidomide）的药物在欧洲研发上市。这种药物对孕妇呕吐等妊娠反应有良好疗效，一上市即在欧洲大受欢迎，被誉为"没有任何副作用的抗妊娠反应药物"，也因此被称为"反应停"。然而，医生们在20世纪60年代逐渐发现新生儿的畸形比例异常提高，主要表现为四肢短小，形如海豹，这样的新生儿也因此被称为"海豹肢畸形儿"或"海豹儿"。经流行病学研究确定，"反应停"的致畸作用是"海豹儿"出现的病因。据统计，沙利度胺一共导致约15 000名儿童受害，这些受害者分布于46个国家，其中12 000名患有出生缺陷。最终仅有8 000名受害者存活超过5年，而即使有幸存活，患者也通常伴随有各种先天缺陷。

问题导向

我们该如何理解外源化学物的"三致"作用？为什么说"三致"作用是远期毒作用？需要学习哪些基本原理和方法才能评价外源化学物的"三致"作用？

学习目标

- 了解"三致"作用的基本概念。
- 理解发育毒性和致畸性的关系和特点。
- 理解化学致癌是多因素、多基因参与的复杂的多阶段过程。
- 掌握化学致癌物的分类方法。
- 掌握化学致癌评价方法中的短期筛选试验和哺乳动物长期致癌试验。

第一节　食品中外源化学物的致突变作用及其评价

一、概述

地球上任何物种，尽管其形态和生理状态千差万别，但在漫长的自然进化过程中，都能以相对稳定的遗传性状存在。这种长期保持遗传性状相对稳定的能力是与遗传物质 DNA 的结构稳定性、复制的精确性以及有效的修复能力分不开的。另一方面，遗传的稳定性是相对的，在复杂的内外环境影响下，遗传性状可能发生改变。这种生物体亲代与子代之间以及子代的个体之间出现的不同程度的差异称为变异。基因突变是变异的来源之一。

食物中有相当数量的外源化学物具有遗传毒性。能够诱发 DNA 结构发生改变并产生变异的物质称为诱变剂或遗传毒物。而外源化学物或其他因素引起细胞核中的遗传物质发生变化，且这种改变随细胞分裂传递到下一代的过程称为致突变作用。突变是致突变作用的结果。

二、致突变作用类型

1. 基因突变

基因突变是组成染色体的一个或几个遗传位点序列发生的变化。根据作用方式和引起的后果不同，基因突变可以分为不同的类型。

（1）根据基因结构的改变分类

① 碱基置换　碱基置换指 DNA 多核苷酸链上某个碱基被另一种碱基取代，即不正确的碱基取代了正确的碱基，导致 DNA 碱基序列异常。碱基置换包括转换和颠换两种。转换指同类碱基之间的置换，即嘌呤换嘌呤、嘧啶换嘧啶；颠换是指不同类碱基的置换，即嘧啶和嘌呤之间的置换。转换和颠换的后果取决于新形成的密码子。

② 移码突变　在 DNA 碱基序列中减少或增加一对或几对（不为 3 的倍数）碱基所造成的突变称为移码突变。三联体密码子间没有标点符号，密码子的阅读是连续的，以致从受损点开始碱基序列完全改变，形成错误的密码，并转译成为完全不同的氨基酸序列。移码突变往往会使基因产物发生明显改变，产生明显的表型效应，移码突变较易成为致死性突变。

③ 大段损伤　大段损伤是 DNA 链大段缺失或插入，这种损伤有时可跨越两个或数个基因，并涉及数以千计的核苷酸。在大段损伤中，因缺失的片段远远小于光学显微镜可观察到的染色体缺失，称为小缺失。小缺失通常可引起突变。

（2）根据基因突变的后果分类

① 同义突变　同义突变是指碱基序列的改变产生了编码同一氨基酸的同义密码子。发生同义突变的原因与密码子的简并性有关。

② 错义突变　错义突变是指碱基序列的改变产生了编码不同氨基酸的错义密码子。根据突变氨基酸的种类及在蛋白质结构中所处的位置，有的错义突变可严重影响到蛋白质的活性甚至致死，而有些错义突变不影响或基本不影响蛋白质的活性，不表现出明显的性状变化，这种突变被称为中性突变。

③ 无义突变　无义突变是指碱基序列的改变使原本编码氨基酸的密码子变为终止密码子，导致多肽链在成熟之前终止合成的一类突变。无义突变通常会导致蛋白质合成链终止，造成蛋白质活性丧失。但如果突变位点靠近 3′ 端，则形成的蛋白链仍有可能保持活性。

2. 染色体畸变

染色体畸变是指染色体的结构改变，是遗传物质大范围的改变，是致突变物断裂剂引起染色体或染色单体断裂，断端不发生重接或发生错误重接所致。一般通过光学显微镜检查细胞有丝分裂中期相的染色体可以发现。断裂作用如果只发生在染色体复制过程中两条染色单体中的一条（如紫外线和大多数化学断裂剂），称为染色单体型畸变，若涉及两条染色单体（如电离辐射），则称为染色体型畸变。产生何种畸变取决于损伤发生在 DNA 复制前还是复制后。

染色体畸变的类型主要包括：

① 缺失　染色体上丢失了一个片段。

② 重复　在一套染色体里，一个染色体片段出现不止一次。

③ 倒位　染色体发生两次断裂，其中间节段旋转 180° 后再重接。如果倒位的节段是有着丝点的节段，称为臂间倒位。如长臂或短臂的某中间节段发生倒位，称为臂内倒位。

④ 易位　一个染色体片段的位置发生了改变。染色体间的易位可分为转位和相互易位。前者是指一条染色体的某一片段转移到了另一条染色体上，即单向易位，而后者则是指两条染色体间相互交换了片段，较为常见。

此外，还有断裂、环状染色体和双着丝粒染色体等异常类型。

3. 染色体数目异常

基因组中染色体数目的改变称为染色体数目异常，也称为基因组突变。

在细胞分裂过程中，如果染色体出现分离异常或复制异常就会导致细胞染色体数目异常。染色体数目异常包括非整倍体和多倍体。染色体数目异常是以二倍体细胞为标准进行命名，非整倍体是指增加或减少一条或几条染色体；而多倍体是指以染色体组为单位的增加。例如，人类体细胞正常为二倍体（$2n$），有 46 条染色体。如果细胞有 45 或 47 条染色体，定义为非整倍体。如果有 69 条染色体，定义为多倍体，此为三倍体。21- 三体综合征又称唐氏综合征是最常见的严重出生缺陷病之一。患者有 3 条 21 号染色体，染色体数目为 47 条，即该病由非整倍体所引起。

三、致突变作用机制

致突变物可诱发基因突变、染色体畸变和染色体数目异常。致突变物作用于体细胞，引起体细胞突变，可能与肿瘤的发生有关；如果生殖细胞发生突变，可发生不孕、流产、死胎和新生儿死亡及畸形儿出生等。因此，深入了解致突变作用的机制及后果十分必要。目前比较公认的致突变机制是 DNA 损伤—修复—突变模式。除以 DNA 为靶点的损伤机理外，还有靶向 DNA 修复系统和细胞分裂过程的损伤。

1. 致突变物引起 DNA 结构改变

致突变作用的基础是 DNA 结构的化学性质或物理性质的改变。不同的 DNA 损伤所致突变的类型不一。

（1）DNA 烷化　对 DNA 和蛋白质都有强烈烷化作用的物质称为烷化剂。常见的烷化剂有乙基亚硝基脲、硫酸二甲酯、氮芥等，烷化剂所致甲基损伤表现为错配。烷化剂提供甲基或乙基等烷基与 DNA 共价结合的过程称为烷化作用。目前认为，最常发生烷化作用的是鸟嘌呤 N-7 位（图 7-1），其次是 O-6 位。

在烷化过程中，甲基化是相对容易发生的突变。鸟嘌呤 O-6 甲基化可引起 DNA 复制过程中的配对错误，在结果上引起碱基错配。O-6 鸟嘌呤通常易与胸腺嘧啶错配，该变化与肿瘤发生有关。除此之外，N-7 甲基化的鸟嘌呤会造成碱基与脱氧核糖结合力下降，引起碱基脱落，在 DNA 结构上造成无嘌呤位点，称为 AP 位点。AP 位点同样可引起碱基错配或 DNA 链结构异常。

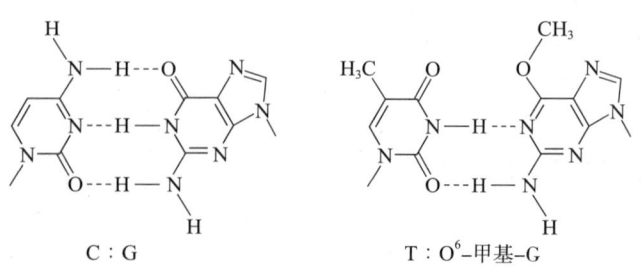

图 7-1　鸟嘌呤 O-6 甲基化后的碱基配对

（2）平面大分子嵌入 DNA 链　有些外源化学物能嵌

入 DNA 单链的碱基之间或 DNA 双螺旋结构的相邻多核苷酸链之间，称为嵌入剂。若嵌入剂插在 DNA 模板的两个相邻碱基之间，在合成新链时必须有一个碱基插在该嵌入剂相应的位置上，而该碱基的插入未经碱基互补配对的选择，因此是随机插入的。这种碱基插入会导致在进行下一轮复制的时候必然增加一个碱基，这样易造成移码突变。如 9- 氨基吖啶可以结合到 DNA 分子上，插入临近的碱基对，使 DNA 链发生排列参差，以不等交换取代了原本同源部分对齐的交换。结果会导致 DNA 一个碱基对增多，一个碱基对减少。

（3）碱基类似物取代　有些化学物的结构与碱基非常相似，称碱基类似物。在细胞周期的 DNA 合成期（S 期），它们能与正常的碱基竞争，取代其位置，引起碱基置换，如 5- 溴脱氧尿嘧啶核苷取代胸腺嘧啶，2- 氨基嘌呤取代鸟嘌呤。

（4）改变或破坏碱基的化学结构　有些化学物可通过氧化作用损伤碱基结构，有时还可以引起 DNA 链断裂。它们主要是改变 DNA 中核苷酸的化学结构，其作用与 DNA 复制无关。例如，亚硝酸盐能使腺嘌呤和胞嘧啶发生氧化脱氨，生成次黄嘌呤和尿嘧啶；羟胺使胞嘧啶 C-6 的氨基变为羟氨基。

（5）二聚体的形成　在紫外线和一些化学物作用下，DNA 同一条链上两个相邻的嘧啶核苷酸会发生共价连接，形成嘧啶二聚体。胸腺嘧啶二聚体（TT）是主要的二聚体类型，此外还有胞嘧啶二聚体（CC）及胞嘧啶 – 胸腺嘧啶（CT）二聚体。二聚体不能作为复制模板，严重影响 DNA 复制和转录，可能引起细胞死亡。

（6）DNA 加合物的形成　加合物是活性化学物质与细胞大分子之间通过共价键形成的稳定复合物，通常很难用一般的化学或生物学方法使其解离。加合物是在化学诱变剂等化学性质活泼的物质作用下，与蛋白质或核酸分子中的亲核物质发生结合反应而形成的。如苯并芘经混合功能氧化酶催化形成 7,8- 二氢二醇 -9,10 环氧化物，后者为强亲电剂（图 7-2），可与 DNA 共价结合生成加合物，这种加合物多以多个小分子结合到 DNA 大分子上的形式存在，因此分子量大，对 DNA 结构的影响大，易引起 DNA 构象改变，诱发突变并引起致癌作用。

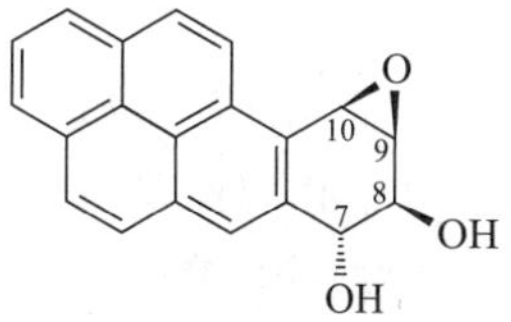

图 7-2　可形成 DNA 加合物的 7,8- 二氢二醇 -9,10 环氧化物

（7）交联物的形成　DNA- 蛋白质交联物（DPC）通常指 DNA 与组蛋白等核蛋白在烷化剂及部分重金属的作用下形成的交联产物。由于组蛋白的可变修饰对维持染色质的结构、调节基因表达至关重要，DPC 的形成破坏了组蛋白和 DNA 的结构联系方式，造成 DNA 构象和功能的损伤。同时，DPC 的存在阻止了 DNA 修复系统的正常功能，导致突变率增加。

2. 致突变物影响 DNA 合成和修复系统

（1）DNA 修复系统的损伤　DNA 修复是指从 DNA 链上除去被修饰的碱基、核苷酸或基团，在错误碱基或基团被除去后，通过各种修复机制重新插入。常见的 DNA 修复过程有：O-6- 甲基鸟嘌呤 -DNA 甲基转移酶修复、碱基切除修复、核苷酸切除修复、双链断裂修复、错配修复等。其中核苷酸切除修复是最主要的 DNA 修复方式。DNA 的修复系统的损伤通常与突变发生率正相关。DNA 修复依赖于酶的特异性作用，因此各种原因导致的酶失活可引起 DNA 修复系统的损伤。

有一种特殊的 DNA 修复方式称为易错修复，如在大肠杆菌中阻止 DNA 复制的损伤可诱发 SOS 修复系统，即诱导细胞产生特殊的 DNA 聚合酶，以不严格的碱基配对使复制通过损伤部位。通过 SOS 修复，细胞得以存活，但在此过程中常导入错误的碱基。该种机制属于损伤耐受机制，相对于损伤修复机制，损伤耐受机制不清除 DNA 损伤，不完成修复，但有助于机体存活。易错修复的发生与突变发生率正相关。

（2）DNA 高保真复制的损伤　DNA 高保真复制需多种酶参与。高保真复制关键依赖于 DNA 聚合酶 3′ → 5′ 的外切酶活性。高保真复制可有效降低自然突变率，而其过程中的任何一个环节损伤，均可能损害 DNA 的高保真性，且有可能引起突变。

3. 致突变物影响细胞分离过程

染色体数目改变的直接原因是染色体行动分离或复制异常，主要涉及细胞分裂过程的损伤，如纺锤体中微管蛋白的合成与聚合、微管结合蛋白合成与功能发挥、细胞分裂纺锤纤维的功能发挥、与着丝粒有关的蛋白质作用、极体复制与分离、减数分裂时同源染色体联合配对和重组等。其中纺锤体的损伤是关键。纺锤体是细胞分裂时的重要结构，它由微管组成，主要起排列与分裂染色体、决定胞质分裂的分裂面的作用。对纺锤体起损伤作用的分子机制大致有以下几种：

（1）与微管蛋白二聚体结合　微管蛋白二聚体是构成纺锤体的基本成分，外源化学物如秋水仙碱、长春新碱可与微管蛋白二聚体结合，妨碍微管的正确组装，抑制细胞分裂，导致细胞染色体不分离。

（2）与微管上的巯基结合　某些外源化学物可与微管蛋白上的巯基结合，影响微管功能。不同化学结构的物质，与微管蛋白不同部位的巯基结合，如苯基汞与着丝粒微管结合，甲基汞易与极间微管结合，结合可造成多种后果，通常是使细胞分裂被部分抑制，即造成非整倍体。

（3）损坏已组装好的微管　外源化学物有多种方式破坏微管。秋水仙碱、灰黄霉素、长春花碱可与微管结合蛋白结合，虽然结合点和作用方式不尽相同，但均可使已组装好的微管解聚；毛地黄皂苷可使蛋白质变性从而破坏微管；异丙基 –N– 氨基甲酸苯酯通过对细胞分裂和 DNA 合成的复杂作用使微管失去定向能力。

（4）妨碍中心粒移动　秋水仙碱能妨碍有丝分裂早期两对中心粒的分离和向两极移动。

（5）其他作用　N_2O 亦可产生与秋水仙碱作用相同的后果，但观察不到微管组装受抑制、微管破坏、中心粒位置不正常等现象。

4. 突变的后果

致突变作用的后果取决于所作用的靶细胞的类型，主要是针对体细胞和生殖细胞的危害不同。体细胞多是二倍体细胞，发生致突变作用之后其损伤不会遗传给子代；而生殖细胞的突变则具有可遗传性。

（1）体细胞突变的后果　体细胞突变的后果根据作用对象是胚胎还是出生后个体有明确的区分。对于出生后个体来说，体细胞突变可能导致良性肿瘤、恶性肿瘤和细胞衰老。良性肿瘤的发生通常不会对机体造成致命的后果，但却可能引起一系列疾病样反应，如造成动脉硬化等。而恶性肿瘤的发生多是由遗传毒性致癌物的作用引起，突变对象多为抑癌基因和原癌基因，突变方向为引起前者失活和使后者通过点突变、易位、扩增等方式被激活。细胞衰老是指细胞在执行生命活动过程中，随着时间的推移，细胞增殖与分化能力和生理功能逐渐发生衰退的变化过程。细胞衰老过程受到机体遗传元件的严格调控，这些元件的突变可能会引起早衰和未知疾病。

对于发育中的胚胎来说，体细胞突变的后果会引起不同类型的发育毒性。已分化的胚胎细胞受损可能引起胚胎致死作用或者功能不全与代谢异常；而未分化的胚胎发生基因突变则可能引起致畸作用、胚胎致死作用或者功能不全与代谢异常。因此，致突变作用是引起致畸作用的机制之一。

（2）生殖细胞突变的后果　如果突变发生在生殖细胞，无论其发生在任何阶段，都可能会对后代产生影响。生殖细胞突变的后果可分为致死性突变和非致死性突变，又可分为显性突变与隐性突变。基于显性 / 隐性、致死 / 非致死突变的组合，可带来四种生理结局。显性致死突变可引起流产或死胎，通常使精子不能受精，或者孕体在着床前后死亡；隐性致死突变若出现纯合子则可能引起死亡，若为杂合子，则主要的生理后果是生育功能障碍；显性非致死突变，将造成子代遗传病发病率增加或产生新的遗传病；隐性非致死突变不会直接引起子代的遗传疾病，却能够增加一个群体基因库中的遗传负荷。遗传负荷，是生物群体中由于有害等位基因的存在而使群体适应度下降的现象。

四、致突变作用的评价方法

致突变作用的评价主要是对遗传物质的损伤进行检测，包括基因突变、染色体畸变和染色体数目改变。目前已有致突变作用评价方法 200 多种，食品中外源化学物致突变作用评价较常用的方法约 20 种。最常见的致突变试验包括细菌回复突变试验、微核试验等。

1. 鼠伤寒沙门氏菌回复突变试验（Ames 试验）

鼠伤寒沙门氏菌回复突变试验是目前应用最广泛的检测基因突变的试验，也是应用最广泛的致癌物初筛试验。它是由美国加利福尼亚大学的 Ames 教授在 1979 年建立并完善的，又称 Ames 试验。

（1）原理 Ames 试验以鼠伤寒沙门氏菌组氨酸营养缺陷型突变株作为试验菌株，该缺陷株在组氨酸操纵子中有一个突变，无法合成自身生长必需的组氨酸。该缺陷株可以发生回复突变，即通过回复到野生型而具有在无组氨酸的选择培养基中存活的能力。通过计数诱变的回复菌落数即可判断化学毒物的致突变性（图 7-3）。

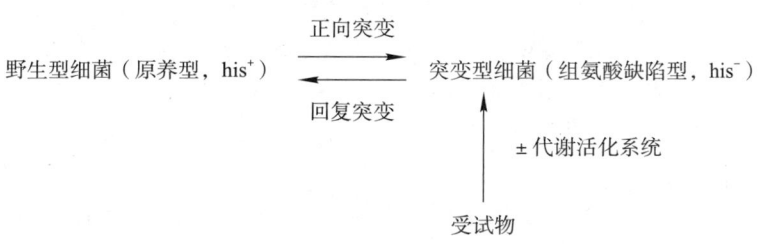

图 7-3 Ames 试验原理示意图

（2）菌株 试验中可供选用的测试菌株有多种，在不同的基因中携带突变，各有不同特性，有的测定碱基置换，有的测定移码突变，有的两者都可测定。不同菌株的检出能力也不同，因此试验中菌株也要配套。Maron 和 Ames 于 1983 年推荐 TA97、TA98、TA100 和 TA102 组合。不同菌株对应和测试的突变类型不同，如 TA97 和 TA98 用来检测移码突变，TA100 检测碱基置换突变，TA102 对醛、过氧化物及 DNA 交联剂较为敏感。

（3）方法 Ames 试验过程中应特别注意的是活化系统的使用。由于很多致突变物是在哺乳动物体内经肝代谢活化后才具有的终突变性，因此研究某受试物的致突变作用必须将其置于代谢活化的体系中才能模拟或接近真实的生理情境。而作为原核生物，鼠伤寒沙门氏菌中缺乏哺乳动物的代谢酶，因此在进行 Ames 试验时必须选择加入代谢活化系统。最常用的活化系统是 S9 混合液。它是由多氯联苯诱导后的大鼠肝匀浆，于 9 000 g 速度离心，所得的上清液 S9，加上 NADP 及葡萄糖 -6- 磷酸等辅助因子，构成代谢活化系统。除 S9 以外，其他常用的代谢活化系统包括完整的大鼠肝原代细胞以及纯化酶和基因工程。纯化酶指的是分离纯化得到的 CYP450、谷胱甘肽转移酶、过氧化物酶。基因工程指的是将人的 CYP450 基因插入组合细胞内，再进行致突变试验，使细胞具有代谢活化系统。

Ames 试验的方法可分为点试验法、平板掺入法及预培养平板掺入法。Ames 试验方法的特点是快速简便，也较为准确。经对多种物质进行 Ames 试验初筛后，发现约 90 % 的致癌物具有致突变作用。

2. 哺乳动物红细胞微核试验

微核与染色体损伤有关，是在细胞分裂后期，不能进入子细胞核的染色体断片或滞留的染色体，在子细胞胞质内形成的一个或几个规则的次核，比主核小，故称微核。微核试验通过观察有微核的细胞率检测 DNA 断裂剂和非整倍体诱变剂。其灵敏度与细胞遗传学试验基本相同，但其观察技术简易而省时，故发展迅速。可用于微核试验的细胞很多，目前在常规检测中最常用的是小鼠骨髓多染红细胞微核试验。嗜多染红细胞（PCE）是红细胞成熟的一个阶段。哺乳动物红细胞主核排出，因此整个细胞可保持嗜碱性 24 h，然后成为正染红细胞，并进入外周血。因此，微核试验重点是定位多染红细胞，并在这个细胞类群中计算微核的出现率。

哺乳动物红细胞微核试验的细胞通常取自小鼠，除在设置不同剂量的暴露组之外，还要设阴性对照组和阳性对照组（常用环磷酰胺）。试验结果通过统计产生微核的细胞比例来获得。如果试验组微核细胞率显著高于阴性组，并且表现出剂量 – 反应关系时，则可认为受试物对该试验动物的染色体具有损伤作用。

3. 其他

其他常见的致突变试验包括哺乳动物染色体损伤试验（OECD473，检测染色体和染色单体层面的结构异常）、小鼠淋巴瘤 tk 试验（OECD490，检测增殖缓慢的小克隆和正常增殖的大克隆）等。

4. 致突变试验中的结果判定

（1）对照的设定　遗传毒理学试验中均应设计阴性和阳性对照。

（2）体外活化系统　如前所述，常用的代谢活化系统包括哺乳动物细胞介导、S9、纯化酶和基因工程等。代谢活化系统在遗传毒理学研究中不可或缺，因为很多致突变物为间接致突变物，即其毒性通过 P450 的代谢活化作用才能激活。

（3）结果判定　阴性结果的判定条件：最高剂量应包括受试物溶解度许可或染毒途径许可的最大剂量。如该剂量毒性很大，则体内试验和细菌试验应为最大耐受量；各剂量组的间距不应过大。满足上述条件，如实验组与阴性对照组的数据仍然不具备统计学差异，则认为其不具有致突变性。阳性结果的判定条件：①实验组与阴性对照组的数据具有统计学上的显著性差异；②应有剂量 – 反应关系。

第二节　食品中外源化学物的致癌作用及其评价

一、概述

肿瘤的发生通常是环境因素与遗传因素相互作用的结果。人类肿瘤的发生 90% 与环境因素有关，环境因素包括物理因素、生物因素、化学因素等，其中化学因素是主要因素。

致癌作用是指致癌物引起或诱导正常细胞发生恶性转化并发展成为肿瘤的过程。当环境致癌物为化学物时则称为化学致癌作用，具有这类作用的化学物质称为化学致癌物。一般认为致癌物使正常体细胞遗传物质 DNA 的结构和功能发生改变，引起基因突变；或不改变 DNA 结构，但使基因调控失常，体细胞失去分化能力。

二、化学致癌过程

肿瘤的发生是多因素、多基因综合作用的多阶段过程。人类流行病学研究资料表明，从接触致癌因素到肿瘤的发生直至出现相应的临床症状前，都有一个相当长的潜伏期，平均 15 ~ 20 年。目前认为多阶段化学致癌可分为引发、促长和进展三个阶段，即不可逆的细胞改变（引发），启动细胞的克隆增殖（促长）以及侵犯性和转移表型的获得（进展）三个阶段（图 7-4）。

1. 引发阶段

引发阶段是化学致癌作用的第一步，是指化学物或其活性代谢物（亲电子剂）与细胞 DNA 靶位点作用，导致单个细胞或少量细胞发生永久性的、不可逆的遗传性改变。此种细胞称为"引发细胞"，诱发细胞突变的因素称为引发剂。引发剂可以直接改变细胞遗传物质 DNA 的成分或结构，

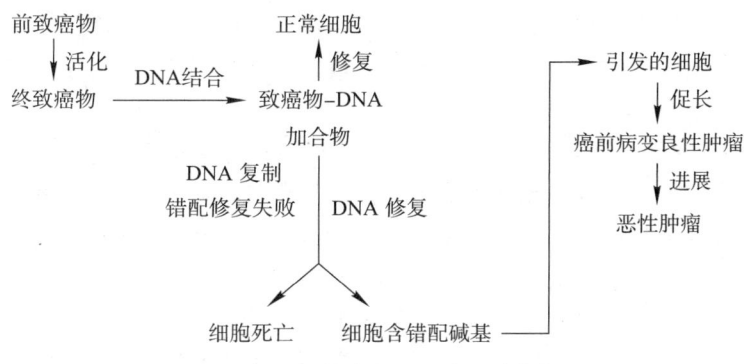

图 7-4　化学致癌过程的主要阶段

一般一次接触即可完成，其作用无明确的阈剂量。在引发阶段，细胞在各种致癌因素作用下，发生基因突变或表观遗传变异，导致异常增生的单个克隆癌细胞的生成，从而引发致癌过程。

引发阶段历时很短。引发作为一个突变事件，需要一次或多次细胞分裂来将其"固定"，引发所确定的基因型和（或）表型是不可逆的。但并非所有的引发细胞都将发展成肿瘤，因其中大多数将经历程序性细胞死亡（凋亡）。引发细胞不具有生长自主性，因此不是肿瘤细胞。引发剂本身有致癌性，大多数是致突变物，引发作用是不可逆的并且是累积性的。

2. 促长阶段

机体在引发阶段后，生成了异常增殖的单个克隆癌细胞。此后，在一种或多种促癌物质的不断作用下，表型发生了改变，获得了恶性肿瘤细胞的各种性状表达的过程称为促长阶段。促长阶段是引发细胞增殖成为癌前病变或良性肿瘤的过程。这个过程涉及选择性地促使细胞增殖的某些遗传或非遗传的改变。具有促癌作用的因素称为促长剂或促癌剂，促长剂是通过刺激细胞增生使启动的细胞发展进入促长阶段，其本身无或仅有极微弱的诱发肿瘤作用，但反复使用能刺激细胞分裂，形成肿瘤，或在引发剂作用后再以促癌剂反复作用，以刺激细胞分裂，方可促使肿瘤发生。促长剂通常是非致突变物，影响引发细胞的增殖，导致局部增殖并引起良性局灶性病理损害如乳头瘤、结节或息肉，仅少数细胞发生进一步突变发展为恶性肿瘤。促长阶段历时较长，早期有可逆性，晚期为不可逆的。

3. 进展阶段

进展阶段是指由引发细胞群（癌前病变、良性肿瘤）转变为恶性肿瘤，并进一步演变成更具恶性表型或具有侵袭特征的肿瘤的过程。主要表现为细胞自主性和异质性增加、生长加速、侵袭性加强、出现浸润和转移的恶性生物学特征。当细胞开始失去维持核型稳定的能力并出现染色体畸变时，即进入进展期。核型不稳定性进一步促进肿瘤细胞的生长和恶性表型的发展，同时引起细胞代谢调节功能的改变，并赋予肿瘤细胞逃避机体的免疫监视等功能。

兼有引发剂、促长剂和进展剂作用的化学致癌物可称为完全致癌物，否则为不完全致癌物。

虽然化学致癌通常分为三个阶段，但实际上这是一个漫长复杂的过程，受体内外多种因素的共同影响，不同的癌所发生遗传学改变的关键基因种类、数目和顺序都是不同的。这些都提示可能存在多种基因功能异常的途径或模式导致癌变。

三、致癌作用机制

1. 体细胞突变学说

斯拉德根据电离辐射能引起基因突变并缩短动物的寿命这一实验现象，提出了体细胞突变学说。其核心是肿瘤是从单个细胞经突变积累的多阶段过程而形成的，每一个癌细胞均具有形成恶性肿瘤的能力。该学说是化学致癌机制学说中最经典的学说。其主要依据是：①致癌物代谢活化后生成的 DNA 加合物诱导基因突变；②大多数的致癌物在致突变实验中呈阳性；③DNA 修复缺陷可以导致肿瘤发生；④在许多肿瘤组织中发生染色体畸变或基因组不稳定性；⑤肿瘤细胞来源于单细胞克隆；⑥癌基因的突变以及抑癌基因突变或缺失在肿瘤细胞中普遍存在，而且突变的基因型可以通过细胞分裂传递给子代细胞。

致癌因素引起细胞的遗传学改变包括基因突变、基因扩增、染色体重排和非整倍性，一般认为基因突变或染色体畸变的逐渐积累是肿瘤形成的必要条件。此外，大量研究发现基因点突变和染色体重排在某些肿瘤中使原癌基因激活或使抑癌基因失活。在环境有害因素作用下，部分原癌基因发生改变，引起异常激活而成为癌基因。与肿瘤发生关系密切的还有抑癌基因，是细胞内一类能对抗肿瘤作用的基因，抑癌基因往往在细胞癌变或恶性病变的过程发生突变或纯合缺失、染色体易位，导致基因功能丧失或表达阻抑。通常情况下，抑癌基因在控制细胞生长、增殖等过程起负调控的作用，而在诱导细胞分化及诱导细胞凋亡的过程发挥正向调节的功能。点突变和染色体重排使原癌基因激活或过度表达，抑癌基因突变或失活导致细胞增殖失控，而 DNA 修复功能缺陷进一步促进基因组的不稳定性和增加患肿瘤的概率。

2. 非突变致癌机制

除突变因素外的其他因素引起的致癌过程称为非突变致癌机制。如表观遗传改变、细胞异常增生、免疫抑制、内分泌激素失衡、过氧化酶体增殖剂激活受体、肿瘤免疫监视、癌干细胞理论等。

（1）表观遗传改变　在生物体内，遗传学信息提供了生命所必需的蛋白质的模板，而表观遗传学的信息则提供了何时、何地以何种方式应用遗传学信息的指令，在时空顺序上控制基因的表达，它不涉及 DNA 序列改变但又可以通过细胞分裂遗传给子代细胞。表观遗传改变代表着致癌作用的非遗传毒性机制，它可能是独立于或伴随着遗传毒性改变的发生而发生的。表观遗传现象可能直接影响化学物的遗传毒性和致癌作用潜能。无论在整体动物肿瘤模型还是人体肿瘤细胞中都发现表观遗传变异的一些共同的特征，包括全基因组的低甲基化、某些抑癌基因和 DNA 修复基因的高甲基化以及印记丢失等。除了 DNA 甲基化修饰，非编码 RNA（ncRNA）与肿瘤发生发展密切关联的证据越来越清晰。目前对短链 ncRNA 如 siRNA 和 miRNA 的研究较为透彻，通过与靶基因互补序列的结合抑制靶基因的转录表达，间接发挥"促癌"或"抑癌"的作用，调控细胞的生物学功能。总之，表观遗传修饰改变通过调控重要通路的关键基因表达影响 DNA 损伤修复、氧化应激、细胞周期调控或凋亡等过程，参与化学致癌过程。

（2）细胞异常增生　肿瘤是正常细胞在致癌因素长期作用下，出现过度增生或异常分化而形成的新生物。与正常细胞相比，肿瘤细胞具有超常的增生能力。增生可分为良性增生与恶性增生，前者常有明显的刺激因素，且增生限于一定程度和一定时间，一旦刺激因素消除，增生则停止，但如超越一定限度，发生质变，也可演变为恶性增生。恶性增生的特点是细胞不受任何约束和控制，呈无规律的迅速生长，以致破坏正常组织器官的结构并导致功能紊乱。许多因素如慢性炎症和感染可以诱导局部组织的增生，反复的炎症刺激可使良性增生发展为恶性增生，是人类肿瘤发生的重要因素之一。研究表明慢性炎症与肺癌、胃癌、结肠癌、肝癌、前列腺癌等癌症均密切相关。临床研究发现细胞增生是许多癌前病变的共同特征，纤维化增生是慢性炎症促进肿瘤发生的一个重要的中间环节，例如，乳腺囊性小叶增生、黏膜白斑病、慢性溃疡、大肠多发性息肉、肝硬化等与恶性肿瘤发生密切相关。

（3）免疫抑制　肿瘤的发生与机体的免疫状态密切相关。例如，胸腺摘除动物和胸腺先天发育不良患者，由于细胞免疫缺陷，恶性肿瘤发病率升高；原发性和继发性免疫缺陷患者，淋巴造血系统恶性肿瘤发病率上升；大剂量化疗、放疗和免疫抑制剂的使用，降低了机体的免疫监视功能，也易引起肿瘤发生。此外，肿瘤细胞可破坏宿主的免疫功能，以保护肿瘤细胞免受宿主细胞的攻击，使肿瘤细胞能继续生长、扩散，并发生转移，这就是"避免免疫摧毁"效应。

（4）体内激素失衡　研究发现长期使用激素可导致肿瘤发生。在动物实验中观察到雌激素或孕酮可诱导大鼠和小鼠发生垂体和乳腺肿瘤。人群流行病学资料表明，长期使用激素类药物会增加肿瘤发生的危险。一些药物如己烯雌酚、抗甲状腺类药物、抗肾上腺类药物等在治疗过程中也会导致内分泌系统的失衡，继而诱发肿瘤。例如，孕妇接触己烯雌酚可导致后代睾丸癌发生率上升。一些外源化学物质可通过影响体内激素的产生、合成、释放、转运、代谢或清除，与相应的受体结合，干扰血液中激素正常水平的维持，模拟或干扰天然激素的生理、生化作用。这类物质统称环境内分泌干扰物。许多环境内分泌干扰物如多氯联苯、DDT、TCDD等是明确的致癌物，被证明具有诱发人类某些肿瘤（如乳腺癌、睾丸癌、前列腺癌、卵巢癌等）的作用。

四、致癌物分类

1. 按照化学致癌物的作用机制分类

（1）遗传毒性致癌物　大多数化学致癌物进入细胞后与DNA共价结合，引起基因突变或染色体结构和数目的改变，最终导致癌变。由于其作用的靶部位一般是机体的遗传物质，故称为遗传毒性致癌物。

① 直接致癌物：直接致癌物进入机体后，不需体内代谢活化即具有亲电子活性，能与电子密度高的亲核分子（包括DNA）共价结合形成加合物。如二甲氨基甲酰氯、β-丙烯内酯、氮芥和烯化环氧化物等。

② 间接致癌物：间接致癌物进入机体后需经代谢活化成亲电子剂后才能与DNA反应，从而发挥其致癌作用，它往往不能在接触的局部致癌，而在其发生代谢活化的组织中致癌，约95%以上的化学致癌物属于间接致癌物。如黄曲霉毒素 B_1、多环芳烃、2-乙酰氨基芴、联苯胺、亚硝胺类、氯乙烯等。

③ 无机致癌物：无机致癌物致癌机制有两个方面，一方面有些无机物是亲电子剂，很容易通过共享电子对的方式与DNA分子中富含电子的原子反应；另一方面是通过选择性改变DNA复制保真性，导致DNA的改变，如镍、钛、氡、铬、镉、镭、钴、铍、二氧化硅等。

（2）非遗传毒性致癌物　少数化学致癌物没有直接与DNA共价结合的能力，而是间接地影响DNA的结构和功能，促进基因型改变，它们的致癌作用机制主要是通过促癌细胞的过度增殖和抑制恶变细胞的凋亡而发挥致癌作用，该类致癌物称为非遗传毒性致癌物。

① 促癌剂：本身无致癌作用，在给予亚致癌剂量的遗传毒性致癌物之后再用促癌剂处理可增强致癌物的致癌作用，也可促进"自发性"转化细胞发展成癌。常见促癌剂见表7-1。

表7-1　常见的几种促癌剂及其靶组织

促癌剂	靶组织或靶器官
佛波酯（TPA，12-邻-14-烷酰佛波醇-13-乙酸酯）	皮肤
2,3,7,8-二苯并-P-二噁英（TCDD）	皮肤、肝
雌激素与雄激素	乳腺
抗氧化剂（BHT，二丁基羟基甲苯；BHA，丁基羟基茴香醚）	肝、肺、胃
苯巴比妥	肝
多肽营养性激素和生长因子（催乳素、高血糖素）	肝、皮肤、乳腺
石蜡（脂肪族烃）	膀胱
煤焦油（酚类）	皮肤、肺
2,6-二甲基苯酚	肝

② 内分泌调控剂：主要改变内分泌系统平衡及细胞正常分化，常起促长剂作用，如己烯雌

酚、雌二醇等。例如，使用人工合成的己烯雌酚给孕妇保胎时，可能使其后代青春期女性阴道透明细胞癌发生率显著增高。

③ 免疫抑制剂：免疫抑制剂或免疫血清的使用均能使白血病或淋巴瘤的发生率增加，但实体肿瘤的发生率无明显改变。

④ 细胞毒剂：可能引起细胞死亡，导致细胞死亡的物质可引起代偿性增生，以致发生肿瘤。

⑤ 过氧化物酶体增殖剂：过氧化物酶体是由一层单位膜包裹的异质性的细胞器，普遍存在于真核生物的各类细胞中，但在肝细胞和肾细胞中数量特别多。具有使过氧化物酶体增生的各种物质都可能诱发肝或肾肿瘤。

⑥ 固体物质：化学致癌活性较弱的固态物质，其物理性状适宜（如片状光滑物）时会提高癌症发生率。作用机理可能是固态物质可刺激上皮成纤维细胞的过度增殖。例如塑料、石棉等。

遗传毒性致癌物和非遗传毒性致癌物有明显区别（表7-2），但并不绝对。有些化学物达到一定剂量时，既具有启动剂（遗传毒性）的作用同时也具有促癌剂（非遗传毒性）的活性。如苯并 [a] 芘，大剂量时兼有启动剂和促癌剂的作用，而小剂量时仅有启动剂的作用。

表 7-2　遗传毒性致癌物和非遗传毒性致癌物的区别

遗传毒性致癌物特征	非遗传毒性致癌物（促癌剂）特征
本身是致癌的（单剂量接触可以启动）	单独不致癌，必须在始发因子处理后给予才起作用
分子结构决定其活性	分子结构决定其活性
没有可察觉的剂量阈值，作用是积累的，不可逆的	每一次暴露的作用是可逆的，不积累，必须重复暴露才能保持其作用
大多数需要代谢活化，并与生物大分子共价结合	有时并不需要代谢活化或与大生物分子结合
大多数是诱变剂	不是诱变剂，但可促进已引起的突变的表达
对增殖组织的作用较强	通常引起靶组织的增生（虽然增生不是一个足够的促进刺激）
迅速地改变细胞的生物学潜能	所引起的变化是进行性的，在呈现恶化前可见到各个稳定的过渡阶段

（3）暂定不明机制致癌物　还有一些物质的致癌机制尚未明晰，它们在致突变试验中表现为阴性或可疑，而且生物转化过程非常复杂，所以暂时不能确定其能否直接作用于DNA。如卤代烃类的四氯化碳、氯仿、某些多氯烷烃和烯烃及硫脲、硫乙酰胺、硫酰胺类等。

2. 根据对人类和其他动物的致癌性分类

世界卫生组织下属国际癌症研究机构（IARC）根据人类致癌性资料（流行病学调查和病例报告）和实验动物致癌性资料，将化学物分为3类：致癌性证据充分、致癌性证据有限、致癌性证据不足。

2023年IARC根据化学物对人的致癌危险将已有资料报告的1 042种物质分成3类。

1类：人类致癌物，对人类确认致癌，126种。确证人类致癌物的要求是：①有设计严格、方法可靠、能排除混杂因素的流行病学调查；②有剂量 - 反应关系；③另有调查资料验证或动物实验支持。

2类：对人类可能致癌或致癌能力不确定的物质。又分为两类，2A类和2B类。2A类：对人类很可能致癌，94种。此类致癌物对人类致癌性证据有限，对实验动物致癌性证据充分。2B类：对人类可能致癌，322种。此类致癌物对人类致癌性证据有限，对实验动物致癌性证据并不充分；或对人类致癌性证据不足，对实验动物致癌性证据充分。

3类：对人的致癌性尚无法分类，即现有证据无法判定对人类致癌性，500种。

五、致癌作用评价方法

1. 致癌筛选试验

（1）致突变试验

用致突变试验来初筛致癌物，主要是基于许多化学致癌物都属于遗传毒性致癌物，具有致突变作用。致突变试验是通过直接检测遗传学终点或者检测导致某一终点的DNA损伤过程中伴随的现象，来确定化学物产生遗传物质损伤并导致遗传性改变的能力。根据目前对致癌机制的认识，致突变致癌物可能有多种致癌机制，因此要求试验组合尽可能反映较多的遗传学终点。

目前已有的遗传毒性试验能反映的遗传学终点包括基因突变、染色体畸变、DNA损伤和非整倍体。已建立的200多种致突变试验所用的指示生物包括细菌、病毒、霉菌、昆虫、植物、哺乳动物及培养的哺乳动物细胞等。

用于致癌物筛选的致突变试验主要包括①基因突变试验：细菌回复突变试验（Ames试验）、培养哺乳动物细胞TK或HGPRT正向突变试验。②染色体畸变试验：体外细胞系细胞遗传学试验、小鼠骨髓细胞微核试验、大鼠骨髓细胞染色体畸变试验。③DNA损伤：DNA加合物、链断裂、彗星试验、DNA修复诱导（细菌SOS反应）等。在完成上述致突变评价后，如果是阳性结果，可考虑是潜在的遗传毒性致癌物，有必要进行进一步的致癌性评价。

（2）细胞转化试验

细胞转化试验指外在因素对体外培养的哺乳动物细胞所诱发的恶性表型改变，包括细胞形态、细胞增殖速度、生长特性、染色体畸变等变化。细胞转化的目的是在体外构建致癌模型，直接观察癌变的发展过程，其遗传学终点为细胞恶变。该试验既可以检测遗传毒性毒物，也可以筛查非遗传毒性毒物，这是遗传毒性组合试验所不具备的特点，可以弥补致突变实验的不足。

体外细胞转化是一个多阶段的过程，具有体内致癌过程的某些特点，最终产生在形态学、生长方式和生物化学上发生改变的细胞克隆。受试物引起的形态学改变可以作为转化的指标，需注意体内和体外代谢不同的因素。体外转化试验的终点仍属形态转化或恶性前期转化，此种转化可能发展为真正的肿瘤，也可能停滞在此阶段，不进一步恶化。因此，阳性结果仅说明受试物具有诱导细胞表型、生长特性发生改变的能力，提示受试物有致癌可能性。

近年来，利用分子生物学技术建立起来的多种人永生化细胞系为细胞转化试验提供了操作性强、重复性好、可信度高的检测系统。

2. 哺乳动物短期致癌试验

哺乳动物短期致癌试验又称为有限动物试验。国内外目前应用较多的短期致癌试验有四种：①小鼠肺肿瘤诱发试验；②雌性SD大鼠乳腺癌诱发试验；③大鼠肝转变灶试验；④小鼠皮肤肿瘤诱发试验。一般情况下，短期致癌试验适用于按照构效关系能预测靶器官的受试物。由于观察的终点不是病理确认的恶性肿瘤，而是以癌前病变如腺瘤、瘤性增生结节为主，因此大大地缩短了试验周期。肺和肝是最常发生肿瘤的器官，也是众多致癌物的靶器官，所以多数试验选用小鼠肺肿瘤诱发试验和（或）大鼠肝转变灶试验。进行短期致癌试验时，除特定要求外，应遵从长期动物致癌试验的一般要求。任一试验的阳性结果，其意义与长期动物致癌试验相当。由于试验期短，又未检查其他器官和系统，特别是皮肤肿瘤和乳腺癌的诱发试验仅适用于较小范围的化学物质类型，所以哺乳动物短期致癌试验阳性结果意义较大，而阴性结果的意义较弱。

3. 哺乳动物长期致癌试验

哺乳动物长期致癌试验又称哺乳动物终身试验，此试验是确认动物致癌物较为可靠的方法。在啮齿类动物中，进行1.5～2年的试验即相当于人类大半生的时间；而且动物试验能严格控制试验条件，排除混杂因素的影响。因此哺乳动物长期致癌试验在致癌作用评价中的地位是任何其他体外试验所不能替代的。但是动物试验也有其局限性，如花费大、周期长、动物使用数量大、暴露水平高、染毒的方式不能完全模仿人类的实际暴露途径等，因此试验结果外推到人存在一定不确定性。在实践中，一般会参照国内外组织机构发布的致癌试验指导原则，结合受试物的特点，制订试验系统的选择、剂量设计、检测指标、终止条件等方案。

4. 转基因动物致癌试验

转基因动物是指借助基因工程技术把外源目的基因导入生殖细胞、胚胎干细胞和早期胚胎，并与受体染色体稳定整合，使之经过各种发育途径得到能把外源目的基因传给子代的动物个体。转基因动物还包括利用同源重组或 RNA 干扰等方法获得的基因剔除动物。近些年来，转基因动物模型已经得到了广泛的使用，并且受到了越来越多的关注。转基因动物致癌试验的优势在于：①时间更短，一般只需要 6 个月。②有益于动物福利，可以减少试验动物用量以及减少与年龄相关的死亡率和试验动物的痛苦。③节约受试物样品量。④节约大量的人力物力。⑤较低的肿瘤自发率和较高的动物存活率。⑥可以开展机制研究。

转基因动物致癌检测模型主要包括两种类型：抑癌基因敲除动物模型和癌基因高表达动物模型。转基因动物致癌检测模型还能用于模拟人类发生率高的肿瘤，它可以识别引起基因突变和致癌作用早期阶段的机理和途径，阐明自发肿瘤或者化学物致癌中 DNA 修复基因、原癌基因、肿瘤抑制基因、促癌因素等作用。

5. 人群癌症流行病学分析

癌症流行病学调查是确定人类致癌物的重要手段。已知的许多环境致癌物都是通过人群流行病学调查发现的。由于化学致癌的潜伏期很长，对人类短至几年，长达 20～30 年。采用人群流行病学调查方法来确定一种新化学物是否为致癌物，往往需要追踪观察很长时间。而且肿瘤发生的病因复杂，人群的环境接触以多因素、长期、低剂量的暴露为特征，因此对于绝大多数的外源化学物，相关的流行病学研究资料是有限的，基于人群流行病调查确定癌症具有很多缺陷，多种方法综合评价化学物的致癌性将是一个重要发展趋势。

第三节　食品中外源化学物的发育毒性和致畸作用及其评价

一、概述

发育毒性是外源化学物引起的特殊毒性之一。发育毒理学是研究发育生物体在受精卵、妊娠期、出生后直到性成熟的发育过程中接触外源化学物导致的异常发育结局及其作用机制的科学。发育毒理学包括发育暴露、毒物动力学、毒作用机制及可能导致健康损害效应的结局等方面的研究。从概念上看，发育毒性可分为胚胎死亡、生长迟缓、功能不全或代谢异常、致畸作用。其中，致畸作用是最受关注的"三致"作用之一，且发育毒性评价内容多是受试物的致畸性。

外源化学物的发育毒性有其自身的特点。由于内分泌系统对生殖发育过程的严格调节作用，发育毒性通常与内分泌系统及神经系统对内分泌系统的调节有关。与生殖发育有关的内分泌系统主要指的是下丘脑－垂体－睾丸轴或下丘脑－垂体－卵巢轴。另一方面，相较于其他毒性，生殖发育毒性的剂量－反应关系更加复杂，且相对敏感。一定剂量的外源化学物对机体其他系统或功能尚未造成损害作用时，生殖系统的某些环节可能已经出现损伤。

发育毒性尤其是致畸作用受到的关注越来越多。现有研究表明，人类妊娠中总的流产率约为 15%～20%。虽然目前早孕诊断技术的发展提高了可识别的畸形率，但婴儿出生时有严重缺陷的比例仍达到 2%～3%，轻微缺陷占 14%，低体重占 7%。在致病因素中，绝大多数因果关系不明，但仍有约 8% 源于母体疾病、感染和化学物暴露等因素，其中化学物暴露主要指药物和食品成分暴露。目前，在动物致畸试验中测试的化学物超过 4 000 种，其中 66% 无致畸性，7% 在一种以上物种中表现出致畸作用，9% 可重复出现致畸作用。

二、发育毒性和致畸性

1. 基本概念

（1）发育毒性　发育毒性指出生前由母体和（或）父体接触外源性理化因素而引起，在子代到达成年之前显现的有害作用。发育毒性的主要表现包括死胎、结构畸形、生长迟缓、功能不全。能够产生发育毒性的物质称为发育毒物。

（2）胚胎致死作用　某些环境因素在一定剂量范围内，可在胚胎发育期间对其造成损害，并引起死亡。胚胎致死作用包括发育中胚胎死亡或囊胚着床前丢失，或着床后发育到某一阶段死亡。

（3）致畸作用　畸形是指发育生物体解剖学上形态结构的缺陷。严重畸形对外观、发育、生理功能和寿命可产生明显有害影响，轻微畸形影响轻微或无影响。致畸性是指受试物在器官形成期暴露会引起子代永久性结构异常的性质。能引起畸形的环境因子称为致畸物。致畸物引起子代畸形的作用称为致畸作用。如果诱发的畸形是在无明显母体毒性剂量下出现的，那么该物质就是一种特定的或选择性致畸物。评定外源化学物是否具有致畸作用的试验称为致畸试验。在一般情况下，引起胚胎或胎仔死亡的剂量较引起致畸作用剂量高。

（4）生长迟缓　生长迟缓是指胚胎与胎仔在外源化学物的影响下比正常发育更为缓慢的现象。一般认为胎儿的生长发育指标低于正常对照均值的 2 个标准差即可认定为生长迟缓。

（5）功能缺陷　包括生理、生化、代谢、免疫、神经活动及行为的缺陷或异常。机体很多功能在出生后一段时间才发育完全，因此功能缺陷往往要在出生后一段时间才能发现，如视力障碍、听力障碍、生殖功能障碍等。有时把子代对某些疾病的易感性增强也归于发育毒性，如孕期接触己烯雌酚，女性后代易患青春期阴道癌等。

2. 发育毒性的作用特征

（1）发育毒性的阶段性

不同的外源化学物作用于不同发育阶段，会产生不同效应。特定毒物产生特定不良结局有特定的暴露期（窗口期）。虽然发育毒物的毒作用同样符合毒理学的一般性原则，但是在描述毒物的发育毒性时，首先要考虑的是发育毒物的关键敏感期，即孕体所处发育阶段决定了发育毒物的作用性质。

具体来看，着床前暴露于外源化学物通常导致胚胎死亡，称为着床前丢失。器官形成期是发生致畸作用的关键时期，也成为致畸敏感期。器官形成变化需要细胞增殖、迁移、细胞间交互作用和形态发生的组织改造，因此较易受到致畸物的作用而产生结构畸形。此外，器官形成期染毒也容易引起胚胎死亡。器官形成（以硬腭闭合为标志）后即进入胎儿期，直到分娩。胎儿期以组织分化、生长和生理学成熟为基本特征。在胎儿期接触发育毒物有可能产生功能不全或代谢异常，也有可能引起胚胎死亡。围生期和出生后发育期易发生功能缺陷和代谢异常，且通常需要在出生后一段时间内才能发现。

不同发育时期与发育毒性后果的对应关系如表 7-3 所示。

表 7-3　不同发育时期与发育毒性后果的对应关系

发育时期	发育毒性后果
着床前期	胚胎死亡
器官形成期	致畸作用；胚胎死亡
胎儿期	功能缺陷与代谢异常；胚胎死亡
围生期和出生后发育期	功能缺陷与代谢异常

（2）母体毒性与发育毒性的联系

与发育有关的生理过程较为复杂，其中母体毒性对胚胎发育的影响是其中一个重要方面。母体毒性是指化学毒物对母体产生的损伤作用，表现为增重减慢、功能异常、出现临床症状甚至死亡。大多数的发育毒性是直接的，但某些发育毒性也可能是间接通过对母体及胎盘的毒性而发生，或者是直接、间接效应的组合。

母体毒性与发育毒性的关系通常有4种类型：①具有发育毒性，但无母体毒性。表示致畸作用与母体毒性无关，有特定作用机制。此类化学物最容易被忽视也最危险。②出现发育毒性也出现母体毒性。如果发育毒性只在母体毒性存在时才能被观察，说明发育毒性效应可能是间接的，往往不具有特定的致畸机制。许多已知的人类发育毒物包括乙醇和可卡因，主要在母体毒性水平对胚胎产生损害，它们的发育毒性可能部分源于母体机体稳态破坏所引起的次生效应。如酗酒者通常营养不良，而且酒精影响胎盘的营养物质转运，引起胎盘毒性，可增加对胚胎的直接效应。一般来讲，能引起胎盘毒性的化学物通常在不同程度上表现出对胚胎的发育毒性。③具有母体毒性，但不具有致畸作用。这类物质在妊娠期很容易引起警觉，但不具备致畸作用。④既无母体毒性，也没有发育毒性。这种化学物应该注意剂量效应，重点关注在一定剂量范围内的毒理学特征。

3. 致畸作用的毒理学特点

在发育毒性的范畴之内，致畸作用表现出其特殊的毒理学特点。

（1）器官发生期的胚胎对致畸物最为敏感

在致畸作用中，对致畸物最为敏感的阶段是器官发生期，一般称为关键期。在器官发生期，致畸物与胚胎接触也可能造成形态结构异常或者死胎。在常用试验动物中，自受精日计算，大鼠器官发生期为 9～17 d，小鼠为 7.5～16 d，家兔为 11～20 d。

（2）剂量－反应关系较为复杂

致畸性和发育毒性的剂量－反应关系受到活产幼仔的限制、各种发育毒性表现的交叉等而呈现出十分复杂的特征，并且因化学物的类型、暴露的时间和剂量的不同而不同（图7-5）。主要形式有：①除了在较高剂量几乎全部胚胎死亡外，正常胎、生长迟缓和结构畸形同时存在。对某些化学物，低剂量导致生长延迟，剂量增加导致畸形和致死，这些终点能表征逐渐增加的毒性效应；②在远低于胚胎致死剂量下即可出现致畸，甚至全部致畸，致畸胎儿常伴有生长迟缓。当剂量增加到远远超过全部畸形时才出现胚胎死亡，后者的剂量范围常与明显的母体毒性剂量范围重叠。这种模式表示受试物有高度致畸作用，较少见；③有生长迟缓和胚胎致死但没有畸形发生。往往生长迟缓首先出现，曲线较平缓，较大剂量才出现胚胎死亡，其曲线较陡，近乎于"全或无"。表明胚胎的存活有明显的界限值。出现这种曲线时，应在开始生长迟缓到致死的剂量之间多设几组重复试验，以确证无畸形。除非被证明是由于结构畸形而造成死亡，这类化学物可被认为是有胚胎毒性（包括胚胎致死性）的，但不具有致畸性。

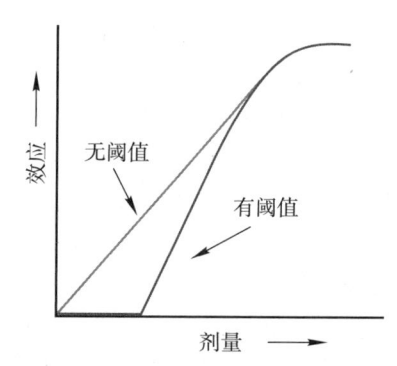

图7-5 致畸作用可能的剂量效应曲线

（3）物种差异及个体差异在致畸作用中体现得较为明显

任何外源化学物的损害作用都存在物种以及个体差异，但在致畸作用中更突出。同一种致畸物对不同动物不一定都具有致畸作用，而且引起畸形的类型可能也不一致。种间差异在致畸作用中极为明显。同一物种动物不同品系对一种致畸物敏感性的差别也很大。

致畸作用的物种差异和个体差异，一方面是由于同一致畸物在不同物种和同一物种的不同品系动物体内代谢过程的不同所导致；另一方面也是由于致畸物主要通过母体胎盘作用于胚胎，而不同物种动物胎盘结构也不相同。因此，产生上述这些差异的根本原因是遗传因素，即基因型差异。

三、致畸作用机制

致畸作用的影响因素主要包括致畸敏感期、遗传类型、化学物的剂量以及化学物的理化性质等。致畸作用影响因素的多样性导致了其作用机制的复杂性。其主要作用机制如下。

1. **干扰基因表达**

胚胎发育过程受到多种基因高度有序的调控。发育相关基因表达受到抑制或异常表达可能引起畸形，如剔除 *Wnt-1* 基因的突变小鼠可产生中脑和后脑的畸形。近年研究表明，非基因序列改变所致基因表达水平和基因功能的改变，如 DNA 甲基化、组蛋白乙酰化、磷酸化、泛素化及染色质重塑等表观遗传学改变，也可影响胚胎的发育。

2. **基因突变与染色体畸变**

电离辐射、病毒以及能引起染色体畸变的某些化学物都有致畸作用。研究已证实，自发流产的胚胎中至少 50% 存在染色体畸变。致突变物多具有潜在致畸性，如食物中烷化剂、亚硝酸盐、多数致癌物有致畸作用。胚胎体细胞突变所致畸形不能遗传，但胚胎生殖细胞突变所致畸形可以遗传。生殖细胞染色体畸变、非整倍体或多倍体，多引起着床前丢失或吸收胎增多，也可引起不育等毒性表现。

3. **细胞损伤与凋亡**

个体正常发育过程离不开细胞增殖、分化和程序性死亡之间的平衡，任一环节被干扰都可能引发发育毒性。有些外源化学物导致的 DNA 损伤可以被修复，则细胞周期能恢复正常；但如果损伤广泛，或细胞周期抑制太久，则可能引发凋亡。有些致畸物，如细胞生长依赖激素、乙醇、抗癌药物都能促进细胞凋亡。

4. **干扰细胞通讯**

胚胎发育各阶段存在不同的通讯方式。破坏细胞通讯，可影响正常细胞生物学过程，导致畸形或其他发育毒性。目前已证实多种致畸物可以抑制细胞缝隙连接通讯，如沙利度胺的代谢活化产物可引起胚胎细胞的粘连受体下调，阻碍发育过程中细胞间及细胞与基质之间的相互作用，干扰细胞间通讯从而导致肢芽结构异常。

5. **通过胎盘毒性引起发育毒性**

已知对卵黄囊或绒（毛）膜尿囊胎盘有毒性的毒物有 46 个，包括镉、乙醇等。实验发现，将镉注入孕晚期大鼠母体中导致胎仔死亡；如将镉直接注入胎仔，尽管胎仔的镉负荷比母体给药后高 10 倍，胎仔死亡仅有轻微增加。说明镉在孕晚期通过引起胎盘毒性（坏死，减少血流）和抑制营养素传送导致发育毒性。

6. **干扰母体稳态**

某些环境因子的发育毒性及致畸作用是通过干扰母体稳态实现的。如二氟尼柳对兔的致畸作用是母体贫血造成缺氧的结果；苯妥英诱导的畸形与母体心率降低和胚胎缺氧有关；孕母缺乏代谢前体或基质也是致畸机制之一；膳食中某些营养素缺乏，特别是维生素和无机盐类缺乏易导致生长迟缓、畸形或胚胎死亡；孕妇缺碘或新生儿期缺碘可导致儿童智力低下。

7. **内分泌干扰作用**

机体的生殖发育受内分泌系统的影响较大。内分泌系统有助于维持发育过程的平衡，其在毒物作用下的功能紊乱通常与发育毒性和致畸毒性的发生频率有关。内分泌干扰物主要通过四种作用模式引起发育毒性：①作为类固醇受体的配体起作用；②改变类固醇激素代谢酶；③扰乱下丘脑－垂体激素释放；④通过目前还不清楚的模式作用。典型的内分泌干扰物己烯雌酚（DES）可导致小鼠雄性和雌性生殖道和脑畸形。

四、发育毒性与致畸作用评价试验

发育毒性研究的目的是揭示食品、化学品及药品对哺乳动物生长发育的有害影响，并将研究结果与毒理学资料联系起来，以推测对人可能造成的生育风险。发育毒性和致畸性可以采用哺乳动物发育毒性试验、人群流行病学研究和体内外替代试验等方法来评价。

1. 动物试验

动物试验的优点是容易控制试验条件，动物数量、年龄、状态以及检测指标。动物试验的适用范围较为广泛，尤其是对于不适合进行流行病学研究的化学品和药品，需要通过动物试验来预测其发育毒性。

（1）动物选择　除参照毒理学试验中动物选择的一般原则，即食性和受试物代谢过程与人类接近、体型小、易驯服、容易饲养和繁殖外，根据致畸作用的试验特点，通常优先考虑大鼠，其次是小鼠或家兔。这是因为大鼠受孕率高，每窝产仔数量多。但大鼠对化学致畸物耐受性强、易感性低，易出现假阴性结果。此外，在器官发生期初期，大鼠胎盘具有卵黄囊，在器官发生期后期，卵黄囊将转变为绒膜尿囊胎盘。有些外源化学物可以干扰卵黄囊胎盘对胚胎的正常营养过程而致畸，而人类胎盘不具有卵黄囊胎盘阶段，故可能出现假阳性结果。家兔与人类代谢功能差异较大，妊娠期不够恒定，自然畸形发生率也较高。

（2）剂量选择　一般应先进行预试验，根据预试验结果确定最终试验剂量。应最少设高、中、低 3 个剂量组，同时设溶剂对照组，必要时设阳性对照组。原则上最高剂量组应使部分动物出现某些发育毒性和（或）母体毒性，如进食量减少、体重减轻（轻度），但不至于引起死亡或严重疾病，如母体动物有死亡，死亡数量不应超过 10%。低剂量组不应出现任何可观察到的母体毒性或发育毒性作用，建议递减剂量间距 2 ~ 4 倍。试验剂量的选择参考急性毒性试验剂量、28 天经口毒性试验、90 天经口毒性试验剂量和人体实际摄入量。对于能得到 LD_{50} 的受试物，一般最高剂量不超过 LD_{50} 的 1/5 ~ 1/3，最低剂量可为 1/100 ~ 1/30。凡急性毒性较强的受试物，所采用剂量应稍低，反之可较高。对于无法获得 LD_{50} 的受试物，可以用 28 天或 90 天经口毒性试验的 NOAEL 或 LOAEL 为高剂量，往下设 2 个剂量组。如已掌握或能估计人体实际接触量，也可将实际接触量作为低剂量，并以其 10 倍左右为高剂量。若选择大鼠或小鼠为试验动物，每组怀孕动物数不少于 16 只，若为家兔则不少于 12 只，若为犬等大动物则需 3 ~ 4 只。

（3）给药方式　大鼠和小鼠一般可自受孕后第 5 天开始给予受试物，持续到第 15 天。受试物多经口灌胃给予，选用其他途径应说明理由。在特殊情况下，也可采用腹腔注射法，效果与经口类似。

（4）结果数据与致畸性分级评价　在致畸试验结果评定时，主要计算畸胎总数和畸形总数。计算畸胎总数时，每一活产幼仔出现一种及以上畸形均作为一个畸胎。计算畸形总数时，同一幼仔每出现一种畸形，即作为一个畸形；如出现两种或两个畸形，则以两个畸形计，并依此类推。计算时还要对剂量 – 效应（反应）关系加以分析。

①活产幼仔平均畸形出现率：根据出现的畸形总数，计算每个活产幼仔出现的畸形平均数。对较为重要的畸形，还可分别单独进行计数。

$$活产幼仔平均畸形出现率（\%）= \frac{畸形总数}{活产幼仔总数} \times 100\%$$

②畸胎出现率：作为畸胎的幼仔在活产幼仔总数中所占的百分率。

$$畸胎出现率（\%）= \frac{出现畸形的胎仔总数}{活产幼仔总数} \times 100\%$$

③母体畸胎出现率：出现畸形胎仔的母体在妊娠母体总数中所占的百分率。计算出现畸形母体数时，同一母体无论出现多少畸形胎仔或多少种畸形，一律按一个出现畸胎的母体计算。

$$母体畸胎出现率（\%）= \frac{出现畸形的母体数}{妊娠母体数} \times 100\%$$

在评定试验结果时，应该按每个母体为单位，即按每窝计算。根据上述试验结果评价受试物的致畸性，其分级标准如表7-4所示。

2. 流行病学研究

流行病学研究对于生殖发育毒性和致畸性的评价具有特殊价值。流行病学研究的准确性很大程度上取决于人群样本的特征。如果出生缺陷较少见、人群中暴露较少见、人群样本量小、研究周期短、生物学关联较大，就较容易建立特定暴露与损害结局间的关联。由于致畸作用研究需要很大的样本量，因此，流行病学家在研究异常生殖结局时经常面临很多难题，因此病例报告和出生缺陷监测登记对获得人类发育毒性的证据十分有用。有些发育毒物的流行病学证据早于动物数据，如己烯雌酚等。而乙醇、多氯联苯、卡马西平和可卡因的第一手证据是由分析性流行病学研究提供的。人类基因组计划的完成促使出生缺陷的遗传易感性差异信息被大量捕获。对环境诱导的易感性基因的了解，不仅可在危险度评估中提供更多的考虑因素，而且也有助于更好理解致畸物的作用机制。

3. 发育毒性的替代试验

随着整体动物试验受到越来越严格的限制，通过体外替代试验来进行发育毒性和致畸性研究越来越受到重视。常见的体外替代试验有 CK 试验、胚胎细胞微团试验、胚胎干细胞试验、体外全胚胎培养等。这些试验可用于发育毒物初筛，预测对整体动物的致畸性，发现致畸作用的靶器官、作用方式和致畸机制。

（1）CK 试验 CK 试验又称体内预筛试验，1982 年由 Chernoff 和 Kavlock 提出。CK 试验的基本原理是大多数出生前受到的损害将在出生后表现为存活力下降和生长迟缓。因此，在器官形成期以有限剂量染毒后，通过观察出生后 3 天内的新生幼仔外观畸形、胚胎致死、生长迟缓等发育毒性表现，可对新生子代进行致畸性等毒效应评估。该试验方法的优点在于：可提供常规致畸试验所不能获得的新生动物存活、生长和功能不全的资料，且终点易于观察。

CK 试验作为一种初筛方法，其策略是进行高剂量暴露。在 CK 试验中造成胎仔死亡的毒物应优先考虑进行深入的发育毒性试验，其次是影响胎仔生长的毒物。如果该试验结果阴性而且试验设计合理，原则上不做进一步的测试。

（2）胚胎细胞微团试验 利用孕第 14 天大鼠胚胎的中脑或枝芽原代细胞培养 5 天，观察受试物对微团的细胞增殖、分化及细胞间通讯（均为发育过程的关键事件）的影响。微团培养能够获取较细胞培养更有序的组织结构，能够为发育毒性研究尤其是神经毒性研究提供更接近体内的条件。

（3）胚胎干细胞试验 利用小鼠胚胎干细胞和小鼠 3T3 成纤维细胞两株细胞，通过三个观察终点（ES 细胞分化、ES 细胞和 3T3 细胞存活和增殖）预测受试物的胚胎毒性。

（4）大鼠全胚胎培养 目前已建立从受精卵到器官形成期，不同阶段的体外哺乳动物全胚培养方法。利用分离着床后早期大鼠胚胎（孕第 9.5 天）旋转培养 48 h，比较受试物和对照组胚胎形态，发现器官系统发育迟缓及畸形。

4. 致畸物分级标准

根据试验结果所确定的致畸物分级标准如表7-4所示。

表 7-4　经合组织（OECD）所建议的致畸物分级标准

分级	分级标准
1 级	已确定人类母体接触后可引起子代先天性缺陷
2A 级	动物试验结果肯定致畸，但对人类致畸作用尚未确定因果关系
2B 级	动物试验结果肯定致畸，但无人类致畸资料
3 级	尚无结论性肯定致畸证据或资料不足
4 级	动物试验阴性，人群中调查结果未发现致畸

本章总结

本章介绍了致突变、致畸、致癌作用的基本概念、毒性及作用机制和评价方法。

"三致"作用是毒理学中关键的特殊毒性。"三致"作用间存在逻辑关系，其中，致突变作用是基础，致癌作用和致畸作用是不同生理条件下的结果。致畸作用属于发育毒性的一部分，它既有发育毒性共同的特征，又有其自身独特的毒理学特征。致突变作用是针对遗传物质的突变，与DNA分子的修饰有密切的联系。致突变作用的评估试验通常也用作致癌作用的初筛。致癌作用是指环境致癌物引起或诱导正常细胞发生恶性转化并发展成为肿瘤的过程。化学致癌作用是指化学物质引起或诱导正常细胞发生恶性转化并发展成为肿瘤的过程。研究化学致癌物及其相关的致癌机制及评价方法，对于阐明癌症的本质、减少或控制食品中的致癌物、防癌抗癌和降低癌症发病率等方面具有重要意义。

课后练习

1. 发育毒性的作用特征是什么？
2. 致畸性的毒理学特点有哪些？
3. 简述 Ames 试验的原理及过程。
4. 简述化学致癌物的概念及分类。
5. 论述肿瘤发生的多阶段多基因过程。
6. 如何评价一种化学物质的致癌作用？

第八章

食品中外源化学物的免疫毒性及其评价

兴趣引导

　　针对免疫系统的毒性通常具有毒性强、作用久、范围广等特点，其中食物过敏就是一种典型的病理性免疫反应。2013 年 5 月 23 日，一架从巴黎飞往纽约的波音客机突然紧急迫降到美国缅因州某市，起因是一名 15 岁的女孩在食用了飞机餐后立即陷入了过敏性休克。原来这名女孩患有花生过敏症，而起飞前其父母已将情况告知航空公司，并为她订了一份特殊的餐食。但不幸的是，空乘人员端上来的芝士汉堡中仍然含有花生成分。事件发生后，机组人员为她紧急注射了肾上腺素，但并未能阻止病情的持续恶化。飞机降落后，女孩立即被送往当地医院，并接受了过敏性休克的治疗，最终女孩完全康复。虽然有惊无险，但这次事件引发了人们对食物过敏问题的严重担忧。

问题导向

　　该如何理解外源化学物的免疫毒性？需要哪些生物学指标来评价与免疫毒性相关联的免疫响应？

学习目标

- 理解免疫毒性的概念、类型及主要特点。
- 理解超敏反应等免疫毒性的作用机制。
- 了解自身免疫及引起自身免疫的化学物。
- 理解并掌握免疫毒性的评价方法。

第一节　免疫毒性的类型及特点

一、免疫概述

1. 免疫

免疫是人体的一种生理功能，人体依靠这种功能识别"自己"和"非己"成分，产生免疫应答，从而破坏和排斥进入人体的抗原物质如细菌、病毒、霉菌等，或人体本身所产生的损伤细胞和肿瘤细胞等，以维持人体的生理平衡和健康。

2. 免疫系统

免疫系统是机体执行免疫应答及免疫功能的重要系统，由免疫器官（中枢免疫器官、周围免疫器官和黏膜相关淋巴样组织）、免疫细胞（淋巴细胞、抗原提呈细胞和其他免疫细胞）和免疫分子（免疫球蛋白、补体、细胞因子和人类白细胞抗原）3 部分组成。

3. 免疫应答

免疫应答是机体非特异性和特异性识别并排除异己成分以维持自身稳定的全过程，这个过程是免疫系统各部分生理功能的综合体现，包括了抗原分子识别、淋巴细胞的活化、增殖和分化、免疫分子形成及免疫效应发生等一系列的生理反应。免疫应答是免疫学的核心，是完成免疫功能的途径。哺乳动物的免疫应答可分为非特异性免疫应答和特异性免疫应答。非特异性免疫应答（也称固有免疫应答）主要指通过一类模式识别受体去识别病原微生物，不具有特异性，再次接触后，反应强度是不变的。特异性免疫应答（也称获得性免疫应答）包括细胞免疫应答和体液免疫应答，具有特异性，再次接触后，反应强度增强。

二、免疫毒性的类型

免疫毒性作用是指外源化学物对免疫系统或其组成部分产生的损害作用。无论最终结果是否改变了宿主的抵抗力，只要对免疫系统或其组成产生有害作用即为免疫毒性。免疫毒性的表现形式有免疫抑制、超敏反应和自身免疫毒性等。

1. 免疫抑制

免疫抑制是指外源化学物质对于免疫应答的抑制作用，使免疫应答过低，严重时表现为免疫缺陷。一些外源性化学物可以引起机体免疫抑制，导致机体抵抗力降低，主要表现为抗感染能力降低和肿瘤易感性增加。例如，室内烹调油烟污染与女性肺癌间的关联被认为与油烟中化学物的免疫抑制有关。免疫抑制剂的使用是器官移植者继发肿瘤风险增高的首要原因。外源化学物的免疫抑制作用包括以下几个方面。

① 对体液免疫功能的影响：体液免疫是 B 淋巴细胞在 T 淋巴细胞的辅助下受抗原刺激，增殖分化成浆细胞，进而合成、分泌抗体，产生以抗体为主的特异性免疫应答。外源性化学物质干扰 B 淋巴细胞的成熟与分化，影响 B 淋巴细胞表面抗原识别受体的表达及抗体的生成，导致体液免疫功能减弱。

② 对细胞免疫功能的影响：细胞免疫是 T 淋巴细胞在抗原的作用下致敏，一方面致敏 T 细胞，直接杀伤带有相应抗原的靶细胞；另一方面通过淋巴因子相互配合，协同杀伤靶细胞直接特异、间接非特异的巨噬细胞免疫作用。外源化学物可能干扰骨髓、胸腺和周围淋巴器官中各个阶段的 T 淋巴细胞的成熟与分化，影响 T 淋巴细胞表面受体的表达，改变 T 淋巴细胞亚群的比例或 T 淋巴细胞的分泌功能，从而对细胞免疫造成损伤。

③ 对单核巨噬细胞系统的影响：单核巨噬细胞包括骨髓前单核细胞、外周血单核细胞和组织

内巨噬细胞。单核巨噬细胞具有表面受体多、溶酶体所含酶系多（溶菌酶、中性蛋白酶、酸性水解酶）、分泌的活性物质多的特点，可吞噬、清除异物，在免疫应答中发挥抗原呈递、破坏靶细胞以及免疫调节等重要作用。外源化学物可作用不同部位的巨噬细胞而产生不同的免疫损伤。

④对自然杀伤细胞（NK细胞）的影响：NK细胞分布于脾和血液等外周组织，能非特异性杀伤肿瘤细胞和病毒感染细胞，或通过抗体介导的细胞毒作用杀伤较大的不易吞噬的抗原如寄生虫、肿瘤细胞，可直接对T、B淋巴细胞的发育与分化和间接产生免疫效应因子对免疫进行正负调节。一些化学物质（如金属镍）诱导肿瘤发生，与其能明显降低NK细胞的活力有关。

⑤对宿主抵抗力的影响：具有免疫抑制的化学物均能改变机体对细菌、病毒、寄生虫及可移植肿瘤和自发肿瘤的抵抗力。

2. 超敏反应

（1）概念

超敏反应又称为变态反应，是指机体受同一抗原再次刺激后产生的一种异常或病理性免疫反应。超敏反应本质上也是机体对某些抗原物质的特异性免疫应答，但因为抗原异常、机体免疫功能异常、未能及时有效清除病原体等原因，导致免疫应答的结果是损伤机体而引起临床疾病，主要表现为组织损伤和（或）生理功能紊乱。引起超敏反应的抗原性物质称为变应原，可以是外源性的，也可以是内源性的。

（2）分类

1963年，Cell和Coombs根据超敏反应发生的机制和临床特点，将其分为4型（表8-1）。其中Ⅰ型、Ⅱ型和Ⅲ型超敏反应由抗体介导，属于体液免疫反应，发生较快，数分钟到数小时即可产生反应；Ⅳ型超敏反应由T细胞介导，属于细胞免疫反应，一般在二次抗原注入后24~72 h反应达到高峰。

表8-1　Cell和Goombs对超敏反应的分类

类别	靶部位	临床表现	参与细胞和分子	反应机制
Ⅰ型 速发型	胃肠道 皮肤 呼吸道 血管	胃、肠变态反应 荨麻疹、特应性皮炎 鼻炎、哮喘 过敏性休克	IgE，可能有IgG，肥大细胞、嗜碱性粒细胞	致敏细胞释放如组胺、5-羟色胺等血管活性物质，引起平滑肌收缩、毛细血管扩张、通透性增加和腺体分泌增多
Ⅱ型 细胞毒型	红细胞 白细胞 血小板	溶血性贫血、输血反应 粒细胞减少 血小板减少性紫癜、肺-肾综合征	IgC或IgM、补体、巨噬细胞、K细胞	机体内的免疫物质与细胞表面相应抗原结合后，通过补体、吞噬细胞和杀伤细胞等介导，导致细胞溶解、组织损伤
Ⅲ型 免疫复合物型	血管、细胞核 肾 关节	脉管炎、红斑狼疮 慢性肾小球肾炎 类风湿性关节炎	IgC、IgA、补体、中性粒细胞、嗜碱性粒细胞	抗原抗体复合物在局部组织积聚引起细胞浸润，释放水解酶
Ⅳ型 迟发型	皮肤 肺 中枢神经系统 甲状腺 其他器官	接触性皮炎 结核 变态反应性脑炎 甲状腺炎 移植排斥	T淋巴细胞	致敏T细胞与特异性抗原结合后，引起以单个核细胞浸润为主要特征的炎症反应

FDA列出了9种主要的食物过敏原：花生、牛奶、鱼类、甲壳类水生动物、坚果、鸡蛋、小

麦、大豆和芝麻。每种食物所导致的超敏反应并无特异性，具体症状可能是荨麻疹、嘴唇肿胀等轻微症状，也可能是休克或者危及生命的呼吸道问题。目前，FDA 未对任何食物过敏原设定阈值。

3. 自身免疫性损伤

（1）概念

机体免疫系统对自身细胞或组织成分产生的免疫应答，称为自身免疫。正常机体的生理性自身免疫是机体清除衰老、损伤细胞及维持免疫自稳的重要机制；在某些内因和外因的诱发下，自身免疫对自身抗原产生异常的免疫应答，攻击自身细胞或组织造成其功能损伤。

（2）引起自身免疫的外源化学物

很多能诱发 II 型、III 型和 IV 型超敏反应的外源化学物可以引起自身免疫性疾病。引起人群自身免疫性疾病的常见外源化学物见表 8-2。

表 8-2　引起人群自身免疫性疾病的外源化学物

外源化学物		自身免疫性疾病
重金属	金	免疫复合物型肾小球肾炎
	镉	
	汞	
药物	锂盐	自身免疫性甲状腺病
	青霉素	自身免疫性溶血性贫血
	甲基多巴	自身免疫性溶血性贫血、自身免疫性肝炎
	吡啶硫胺素	天疱疮
	氟烷	自身免疫性肝炎
	青霉胺	系统性红斑狼疮 / 免疫复合物型肾小球肾炎
	抗惊厥药	
	异烟肼	
	抗菌药物（如青霉素、链霉素、头孢菌素、磺胺类等）	系统性红斑狼疮
有机溶剂、工业化学物	氯乙烯	全身性硬皮病
	多溴联苯	自身免疫性甲状腺病
	多氯联苯	
	联苯胺	系统性红斑狼疮
	酒石酸类	
	反应性芳香胺	

第二节　免疫毒性的作用机制及评价方法

一、免疫毒性作用机制

1. 免疫抑制作用机制

外源性化学物引起免疫抑制的机制较为复杂，就其作用方式而言通常分为直接作用和间接作用两大类。

直接作用是指外源化学物通过其自身或代谢产物直接损伤机体的免疫器官和免疫细胞而引起免疫抑制。首先，外源化学物直接作用于免疫细胞和免疫器官，引起细胞死亡，免疫细胞数目减少，免疫器官萎缩，免疫功能抑制。其次，某些外源化学物对骨髓干细胞的毒性作用可能引起免疫抑制。再次，淋巴细胞在受到抗原或有丝分裂原的刺激，产生免疫应答的最初阶段，使静止的淋巴细胞活化增殖成为有活性的细胞。而外源化学物一旦影响了活化过程中任何一个环节，都会改变淋巴细胞的增殖与分化，进而影响免疫功能。

间接作用是指外源化学物通过干扰神经内分泌网络、影响机体营养和代谢等，造成免疫抑制。外源化学物可能干扰下丘脑－垂体－肾上腺轴（HPA）的功能，从而影响糖皮质激素、儿茶酚胺、性激素、内啡肽等内分泌激素及其他内源活性物质对免疫系统的调节作用。其中研究最多的是糖皮质激素，它几乎对所有的免疫细胞都有抑制作用，包括淋巴细胞、中性粒细胞、巨噬细胞、肥大细胞等。单一营养素缺乏也会对免疫功能产生影响，如维生素 A 缺乏可引起脾、胸腺退化，外周血淋巴细胞数减少，NK 细胞数明显下降，抗体产生减少。

外源化学物还可以通过氧化应激反应、破坏细胞内钙稳态、抑制 cAMP 等机制影响淋巴细胞的正常功能，引起免疫抑制。

2. 超敏反应

外源性化学物本身可能作为抗原或半抗原能引发超敏反应。一些外源化学物本身就是致敏性变应原，如异种血清蛋白、洗涤剂中添加的酶、动物毛发和皮片、植物、花粉、微生物、尘蜡等。但大多数致敏性外源化学物本身是小分子的半抗原，它们进入机体后可与某些蛋白质或其他大分子载体结合形成复合物后而成为致敏性变应原。此外，有的外源化学物可以调节机体识别、处理抗原的能力或免疫应答的强度，使机体处在高敏感状态，可以对更多的物质过敏或使超敏反应的强度增加。

3. 自身免疫

外源化学物可引发机体针对自身抗原的免疫应答。其机制类似于 II 型、III 型和 IV 型超敏反应。如甲苯多巴、苯妥英等可引发产生抗血细胞表面抗原的抗体而导致自身免疫性溶血性贫血、血小板减少症和中性粒细胞减少症；多氯联苯等可引发产生抗促甲状腺激素受体（TSHR）的自身 IgG 抗体，作用于 TSHR，刺激甲状腺细胞过度分泌甲状腺素，引起甲状腺功能亢进。上述都是自身抗体引起的 II 型超敏反应导致的自身免疫性疾病。

如氯丙嗪等可能导致系统性红斑狼疮，多属 III 型超敏反应。患者体内可针对核体、剪接体、胞质小核糖蛋白复合体等核抗原产生自身 IgG 抗体，这些抗体与相应核抗原形成大量免疫复合物，沉积在肾小球、关节和其他脏器的小血管壁，激活补体，造成细胞损伤。损伤的细胞释放更多的核抗原，结果产生更多的自身 IgG，形成更多的免疫复合物，引起广泛的小血管炎症性损伤。植物花粉、香料、塑料、橡胶等引起接触性皮炎。其机制是由特异性致敏 T 细胞所介导，以单核细胞浸润和细胞变性坏死为特征，属 IV 型超敏反应。

外源化学物可以造成自身隐蔽抗原的暴露或释放、改变自身抗原或形成新的自身抗原，从而引起自身免疫。例如，研究发现吸烟引起肺部炎症，损伤肺泡毛细血管内皮细胞，使肺基底膜暴露，血液中的抗基底膜 IV 型胶原抗体得以结合在基底膜上，产生免疫损伤性炎症，引起肺出血。

某些外源化学物改变血细胞或其他组织细胞的抗原性，这种改变了的抗原刺激机体产生自身抗体，如甲基多巴能改变红细胞膜上 Rh 系统的 e 抗原，使机体产生抗红细胞抗原。10%～15% 长期服用甲基多巴的患者抗球蛋白试验阳性，约 1% 出现溶血性贫血。异烟肼等药物能与细胞核内组蛋白或 DNA 结合，改变其抗原性，诱导自身抗体，长期服用这些药物可以引起红斑狼疮样病变。

此外，许多细胞因子，如 TNF-α、干扰素、多种白细胞介素，以及 NO 等前炎症因子在自身免疫性疾病的发病机制中也有重要作用。

二、免疫毒性作用评价方法

1. 免疫毒性检测方案

（1）美国国家毒理学计划推荐的啮齿类动物免疫毒性检测方案

美国国家毒理学计划（NTP）提出了一个啮齿类动物（多用雌性小鼠）两级免疫毒性检测方案（表8-3）。一般而言，若一级测试中某项指标出现阳性变化，则应进行二级测试试验。

表 8-3　NTP 推荐的小鼠免疫毒性检测方案

检测项目		检测内容
筛选（一级）	免疫病理	器官质量——脾、胸腺、肾、肝，体重
		细胞学——脾
		组织学——脾、胸腺、淋巴结
	体液免疫	对 T 淋巴细胞依赖性抗原（SRBC）产生 IgM 空斑细胞数
		对有丝分裂原 LPS 反应
	细胞免疫	对有丝分裂原 ConA 反应及混合淋巴细胞反应
	非特异性免疫	自然杀伤（NK）细胞活性
广泛研究（二级）	免疫病理	脾中 T、B 淋巴细胞数
	体液免疫	对 SRBC 的 IgG 抗体形成细胞数
	细胞免疫	细胞毒 T 细胞（CTL）的溶细胞效应及迟发型变态反应（DTH）
	非特异性免疫	巨噬细胞——腹腔巨噬细胞数及吞噬能力（静止及活化）
	宿主抵抗力	同基因型肿瘤细胞：PYB6 肉瘤（肿瘤发生率）
		B16F10 黑色素瘤（肺部肿瘤的结节数）
	模型 （观察终点）	细菌模型：李斯特菌（死亡率），链球菌（死亡率）
		病毒模型：流感病毒（死亡率）
		寄生虫模型：疟原虫（寄生物血症）

（2）FDA 推荐的人群免疫毒性检测方案

FDA 提出了一个针对人群的免疫毒性检测规范，如图8-1所示。

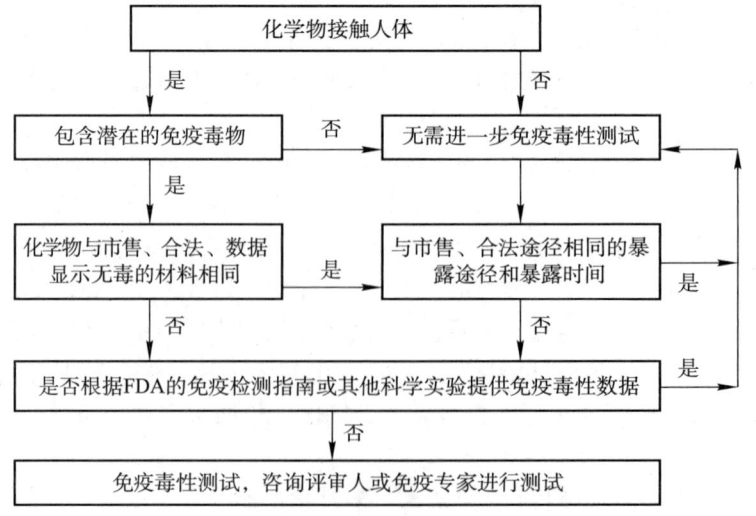

图 8-1　FDA 推荐的针对潜在免疫毒性物质的规范评价流程（1999 年）

（3）FDA 推荐的食品免疫毒性评估方案

FDA 专门针对食品物质提出了一个免疫毒性检测方案见表 8-4。

表 8-4　FDA 推荐的食品免疫毒性的检测方案

检测类型	检测指标	检测内容
Ⅰ 类基础检测	血液学指标	白细胞计数升高或降低，白细胞分类计数异常，淋巴细胞增多或减少，嗜酸性粒细胞增多
	临床化学检测	血清蛋白的增加或减少，白蛋白与球蛋白的比例异常
	组织病理学检测	淋巴器官和非淋巴器官的常规组织病理学检测
	器官质量	脾和胸腺的质量以及与体重的比例改变
Ⅰ 类扩展检测	血液学	流式细胞术分析，淋巴细胞免疫染色
	血清化学	蛋白质电泳，细胞因子分析，自身抗体定量
	组织病理学	淋巴细胞免疫染色，形态测量分析
	功能测试	NK 细胞活性，促有丝分裂刺激，吞噬作用，干细胞测定
Ⅱ 类扩展检测	T 依赖性抗原测试	绵羊红细胞，KLH
	T 非依赖性抗原测试	Ficoll，细菌脂多糖
	人体疫苗测试	破伤风类毒素，肺炎球菌多糖
	细胞介导免疫反应	接触致敏剂（DNCB）
	宿主抵抗力测定	传染性病原体，同基因肿瘤细胞

2. 免疫毒性检测方法

（1）免疫病理学检查

① 免疫器官：观察免疫器官的质量和形态，再进行组织病理学检查，主要观察胸腺、脾、淋巴结和骨髓的组织结构和细胞类型。同时根据暴露途径的不同，对黏膜免疫系统和皮肤免疫系统的组织病理进行检查。另有研究表明，通过 3H-TdR 掺入的 DNA 合成试验，能够明确胸腺和脾细胞 DNA 合成的情况，这比一般的病理检查更敏感。而且通过 DNA 合成试验，能够探索胸腺和脾萎缩的机理，同时综合分析胸腺和脾细胞 DNA 合成抑制的不同情况，还有可能区分 T 细胞和 B 细胞所受到的不同影响。

② 免疫细胞：通过外周血白细胞计数和分类，结合 T 细胞 α- 醋酸萘酯酶（ANAE）染色，可以了解血中 T 细胞、B 细胞数量的改变。通过腹腔巨噬细胞计数，可观察化学物质对巨噬细胞数量的影响。此外，通过体外细胞培养，可明确化学物质对免疫活性细胞的直接损伤。

利用免疫荧光与细胞生物学、流体力学、光学和电子计算机等多种技术，进行细胞和分子水平研究。利用荧光标记单克隆抗体和流式细胞仪观察淋巴细胞表面标记是目前检查淋巴细胞表型、鉴定化学物免疫毒性十分敏感的指标。双色荧光染料可以让细胞同时染上两种标记，在单一细胞样品中可以同时检测 CD4+ 和 CD8+ 细胞。用这种双染色法可以确定胸腺中 CD4+/CD8+（双阳性）和 CD4-/CD8-（双阴性）细胞数，可以确定靶细胞，还可以了解外源化学物是否影响 T 淋巴细胞的成熟。利用细胞表面免疫球蛋白和 B220（B 细胞上的 CD45 磷酸酶）抗体，可以区分 B 淋巴细胞。

（2）免疫功能检测

① 细胞免疫功能：细胞免疫功能检测包括体内法和体外法。体内法包括迟发型变态反应（DTH）、皮肤移植排斥反应、移植物抗宿主反应；体外法包括淋巴细胞增殖、T 细胞毒性及淋巴因子的产生等。

DTH 试验方法简便易行。对试验动物进行 DTH 反应检测时，常用的抗原有 KLH、BSA、SRBC 等。DTH 是在整体动物身上进行的试验，它比用体外试验更能反映外源化学物对机体免疫功能的影响。Luster（1992）报道，在小鼠身上进行 DTH 反应测定，对鉴定外源化学物的免疫毒性有很好的预测价值，当与 NK 细胞检测及 PFC 测定结果一起进行分析时，其预测价值更高。

淋巴细胞增殖试验是测定 B 淋巴细胞和 T 淋巴细胞功能的简便方法，重复性也较好。在进行该试验时需用有丝分裂原刺激淋巴细胞转化，常用的有丝分裂原有细菌脂多糖（LPS）、植物血凝素（PHA）、刀豆素（ConA）等。LPS 主要刺激 B 淋巴细胞，PHA、ConA 主要刺激 T 淋巴细胞。经刺激后增殖的淋巴细胞可用形态学方法、同位素掺入法和比色分析法进行检测。

② 体液免疫功能：在检测外源化学物引起试验动物体液免疫功能变化上，一般用特异性抗原免疫动物，刺激脾 B 细胞活化并分泌抗体，然后观察抗体生成量或抗体形成细胞数。前者可用 ELISA、免疫电泳法、血凝法等直接测定血清抗体浓度，后者常用空斑形成细胞（PFC）表示。PFC 是检测体液免疫功能敏感的试验方法，反映宿主对特异性抗原产生抗体的能力。在 PFC 测定时需用抗原免疫动物，常用的抗原有绵羊红细胞（SRBC）、牛血清白蛋白（BSA）、钥孔戚血蓝蛋白（KLH）及脂多糖（LPS）等。试验结果以 PFC/10^6 脾细胞或 PFC/全脾来表示，如果 PFC 减少与剂量有关，表明有免疫抑制作用。

③ 巨噬细胞功能检测：反映巨噬细胞功能的方法有腹腔巨噬细胞吞噬鸡红细胞试验、碳粒廓清试验、巨噬细胞溶酶体酶测定、巨噬细胞促凝血活性测定、巨噬细胞表面受体检测等。可从系统和细胞两个水平上进行观察。

系统水平，单核吞噬细胞系统吞噬功能检查，常用碳粒廓清实验。原理是小鼠肝和脾血管内固有的吞噬细胞能吞噬碳粒，如果静脉注入碳粒（一般选用印度墨汁），上述细胞可以将其从血流中除去。正常小鼠肝枯否氏细胞吞噬清除 90% 碳粒，脾巨噬细胞约吞噬清除 10% 碳粒。从而自定量静脉注入印度墨汁起计时，间隔一定时间取静脉血，测定血中碳粒的浓度，用血流中碳粒廓清的速度，可以间接表示单核细胞的功能。

细胞水平，腹腔巨噬细胞对鸡红细胞的吞噬试验。将鸡红细胞注入小鼠腹腔后，小鼠腹腔内巨噬细胞迅速聚集，吞噬鸡红细胞，若干小时后，用 Hank's 液冲洗小鼠腹腔，并用冲洗液滴片，温育后染色。计算巨噬细胞的吞噬百分比和吞噬指数，据此来判断巨噬细胞的吞噬功能。

④ NK 细胞活性检测：NK 细胞活性测定主要是观察 NK 细胞对敏感的肿瘤细胞的溶解作用。方法主要有同位素释放法和乳酸脱氢酶释放法。检测人 NK 细胞活性常用 K562 细胞株作为靶细胞，测定小鼠脾 NK 细胞活性用 YAC-1 细胞株作为靶细胞。同位素释放法虽较客观、灵敏，但需使用价格昂贵的仪器，并有放射性物质污染环境的问题。乳酸脱氢酶释放法同样可得到客观、准确的结果，却无上述的缺点，因此不失为检测 NK 细胞活性较好的方法。

⑤ 宿主抵抗力检测：主要检测外源化学物对不同病原体和同种移植瘤细胞的处置能力，宿主抵抗力降低表示有免疫功能损害。一般来说，B 淋巴细胞缺损，可使机体对细菌敏感性升高；T 淋巴细胞缺损，可使机体对病毒、寄生虫、肿瘤的敏感性升高。常用的宿主抵抗力试验有细菌感染模型、病毒感染模型、寄生虫感染模型和同种移植瘤攻击模型等。

宿主抵抗力的检测包括对细菌、病毒、寄生虫及可移植肿瘤细胞的抵抗力的检测，大部分以小鼠为试验动物，只有个别是以大鼠进行的。常用的细菌有李斯特菌、链球菌、绿脓杆菌等；常用的病毒有脑炎 - 心肌病毒（EMC）、单纯疱疹性病毒（HSV）、流感 A 型病毒（FLU）等；常用的寄生虫有毛线虫和疟原虫；常用的肿瘤细胞为 PYB6 细胞株，是由多形瘤病毒在 C57BL/6 小鼠中诱发的一种肿瘤，除此而外，还可用 B16F10 黑色素瘤细胞株、Madisonl09 肺癌细胞株等。

（3）免疫细胞因子的检测

① 生物学测定：也称为生物活性测定，主要根据各种细胞因子的不同生物活性检测，如 IL-2 促进淋巴细胞增殖，TNF 杀伤肿瘤细胞，CSF 刺激造血细胞集落形成，IFN 保护细胞免受病

毒攻击等。

② 免疫学测定：是目前使用最为广泛的方法，主要利用细胞因子蛋白质或多肽的抗原性，获得特异性抗血清或单克隆抗体，利用抗原抗体特异性反应的特性，用免疫学技术定量检测细胞因子。其中常用的有酶联免疫吸附试验（ELISA）、放射免疫试验（RIA）和免疫印迹等。

③ 分子生物学方法：分子生物学方法可能比上述其他方法能够提供更多的信息，更早地发现变化（转录水平）。各种细胞因子的转录一般都受某种 DNA 结合蛋白的调控，这些 DNA 结合蛋白也称为转录因子，如 NF-κB 参与许多细胞因子基因的转录活化，是免疫应答的关键调节因子。用分子生物学方法检测 NF-κB 及 IκB 转录水平的改变，可以在一定程度上预测外源化学物对免疫应答的潜在影响。还可以用各种转录活化因子的报告基因表达试验，筛检外源化学物对多种免疫分子转录调控因子的活化或抑制作用。

④ 流式细胞仪检测：流式细胞仪检测的基本原理是用荧光标记的细胞因子抗体标记细胞，在流式细胞仪上观察荧光染色细胞的数量、比例和荧光强度等。

目前，多采用两种或两种以上方法的组合试验，来弥补各自的缺点，如 RT-PCR 和 ELISA，将 mRNA 先用 RT-PCR 扩增后，再用敏感的 ELISA 法检测；又如酶联免疫斑点试验（ELISPOT），通过免疫检测和分子生物学技术的结合，可以观察单一细胞的细胞因子生成情况。

本章总结

本章介绍了免疫毒性作用的概念、类型及作用机制和评价方法。

外源化学物可能导致机体免疫异常，免疫毒性作用是指外源化学物对免疫系统或其组成部分产生的损害作用。免疫毒性包括免疫抑制、超敏反应、自身免疫等类型，其毒性评价也相应地分为免疫抑制作用、超敏反应和自身免疫反应评价。免疫毒性主要从免疫病理、特异性和非特异性免疫功能、宿主抵抗力等方面进行评价，评价方法包括体内和体外试验。

课后练习

1. 简述免疫毒性的概念、类型及主要特点。
2. 简述超敏反应的分类及特点。
3. 免疫毒性的评价方法有哪些？

第九章

食品安全性毒理学评价及风险评估

兴趣引导

"纸上得来终觉浅，绝知此事要躬行"。食品中的化学物质日新月异，给食品安全性毒理学评价及风险评估带来巨大的挑战。唯有经过安全性毒理学评价及风险评估的化学物质才能被科学地认为是"安全"的。

问题导向

什么是食品安全性评价？食品安全性毒理学评价程序有哪些内容？食品安全风险分析如何进行？

学习目标

- 掌握食品安全性评价的概念。
- 掌握毒理学安全性评价程序的选用原则。
- 掌握毒理学安全性评价中需注意的问题。
- 掌握食品安全风险分析方法。
- 了解不同阶段安全性评价的毒理学项目。

食品安全与消费者健康息息相关，事关国家经济发展与社会和谐稳定；保障食品安全工作、提升我国的食品安全水平是政府主导、社会各界参与的共同任务和目标。近三十年来，风险评估的分析方法已越来越多地应用于食品中化学物对人体危害的评价。根据风险评估结果对食品中化学物进行风险管理和风险交流，是国内外对食品安全进行监管的重要方法。

第一节　食品安全性评价的概念及意义

一、基本概念

安全性是指化学物在特定条件下不引起机体出现损害效应的概率。危险性即危险度，是指在特定条件下，因接触某种水平的化学物而造成机体损伤、引起疾病甚至导致死亡的预期概率。危险性和安全性都属于统计学概念。从理论上讲，安全性是指无危险性或危险性低至可以忽视的程度。但是人类在日常的生活与生产过程中所从事的每一项活动都伴随着一定的危险性，并不存在绝对的安全，故而安全性是相对的。安全性评价（safety evaluation）是利用规定的毒理学程序和方法评价化学物对机体产生的有害效应（损伤、疾病或死亡），并外推在通常条件下接触化学物对人体和人群是否安全。安全性评价实际上是在了解化学物的毒性及危害性的基础上，全面权衡其利弊和实际应用的可能性，从确保化学物的最大效益以及对生态环境和人类健康最小危害的角度，对化学物能否生产使用做出判断或寻求人类安全接触条件的过程。

通过对人群的观察和毒理学试验，阐明食品中的化学物（食品固有物、添加物或污染物）的毒性及潜在危害，对化学物能否投入市场做出安全性的评估或提出人类安全接触的条件，可达到最大限度地减小其危害作用、保护人民身体健康的目的。对人类食用化学物的安全性做出评价的研究过程称为食品安全性评价。

二、安全性评价程序的概况及意义

为了保证人类健康、生态系统平衡和良好的环境质量，人们在几千年前就懂得运用法律手段来维护公共卫生以及人类的健康和安全。食品安全的观念在原始时期就出现在人类社会中，远古的先民们开始尝试食用百草，以区分其是否有毒性，这是食品安全观念的萌芽。周朝时期，《周礼·天宫·内饔》记载"内饔辨腥臊膻香之不可食者"，可见当时对于饮食安全的重视程度。公元前18世纪，古巴比伦王国颁布的《汉谟拉比法典》，其中有涉及水源、空气污染、食品安全标准等方面的条文。美国、法国、德国等国家自20世纪初开始进行医疗卫生方面的立法，先后制定和颁布了关于有毒化学品的管理法规。第二次世界大战后，随着社会经济的发展和科学技术的进步，卫生立法得到了世界各国的重视，许多国家和组织先后制定了有毒化学品的管理法，管理毒理学进入了实质发展的阶段。管理毒理学（regulatory toxicology）是毒理学的一个分支学科，是将毒理学原理、技术和研究成果应用于毒物管理，以保护环境并防止人类的中毒性健康危害。它涉及毒理学科及管理部门的立法和执法两个方面的内容，如美国国会于1938年通过《美国联邦食品、药品和化妆品法案》，奠定了美国现代食品安全监管体制的基础；经合组织于1982年颁布了《化学物品管理法》，提出了一整套毒理试验指南、良好实验室规范（good laboratory practice，GLP）和化学品投放市场前申报毒性资料的最低要求，对新化学物实行统一的管理方法。

卫生行政执法和处罚以法律法规为准绳，而毒理学安全性评价是裁决的基础。欧洲比利时、法国、荷兰和德国于1999年发生二噁英食品污染事件，此后，包括我国在内的许多国家做出拒绝进口可疑污染食品的决定，即是以毒理学安全性评价资料为依据做出的决策。尽管世界各国由于政治、经济、历史和文化传统的差异，所寻求的安全性和对毒理学安全性评价的要求会有所不同，各国根据各自不同时期的任务和存在的问题制定相应的卫生法律法规进行管理，但对化学品进行安全性评价却是各国相应卫生法律法规中的基本要求。

我国对化学物的毒性鉴定及毒理学试验开始于20世纪50年代，在50至60年代对食品、药品等曾做过初步的法律规定，但此后一段时间进展缓慢，直至80年代以后才有了迅速的发展。虽然我国卫生立法起步较晚，但随着改革开放以及国民经济和社会的发展，制定化学物安全性评价体系和立法管理取得了突破性进展。表9-1是目前我国实施的化学物安全性评价的主要法律法规及国家标准。

表 9-1　目前我国实施的化学物安全性评价的主要法律法规及国家标准

法律法规及国家标准	标准号
《中华人民共和国食品安全法》	
《中华人民共和国药品管理法》	
《危险化学品安全管理条例》	
《保健食品及其原料安全性毒理学检验与评价技术指导原则（2020年版）》	
《食品安全国家标准　食品安全性毒理学评价程序》	GB 15193.1—2014
《农药登记毒理学试验方法》	GB 15670—2017
《化妆品安全性评价程序和方法》	GB 7919—1987

毒理学试验必须有严格的规范与评价标准。关于毒理学试验使用的动物，国家颁布了规范化管理的标准，规定必须使用经权威部门认证合格的试验动物。同时，为了保证毒性鉴定的质量符合科学试验的要求，试验结果在国内和国际上具有可比性，世界上一些组织和国家制定发展了GLP准则。我国已规定对新开发的药物、食品的生产实施良好生产规范管理，对安全性试验也要求对试验操作及资料记录实施GLP准则。

我国规定药品、食品（食品添加剂、食品污染物等）、农药、工业化学品和化妆品等日常生活和生产中广泛接触的化学物必须经过安全性评价，才能被允许投产、进入市场或进出口贸易。未来，列入毒理学安全性评价的物质范围并不只局限于化学毒物，而将会拓展至各种与人类生活、生产有关的新物质，如基因工程产品、新的生物物质等。还需注意各类法律法规会随着社会发展不断修订，因此进行毒理学安全性评价时必须严格遵照最新的法律法规来进行评价和管理。

第二节　毒理学安全性评价程序和内容

应用食品毒理学的方法对食品进行安全性评价，为正确认识和安全使用食品添加剂（包括营养强化剂）和新资源食品以及开发保健食品提供了可靠的技术保证，为正确评价食品容器和包装材料、辐照食品及食品设备用洗涤消毒剂、农药残留及兽药残留的安全性提供了可靠的操作方法。

一、毒理学安全性评价程序的选用原则

食品安全性毒理学评价需根据待评价物质的种类和用途来选择相应的程序。食品安全性毒理学评价采取分阶段进行的原则，即将各种毒理试验按照一定顺序进行，通常先安排试验周期短、费用低、预测价值高的试验。《食品安全国家标准　食品安全性毒理学评价程序》（GB 15193.1—2014）中食品安全性毒理学评价试验包括急性经口毒性试验、遗传毒性试验、28天经口毒性试验、致畸试验、生殖毒性试验和生殖发育毒性试验、毒物动力学试验、慢性毒性试验、致癌试验、慢性毒

性和致癌合并试验。评价程序遵循以下原则。

（1）凡属我国首创的物质，特别是化学结构提示有潜在慢性毒性、遗传毒性、致癌性或产量大、使用范围广、人体摄入量大的物质，应进行系统的毒性试验，包括急性经口毒性试验、遗传毒性试验、90天经口毒性试验、致畸试验、生殖发育毒性试验、毒物动力学试验、慢性毒性试验和致癌试验（或慢性毒性和致癌合并试验）。

（2）凡属与已知物质（指经过安全性评价并允许使用者）的化学结构基本相同的衍生物或类似物，或在部分国家和地区有安全食用历史的物质，可先进行急性经口毒性试验、遗传毒性试验、90天经口毒性试验和致畸试验，根据试验结果判定是否需进行毒物动力学试验、生殖毒性试验、慢性毒性试验和致癌试验等。

（3）凡属已知的或在多个国家有食用历史的物质，同时又有资料证明受试物的质量规格与国外产品一致，可先进行急性经口毒性试验、遗传毒性试验和28天经口毒性试验，根据试验结果判断是否进行进一步的毒性试验。

（4）食品添加剂中的香料，凡属世界卫生组织建议批准使用或已制定每日允许摄入量者，以及世界卫生组织、国际香精香料协会、欧洲理事会和国际食用香料工业组织中的两个或两个以上允许使用的，一般不需要进行试验；凡属资料不全或只有一个国际组织批准的，先进行急性毒性试验和遗传毒性试验组合中的项目，经初步评价后再决定是否需进行进一步试验；凡属无资料可查、国际组织未允许使用的，先进行急性毒性试验、遗传毒性试验和28天经口毒性试验，经初步评价后决定是否需进行进一步试验；凡属用动植物可食部分提取的单一高纯度天然香料，如其化学结构及有关资料并未提示具有危险性的，一般不要求进行毒性试验。

（5）食品添加剂中的酶制剂，由具有长期安全食用历史的传统动物和植物可食部分生产的酶制剂，世界卫生组织已公布每日允许摄入量或不需规定每日允许摄入量者或多个国家已批准使用的，在提供相关证明材料的基础上，一般不要求进行毒理学试验；对其他来源的酶制剂，凡属毒理学资料比较完整，世界卫生组织已公布每日允许摄入量或不需规定每日允许摄入量者或多个国家已批准使用，如果质量规格与国际质量规格标准一致，则只需进行急性经口毒性试验和遗传毒性试验。如果质量规格标准不一致，则需增加28天经口毒性试验，根据试验结果考虑是否进行其他相关毒理学试验；对其他来源的酶制剂，凡属新品种的，需要先进行急性经口毒性试验、遗传毒性试验、90天经口毒性试验和致畸试验，经初步评价后决定是否需要进行进一步试验。凡属一个国家批准使用，世界卫生组织未公布每日允许摄入量或资料不完整的，先进行急性经口毒性试验、遗传毒性试验和28天经口毒性试验，根据试验结果判定是否需要进一步的试验；通过转基因方法生产的酶制剂按照国家对转基因管理的有关规定执行。

（6）其他食品添加剂，凡属毒理学资料比较完整，世界卫生组织已公布每日允许摄入量或不需规定每日允许摄入量者或多个国家已批准使用，如果质量规格与国际质量规格标准一致，则只需进行急性经口毒性试验和遗传毒性试验。如果质量规格标准不一致，则需增加28天经口毒性试验，根据试验结果考虑是否进行其他相关毒理学试验；凡属一个国家批准使用，世界卫生组织未公布每日允许摄入量或资料不完整的，可先进行急性经口毒性试验、遗传毒性试验、28天经口毒性试验和致畸试验，根据试验结果判定是否需要进一步的试验；对于由动植物或微生物制取的单一组分、高纯度的食品添加剂，凡属新品种的，需要先进行急性经口毒性试验、遗传毒性试验、90天经口毒性试验和致畸试验，经初步评价后决定是否需进行进一步试验。凡属国外有一个国际组织或国家已批准使用的，则进行急性经口毒性试验、遗传毒性试验和28天经口毒性试验，经初步评价后决定是否需进行进一步试验。

（7）新食品原料按照《新食品原料申报与受理规定》（国卫食品发〔2013〕23号）进行评价；食品相关产品按照《食品相关产品新品种申报与受理规定》（卫监督发〔2011〕49号）进行评价；农药残留按照《农药登记毒理学试验方法》（GB/T 15670—2017）进行评价；兽药残留按照《兽药

临床前毒理学评价试验指导原则》（中华人民共和国农业部公告　第 1247 号）进行评价。

二、试验前的准备工作

试验前应了解受试物的基本资料，如成分、规格、用途和使用范围等，以此了解人类可能接触的途径和剂量，过度接触以及滥用或误用的可能性等，以便预测毒性和进行合理的试验设计。

1. 收集受试物的基本资料

毒性试验前要了解受试物的化学结构，根据结构可预测其毒性大小和致癌活性；了解受试物的组成成分和杂质以及理化性质，如熔点、沸点、密度、水溶性或脂溶性、溶解度、乳化性或混悬性、储存稳定性等；还要了解受试物及其代谢产物的定性和定量分析方法。

2. 了解受试物的使用情况

包括受试物的使用方式及人体接触途径、用途和使用范围、使用量。如果受试物曾被人群接触过，应收集人群流行病学资料，若有中毒事故的调查与记载，可提供人体中毒和效应的资料。

3. 受试物选用与人类实际接触的产品

用于毒理学安全性评价的受试物应采用与人类实际接触的工业化产品或市售产品，而非纯化学品，以反映人体实际接触情况。试验过程中受试物必须是均匀、规格一致的产品。当需要确定该化学品的毒性是来源于化学物还是所含杂质时，通常采用纯品和应用品分别试验，再将结果进行比较。

三、不同阶段安全性评价的毒理学项目

虽然《食品安全国家标准　食品安全性毒理学评价程序》（GB 15193.1—2014）已经去除了"四个阶段"试验的说法，但毒理学安全性评价时依然习惯将试验划分为四个阶段，根据各阶段的试验结果并结合人群流行病学资料即可进行安全性评价。

1. 第一阶段

急性毒性试验：了解受试物的急性毒性强度、性质和潜在的靶器官，测定 LD_{50}，为进一步进行毒性试验的剂量和毒性观察指标的选择提供依据，并根据 LD_{50} 进行急性毒性剂量分级。

如果 LD_{50} 小于人的推荐（可能）摄入量的 100 倍，一般应放弃将该受试物应用于食品，不再继续进行其他毒理学试验。

2. 第二阶段

（1）遗传毒性试验：初步评价受试物是否存在致突变性或潜在的致癌性。遗传毒性试验包括细菌回复突变试验、哺乳动物红细胞微核试验、哺乳动物骨髓细胞染色体畸变试验、小鼠精原细胞或精母细胞染色体畸变试验、体外哺乳类细胞 HGPRT 基因突变试验、体外哺乳类细胞 TK 基因突变试验、体外哺乳类细胞染色体畸变试验、啮齿类动物显性致死试验、体外哺乳类细胞 DNA 损伤修复试验、果蝇伴性隐性致死试验。遗传毒性试验组合一般应遵循原核细胞与真核细胞、体内试验与体外试验相结合的原则。根据受试物的特点和试验目的，推荐下列遗传毒性试验组合。

组合一：细菌回复突变试验；哺乳动物红细胞微核试验或哺乳动物骨髓细胞染色体畸变试验；小鼠精原细胞或精母细胞染色体畸变试验或啮齿类动物显性致死试验。

组合二：细菌回复突变试验；哺乳动物红细胞微核试验或哺乳动物骨髓细胞染色体畸变试验；体外哺乳类细胞染色体畸变试验或体外哺乳类细胞 TK 基因突变试验。

其他备选遗传毒性试验：果蝇伴性隐性致死试验、体外哺乳类细胞 DNA 损伤修复试验、体外哺乳类细胞 HGPRT 基因突变试验。

如果遗传毒性试验组合中两项或两项以上试验结果阳性，则表示该受试物很可能具有遗传毒性和致癌作用，一般应放弃将该受试物应用于食品；如果遗传毒性试验组合中一项试验结果为阳性，则再选两项备选试验（至少一项为体内试验），备选的试验结果均为阴性，则可继续进行下一

步的毒性试验；如其中有一项试验结果阳性，则应放弃将该受试物应用于食品；如三项试验结果均为阴性，则可继续进行下一步的毒性试验。

（2）28天经口毒性试验：了解多次重复接触受试物对机体健康可能造成的潜在危害，了解受试物毒作用性质、剂量-反应关系和可能的靶器官，得到28天经口未观察到有害作用剂量，受试物安全性的初步评价等资料，并为下一步亚慢性毒性试验剂量、观察指标和毒性终点的选择提供依据。

对只需要进行急性毒性、遗传毒性和28天经口毒性试验的受试物，如果试验未发现有明显毒性作用，综合其他各项试验结果可做出初步评价；如果试验中发现有明显毒性作用，尤其是有剂量-反应关系时，考虑进一步的毒性试验。

（3）致畸试验：了解受试物的致畸作用和发育毒性并可得到致畸作用和发育毒性的未观察到有害作用剂量。

若致畸试验结果阳性则不再继续进行生殖毒性试验和生殖发育毒性试验。致畸试验中观察到的其他发育毒性，应结合28天和（或）90天经口毒性试验结果进行评价。

3. 第三阶段

（1）90天经口毒性试验：观察受试物以不同剂量经较长期喂养后对实验动物的毒作用性质、剂量-反应关系和靶器官，得到90天经口未观察到有害作用剂量，为慢性毒性试验剂量选择和初步制定人群安全接触限量标准提供科学依据。

如试验得到的未观察到有害作用剂量小于或等于人的推荐（可能）摄入量的100倍表示毒性较强，应放弃将该受试物应用于食品；未观察到有害作用剂量大于100倍而小于300倍者，应进行慢性毒性试验；未观察到有害作用剂量大于或等于300倍者则不必进行慢性毒性试验，可进行安全性评价。

（2）生殖毒性试验和生殖发育毒性试验：了解受试物对试验动物生殖及对子代的发育毒性，如对性腺功能、发情周期、交配行为、妊娠、分娩、哺乳和断乳以及子代的生长发育等方面的毒性作用，得到受试物的未观察到有害作用剂量水平，为初步制定人群安全接触限量标准提供科学依据。

（3）毒物动力学试验：了解受试物在体内的吸收、分布和排泄速度等相关信息，为选择慢性毒性试验的试验动物提供依据；了解代谢产物的形成情况。

4. 第四阶段

慢性毒性试验和致癌试验：了解经长期接触受试物后出现的毒作用及致癌作用，确定未观察到有害作用剂量，为受试物能否应用于食品的最终评价和制定健康指导值提供依据。

根据慢性毒性试验所得的未观察到有害作用剂量进行评价的原则，未观察到有害作用剂量小于或等于人的推荐（可能）摄入量的50倍者，表示毒性较强，应放弃将该受试物应用于食品；未观察到有害作用剂量大于50倍而小于100倍者，经评价后决定该受试物可否用于食品；未观察到有害作用剂量大于或等于100倍者，可考虑允许使用于食品。

根据致癌试验所得的肿瘤发生率、潜伏期和多发性等进行致癌试验结果判定，原则是肿瘤只发生在试验组动物，对照组中无肿瘤发生；试验组与对照组动物均发生肿瘤，但试验组发生率高；试验组动物中多发性肿瘤明显，对照组中无多发性肿瘤，或只是少数动物有多发性肿瘤；试验组与对照组动物肿瘤发生率虽无明显差异，但试验组中发生时间较早。凡符合上述情况之一，可认为致癌试验结果阳性，若存在剂量-反应关系，判断试验结果阳性更可靠。

四、毒理学安全性评价中需注意的问题

影响安全性评价的因素很多，进行安全性评价时需要考虑和消除多方面因素的干扰，尽可能做到科学、公正地做出评价结论。

1. 试验指标的统计学意义、生物学意义和毒理学意义

试验中某些指标的异常改变应根据试验组与对照组指标是否有统计学差异、有无剂量-反应

关系、同类指标横向比较、两种性别的一致性及与本实验室的历史性对照值范围等，综合考虑指标差异有无生物学意义，并进一步判断是否具有毒理学意义。

2. 毒物动力学试验的资料

毒物动力学试验资料是对化学物进行毒理学评价的一个重要方面，因为不同化学物剂量大小，在毒物动力学或代谢方面的差别往往对毒作用影响很大。毒理学试验中，原则上应尽量使用与人具有相同毒物动力学或代谢模式的动物种系来进行试验。研究受试物在试验动物和人体内吸收、分布、排泄和生物转化方面的差异，对将动物试验结果外推到人和降低不确定性具有重要意义。

3. 动物毒性试验和体外试验资料

《食品安全国家标准　食品安全性毒理学评价程序》所列各项动物试验和体外试验系统是进行安全性评价的主要依据，因此当试验出现阳性结果，且结果的判定涉及受试物能否应用于食品时，需要考虑结果的重复性和剂量 – 反应关系。

4. 时间 – 毒作用关系

对受试物引起试验动物的毒作用进行分析评价时，要考虑在同一剂量水平下毒作用随时间的变化情况。

5. 由动物毒性试验结果推论到人

将动物毒性试验结果外推到人时，鉴于试验动物与人的物种和个体间的生物学差异，不确定系数通常为 100，但可根据受试物的原料来源、理化性质、毒性大小、代谢特点、蓄积性、接触的人群、食品中的使用量和人的可能摄入量、使用范围及功能等因素来综合考虑其不确定系数的大小。此外，由于存在物种差异，评价食品安全性时，应尽可能收集人群接触受试物后的反应资料，如职业性接触和意外事故接触等。在确保安全的条件下，可以考虑遵照有关规定进行人体试食试验，志愿受试者的毒物动力学或代谢资料对动物试验具有很重要的意义。

6. 人的推荐（可能）摄入量较大的受试物

给予受试物的量过大时，应考虑可能通过影响营养素摄入量及其生物利用率，从而导致某些毒理学表现而非受试物的毒作用所致。

7. 特殊人群和易感人群

对孕妇、乳母或儿童食用的食品，应特别注意其胚胎毒性或生殖发育毒性、神经毒性和免疫毒性等。

8. 综合评价

进行综合评价时应全面考虑受试物的理化性质、结构、毒性大小、代谢特点、蓄积性、接触的人群范围、食品中的使用量与使用范围、人的推荐（可能）摄入量等因素。已在食品中应用了相当长时间的物质，进行接触人群的流行病学调查具有重大意义，但往往难以获得剂量 – 反应关系方面的可靠资料。新的受试物质只能依靠动物试验和其他试验研究资料。然而，即使有完整和详尽的动物试验资料和一部分人类接触的流行病学研究资料，由于人类的种族和个体差异，也很难做出能保证每一个体都安全的评价。在受试物可能对人体健康造成危害和其可能的有益作用之间进行权衡，以食用安全为前提，安全性评价的依据不仅是安全性毒理学试验的结果，还与当时的科学水平、技术条件及社会经济、文化因素有关。因此，随着时间的推移、社会经济的发展和科学技术的进步，有必要对已通过评价的受试物进行重新评价。

第三节　食品安全风险分析

食品安全风险分析是国际上出现的保证食品安全的一种新模式，同时也是一门正在发展的新兴学科。作为一种新的食品安全管理理论，食品安全风险分析的发展只有三十多年的历史，但已被许多国家和组织所采用，建立了基于食品安全风险分析理论的食品安全管理机制。我国在 2009 年 6 月颁布实施的《中华人民共和国食品安全法》（以下简称《食品安全法》）中已明确规定建立食品安全风险监测和风险评估制度。食品安全风险分析理论已成为国际食品贸易中相关标准制定的原则和方法，在世界贸易组织框架下，各个国家要参与食品国际贸易必须要遵循食品安全风险分析理论和技术。我国的食品安全法规和标准要与国际标准接轨，也必须采用食品安全风险分析理论和技术。因此，加强食品安全风险分析理论和技术的研究，是非常必要的。

风险分析是一个结构化的过程，国际食品法典委员会将风险分析定义为由风险评估（risk assessment）、风险管理（risk management）和风险交流（risk communication）三个部分组成的过程，各部分在食品安全领域都经历了长期的发展与应用，在国际、国家或地区层面经过了初步形成、逐步完善，并最终整合至统一的风险分析框架中。在食品安全风险分析中，风险评估、风险管理和风险交流这三部分在功能上相互独立，同时又紧密相关、互为补充，统一于风险分析框架中。

一、食品安全风险分析产生的背景与发展过程

1. 食品安全风险分析产生的背景

近年来，威胁公众健康的食品安全事件的发生，给人类的生命和健康造成了危害和威胁，同时也造成了一定的经济损失。我国的食品安全事件常伴随着不法商贩的人为欺诈和公然造假，如"三聚氰胺"毒奶粉事件；同时食品添加剂和非法添加物的滥用也比较严重；也曾出现过"毒豆芽""镉大米""烂果门""过期肉"等事件。国外的食品安全事件也时有发生，如冰淇淋和冷冻蔬菜的李斯特菌事件等。在经济全球化和食品国际贸易的背景下，食品安全事件在一个国家爆发，往往会造成全球食品供应链的风险。因此，在目前的食品安全形势下，食品安全问题需要所有国家通力协作，才有可能得到控制。

为了应对这种食品供应链的变化，人类必须采用新的食品管理理论和体系。过去主要采用以终端食品检验为主的监管方法来保证食品安全，这是一种滞后被动的模式，这种管理理念的主要弊端表现在以下几点：①对食品安全缺乏分类，抓不住监管重点；②监管方式是静态的，缺乏动态的过程监管；③监管的时机是滞后被动的，缺乏主动预警的科学预防。

食品安全风险分析就是针对国际目前的食品安全问题应运而生的一种保证食品安全的理论和模式。风险分析就是对食品链中的风险进行评估，进而根据风险程度采取相应的风险管理措施控制或降低风险，并且在风险评估和风险管理的全过程中保证风险相关各方保持良好的风险交流。

2. 食品安全风险分析的发展过程

"风险分析"的概念首先出现在环境科学危害控制领域，在 20 世纪 80 年代出现在食品安全领域。食品安全风险分析的根本目标是保护消费者的健康和促进公平的食品贸易。1986—1994 年举行的乌拉圭回合多边贸易谈判，讨论了包括食品在内的产品贸易问题，最终形成了与食品密切相关的正式协定，即"实施卫生与植物卫生措施协定"。

目前，食品安全风险分析的理念已为世界许多国家和组织所采用，被认为是制定食品安全标准的基础，也是食品安全控制的科学基础。食品安全风险分析是各国面对新的食品安全形势的内在需求，也是参与世界食品贸易的必然选择。世界贸易组织"实施卫生和植物卫生措施协定"规定，允许成员国在紧急情况下和确定性措施缺乏足够科学依据的情况下采取预防性措施，以保护人类及其他动物的生命和健康。也就是说，食品国际贸易中进口国为了保护本国消费者的生命和健康，可以采取一定的管理措施，对进口食品中的风险进行管制，但这些措施必须是依据科学的风险评估而制订的。因此，作为食品管理的政府部门必须建立有效的基于食品安全风险分析理论的食品管理机制，才有可能应对食品安全的新形势。

二、食品安全风险分析的内容与方法

1. 风险评估

风险评估是风险分析框架的核心部分，是应用科学原理和技术对危害事件发生的可能性和不确定性进行科学评估的过程。科学技术是基础支撑，主要基于自然科学，如毒理学、流行病学、微生物学、化学等方面的知识，就化学物对人体和环境暴露所造成危害的可能性和严重性进行评估。由于风险本身缺乏直接可见的人体不良反应症状，并且存在一定的不确定性和混杂因素，因此有必要对风险评估过程制订程序化框架，以保证风险评估的质量和可比性。国际食品法典委员会将风险评估定义为一个以科学为基础的过程，由危害识别、危害特征描述、暴露评估和风险特征描述 4 个步骤组成。

（1）危害识别

危害识别是风险评估研究的起点，其目的是明确食品中的化学物可能产生的人体健康损害效应及产生这种损害效应的可能性和不确定性。危害识别的主要内容包括化学物的属性、可能产生的毒作用及其作用机制等。危害识别是基于对多种来源的研究数据的综合分析，可用于危害识别的数据资料包括人群流行病学研究资料、动物试验研究资料、体外试验研究资料和结构 - 活性关系研究资料等，它们所提供的证据强度逐渐递减。因此，选用适宜的数据资料进行危害识别的过程中，需要对各种来源的研究数据进行充分评议，根据对现有的研究资料的综合分析，确定化学物的作用靶器官或靶组织，并确定毒作用或不良健康损害效应的特点。

（2）危害特征描述

危害特征描述是对食品中生物性、化学性和物理性因素产生的健康损害效应的特性进行定性和（或）定量描述。

危害特征描述的主要目的是描述食品中某种化学物的剂量或暴露量与某种不良健康损害效应发生率间的关系，关键在于确定临界效应，即随着剂量或暴露量增加首先观察到的不良效应。危害特征描述通常包含两层含义，一是确定危害 - 效应关系是否存在，二是在确定这种关系存在的基础上，建立剂量 - 反应关系，即采用数学模型对人体摄入的化学物的量与人体发生不良反应的可能性关系进行描述。

危害特征描述过程中可采用动物试验、体外试验等毒理学试验数据或人群流行病学数据资料来进行剂量 - 反应关系评估，运用数学模型拟合剂量 - 反应关系曲线。危害特征描述的核心是获得安全剂量的起始点（或参考点），如未观察到有害作用剂量、最小观察到有害作用剂量和基准剂量下限值等。具有毒作用阈值的化学物，在危害特征描述步骤中，通常能推导得出经食物摄入该化学物的健康指导值，例如每日允许摄入量、可耐受摄入量等。无阈值的化学物可结合暴露评估对其暴露限值进行估计，对特定暴露水平下的风险大小进行定量估计。某些化学物根据毒理学等资料评估后认为其毒性很低，且根据其在食品中的使用量所估计的该物质的膳食摄入总量不会对人体健康造成任何可预见的损害效应，因此可能不需要或没有必要制定具体的每日允许摄入量，如某些食品添加剂。

（3）暴露评估

暴露评估是对可能经食品或其他相关途径暴露的生物性、化学性和物理性有害因素的摄入情况进行定性和（或）定量估计。

暴露评估是实现风险量化的重要步骤。暴露评估过程中运用适合的数学模型，将食品中化学物的浓度数据和食物消费量数据进行整合，计算其膳食暴露估计值，并通过与其健康指导值进行比较，量化暴露风险，作为风险特征描述的一部分。根据暴露持续时间的长短，膳食暴露评估可分为急性暴露评估和慢性暴露评估。急性暴露是指 24 h 内的短期暴露，慢性暴露是指每天暴露并持续终生。急性暴露和慢性暴露原则上均应覆盖一般人群和重点关注人群，重点关注人群是指易感人群或与一般人群的暴露水平有显著差别的人群，如婴儿、儿童、孕妇、老年人和素食者等。

暴露评估过程往往基于特定的假设和数学模型，在结果描述时应注意以下原则。①详细描述暴露评估方法，包括所选用的模型、数据、假设、局限性和不确定性；②阐明暴露评估中所采用的有关食品中化学物浓度数据和食品消费量数据的来源或假设；③评估结果应包括一般人群和高暴露人群膳食中评估化学物的摄入水平（如暴露量的第90百分位数、第95百分位数或第97.5百分位数），并说明其计算推导过程。

（4）风险特征描述

风险特征描述是基于危害识别、危害特征描述和暴露评估的结果，对特定人群发生已知的或潜在的健康损害效应的可能性、严重程度和不确定性进行定性和（或）定量估计。

作为风险评估过程的最后一个步骤，风险特征描述是对前三个步骤信息的整合和综合分析，评估潜在风险，为风险管理的决策制定提供适宜的建议。风险特征描述过程将评估不同暴露情形下，化学物致人体健康损害的潜在风险。进行风险特征描述中向风险管理者所提供的信息或建议可能是定性的，也可能是定量的。

定量描述信息通常包括：①一般人群和重点关注人群膳食中待评估化学物的暴露水平与健康指导值的比较；②不同膳食暴露水平下的风险估计，包括极端膳食暴露水平下的风险估计；③暴露限值。

定性描述的内容包括：①待评估化学物不需要引起毒理学关注的说明或证据；②评估化学物按规定使用前提下相对安全的说明或证据；③避免、尽可能减少或降低暴露水平的建议。

2. 风险评估的基本特征

每一个特定的风险评估项目，由于待评估化学物或食品安全事件的类型、特性、对数据信息的掌握程度等方面不尽相同，具体评估过程各有特点，但仍然包含了一些共性的基本特征。

（1）以科学为基础，客观、透明，并可供独立评审

评估工作由科研工作团队独立完成，评估结果完全基于科学证据，而不受科学以外的其他因素（如政治、法律和经济等因素）影响。评估过程应客观、中立、独立、透明、公开，记录完整，评估报告需尽可能以利益相关方能够正确理解的语言描述科学原理、评估过程、评估方法和评估结果，并明确阐述评估中应用的所有假设、可能包含的各种不确定性和变异性。

（2）既与风险管理职能分离，又保持交流互动

理想情况下，风险评估和风险管理应在不同的机构内或由不同的人员分别进行，以保障评估过程所应具有的科学性。然而在具体实践中，由于资源和人力等因素的限制，有时很难完全做到明确界定风险评估者、风险管理者和风险交流参与者的职能权限。某些情况下，有些机构或人员可能同时承担着风险评估者和风险管理者的双重角色。由不同的机构或人员分别负责风险管理和风险评估工作，职能分离则较易实现。但需要注意的是作为风险分析整体框架的有机组成部分，在尽可能做到职能分离的同时，风险评估者与风险管理者之间保持互动式充分交流对提高风险分析的整体效能十分重要。

（3）遵循结构化和系统化的程序

一项完整的风险评估由危害识别、危害特征描述、暴露评估和风险特征描述4个步骤组成，继危害识别之后，这些步骤的执行顺序并不固定，通常情况下，随着数据和假设的进一步完善，整个过程要不断重复，其中有些步骤也要重复进行。

（4）明确阐述风险评估中的不确定性、来源及其对评估结果的影响

风险评估是一个用已知数据进行科学推导的过程，不可避免地会包含不确定性。对食品中化学物进行定量风险评估过程中，由于所选用的数据、模型或方法等局限，不可避免地会包含不确定性。因此，风险评估报告中还需要对各种不确定因素、来源及对评估结果可能带来的影响进行定性或定量描述，为风险管理者的决策制订提供更为全面的信息。

（5）如有必要，应进行同行评议

同行评议加强了风险评估的透明度，并能针对某个特定食品安全问题进行更为深入和广泛的探讨。有以下几种情况时需考虑进行同行评议：①采用了新的科学方法进行评估；②对采用了不同的国际公认评估方法和不同来源的数据资料的同类风险评估结果进行综合分析和比较；③因有新的科学信息或数据资料更新，需要对风险评估结果进行审议和更新。

3. 风险管理

国际食品法典委员会对风险管理的定义是及时依据风险评估的结果，权衡管理决策方案，并在必要时选择并实施适当的管理措施（包括制订措施）。风险管理主要包括 4 个方面的工作，即风险评价，确定并选择风险管理方法，风险管理决策的实施，监控和评估风险管理决策的实施。

（1）风险评价

风险评价是风险管理的起始阶段，它直接影响了风险管理质量和整体效果。食品安全风险评价一般包括以下步骤：识别食品安全问题、风险概述、确定风险管理目标、确定是否需要进行风险评估、制定风险评估政策、委托风险评估（如有必要）、评判风险评估结果、进行风险分级（如有必要）等。识别食品安全问题和风险概述的具体过程如下。

① 识别食品安全问题　由于食品情况多样，各自的生产加工过程不同，风险评价时要分别评价能够引起风险存在的不同因素，并确定这些因素属于哪一类的化学物。食品安全风险评价根据风险的性质大致可以划分为三大主要类别，即物理风险因素、化学风险因素和生物风险因素，其中物理风险因素主要是指存在物理性异物或放射性物质影响食品安全；化学风险因素即通常所提及的食品添加剂、农药等化学污染物；生物风险因素主要是指会导致疾病的微生物、真菌毒素等。无论哪种风险因素导致的食品安全问题都会破坏人体机能和免疫系统，产生健康损害。

② 风险概述　食品安全风险概述是指对某一食品安全问题所涉及的风险概况进行的系统性总体描述，通常是针对某一特定的食品安全问题（如某种食品/化学物组合），按照一定的要求和模式从食品生产到消费全过程对影响食品安全风险的各个要素和各种相关信息进行系统收集、整理和分析的过程。风险概述所要求的风险信息来源、数量、质量是决定风险分析报告质量的基础，因此风险信息应包括检验检疫信息、国际贸易信息、风险预警信息、生产信息、流行病学信息和相关研究报告等。完成一份风险概述报告，首先进行风险概述的背景和目的描述，然后进入风险概述报告正文：第一部分为涉及的食品危害及食品或食品的组合；第二部分为对公众健康问题的描述；第三部分为食品生产、加工、销售和消费；第四部分为其他风险概述要素；第五部分为风险评估需求和对风险评估者提出的问题；第六部分为可获得的信息和主要知识缺口；第七部分为建议的风险管理措施。

（2）风险分级

风险分级是风险管理者经常要面对的一个问题。食品安全风险分析框架中，一般的风险分级程序是首先建立食品安全风险信息的收集体系，因为任何风险分级都是对一定风险信息的评价，如食源性疾病的监测数据、病例数、经济损失数据、敏感人群、风险评估数据等；其次是选择一定的风险因素并且设置这些因素的权重对风险进行评价。实际运行中风险因素的选择往往就是风险模型的建立。风险因素的选择对建立风险分级体系极为重要，一般的风险因素选择往往取决于食品安全监管的目标。如管理者从监管角度对进出口食品进行风险分级时，选择国内外通报的信息和出入境检验的数据来对食品进行分级，因为这些数据反映了进出口食品在监管方面的紧急程度。对食源性致病菌进行风险分级时，主要选择对公共健康的影响因素进行分级。因此对食品中的危害或风险因素进行分级时并没有一个统一的分级体系或模型，分级模型的建立往往取决于食品安全风险管理者所选择的监管目标和监管目的。

（3）风险管理措施及其监控与评估

风险管理活动中，风险评价工作完成后就是确定、评价和选择风险管理措施，这是风险管理的第二阶段。一般情况下，制订风险管理措施需要依据风险评估的结果。食品安全风险的控制可能涉及食品链的很多环节，这时可能就有很多可供选择的风险管理措施，这些管理措施在可行性、实用性及能达到的食品安全水平是不一样的。风险管理者需要对这些管理措施进行评估，特别是进行管理效益评估，选择当时情况下最适当的措施。

决定风险管理措施并实施后，风险管理活动并没有结束，还需对风险管理措施的实施效果进行监督和评估。任何管理措施都是基于当时情况下的一种相对"最优"的选择，这种选择带有一定的时效性和不确定性，因此对风险管理措施在实施过程中进行监督和评估必不可少。风险管理者应确认降低风险的措施是否达到预期的结果，是否产生与所采取措施相关的非预期后果；风险管理目标是否可以长期维持；当获得新的科学数据或有新的观点时，需要对风险管理措施进行定期的评估。如果发现所实施的风险管理措施并没有达到预期的效果，就要重新对风险管理措施进行评估，并视具体情况决定是否启动一个新的风险管理活动。

4. 风险交流

风险交流是风险分析过程的三大组成部分之一，是联系风险分析过程中利益相关方的纽带。食品安全风险交流是风险评估者、风险管理者及社会相关团体、公众之间各个方面的信息交流，包括信息传递机制、信息内容、交流的及时性、所使用的资料、信息的获得和使用、交流的目的、可靠性和意义。

风险交流的根本目标是用清晰、易懂的术语向具体的交流对象提供有意义的、相关的和准确的信息，这也许不能解决各方存在的所有分歧，但可能有助于更好地理解分歧，也可以更广泛地理解和接受风险管理的决定。有效的风险交流应具有建议和维护义务及相互信任的目标，使之推进风险管理措施在各方之间取得更高程度的一致，并得到各方的支持。

（1）风险交流的对象

① 政府　不管采用什么方法来管理危害公众健康的风险，政府都对风险交流负有根本的责任。当风险管理的职责是使有关各方充分了解和交流信息时，政府的决策就有义务保证参与风险分析的有关各方能有效地交流信息，同时风险管理者还有义务了解和回答公众关注的危害健康的风险问题。

② 企业　企业有责任保证其所生产的食品的质量和安全，同时企业也同政府一样有责任将风险信息传递给消费者。企业全面参与风险分析工作对做出有效的决定是十分必要的，并且可以为风险评估和风险管理提供一个主要的信息来源。企业和政府间经常性的信息交流通常涉及在制定标准或批准新技术、新成分或新标签过程中的各种交流。食品标签已经且通常用于传递有关食物成分及如何安全食用的信息，将标签作为交流手段已成为风险管理的一种方法。

③ 消费者和消费者组织　公众广泛地参与风险分析工作，是切实保护公众健康的一个必要因素。风险分析过程的早期，公众或消费者组织的参与有助于确保公众关注的问题得到重视和解决，并且还会使公众更好地理解风险评估。

④ 学术界和研究机构　学术界和研究机构的人员以对健康和食品安全的科学专业知识及识别危害的能力，在风险分析过程中发挥重要作用，媒体或其他有关各方可能会请他们评论政府的决定。通常他们在公众和媒体中具有很高的信任度，同时也可作为不受其他影响的信息来源。通过研究消费者对风险的认识或如何与消费者进行交流，以及评估交流的有效性，科研工作者也有助于风险管理者寻求对风险交流方法和策略的建议。

⑤ 媒体　媒体在风险交流中也起到非常关键的作用。公众得到的有关食品的健康风险信息大部分是通过媒体获得的，各种大众媒体针对不同事件、不同场合发挥着各式各样的作用。媒体可以仅是传播信息，但也可以制造或说明信息。媒体并不局限于从官方获得信息，它们的信息常反映出公众和社会其他部门所关注的问题，这使得风险管理者可以从媒体中了解到以前未认识到的公众关注的问题。

（2）风险交流的策略

了解了风险交流活动中利益各方在其中的责任和作用后，还应根据风险交流的内容和不同的交流对象制订不同的风险交流策略。一般的风险交流策略可能包含：收集、分析并交换有关某食品安全风险的背景信息；确认风险评估者、风险管理者和其他利益相关方对某食品安全风险或相关风险的理解和认识及相应的态度和风险相关的行为；了解外部利益相关方对风险的关注点及其对风险分析过程的期望；对一些利益相关方来说，某些相关问题可能比已确定的风险本身更重要，要识别这些问题并保持敏感性；识别利益相关方认为重要并希望获得的风险信息类型，及其拥有并希望表达的信息种类；确定需要从外部的利益相关方获得的信息种类，并确定谁能够提供这些信息；确定给不同类型利益相关方散发信息或从他们那里获得信息的最合适的方法和媒介；解释风险评估过程，包括如何说明不确定性；确定并使用一系列的策略和方法，参与到风险分析小组成员和利益相关方的互动对话中；评估从利益相关方获得信息的质量，并评估其对风险分析的作用。

（3）风险交流机构

风险交流机构是指风险管理者和风险评估者主导的进行风险交流活动的执行机构。风险交流活动参与方很多，各方在风险交流活动中的地位和作用存在着很大的差异。其中风险管理者和风险评估者在风险交流中扮演着主导型的角色，因为风险管理者作为风险管理活动和风险决策活动的执行者，风险评估者作为科学的评估方，他们在风险分析框架中无疑起到了关键性的作用，他们的政策选择往往对风险交流活动影响巨大。因此，各国政府在食品安全管理中，常明确由风险管理机构和风险评估机构来具体执行和主导风险交流活动。如欧盟通过立法明确由欧洲食品安全局来负责食品安全风险交流工作；日本则由食品安全委员会来负责风险交流工作；美国的风险交流工作一般由食品药品监督管理局来完成；我国在食品安全法中规定重大食品安全信息由各级卫生部门来发布。但需要说明的是，并不是由一个机构来负责风险交流，另一个机构就降低了自身在风险交流活动中的参与度。风险管理机构和风险评估机构在风险交流中起到的作用是不同的，交流的内容和对象也是有差异的。

三、食品安全风险分析的国内外研究进展

食品安全风险分析作为一门新兴学科，其本身的理论基础及应用方法特别是与食品危害相关的风险评估和风险管理的理论基础和方法都处在一个发展的阶段。食品安全风险的构成受多方面因素影响，各个国家或地区的经济社会发展水平、食品供应体系不尽相同，所以各个国家在应用风险分析理论时，必须结合自身的具体情况，建立适合国情的食品安全风险分析体系。这也表明了食品安全风险分析理论和方法是一个不断发展和完善的方法论。

1. 各国食品安全风险监管体系

目前，世界上许多国家和地区已建立基于食品安全风险分析理论的食品安全管理体系，这些食品安全管理体系建设可以分为两部分，即食品安全管理的机制和食品安全风险分析方法。

欧盟在 2000 年发布了《食品安全白皮书》，明确了欧盟食品安全管理体系的框架，并在 2002 年颁布欧盟 17200（C）号法令，同时成立了欧洲食品安全局。随着欧洲食品安全局的成立，欧盟基本形成了欧洲议会、欧洲理事会和各成员国政府为风险管理者，欧洲食品安全局负责风险评估和风险交流的食品安全管理体系，这一食品安全管理机制与过去欧盟管理架构最大的不同就是成立了欧盟层面的风险评估机构，欧洲食品安全局的成立使欧盟对食品安全风险进行评估成为可能。

我国在 2009 年《中华人民共和国食品安全法》（以下简称《食品安全法》）颁布实施后，从食品安全监管机制上也进行了调整，建立了国家食品安全风险评估专家委员会和国家食品安全风险评估中心，依法实施食品安全风险监测和风险评估的国家制度，实现了以科学为基础的风险评估与以政策为基础的风险管理的功能分离。根据 2021 年第二次修正的《食品安全法》，国家卫生健

康委员会同工业和信息化部、商务部、海关总署、市场监督管理总局、国家粮食和物资储备局等部门，制定实施国家食品安全风险监测计划。省级卫生健康行政部门会同同级食品安全监督管理等部门，根据国家食品安全风险监测计划，结合本行政区域的具体情况，制定本行政区域的食品安全风险监测方案，报国家卫生健康委员会备案并实施。我国在《食品安全法》实施后以食品安全风险分析理论为基础的安全管理体系从架构上已经形成，并且在实践工作中不断完善。

2. 食品安全风险分析框架和方法研究

食品安全风险分析是对食品链中的潜在危害进行识别并评估，然后做出风险管理措施的过程。国际食品法典委员会制定的风险分析是一个指导性的指南，各个国家和地区存在着社会经济发展水平差异，必须根据自身的实际情况制定食品安全风险分析的实施框架，因此这方面的内容一直是各国研究的热点。目前学者们致力于两方面的研究，一是食品安全风险分析的框架和程序，二是食品潜在风险的早期识别，即风险预警。

（1）食品安全风险分析的框架和程序

国际食品法典委员会的风险分析框架中，一个最基本的理念就是风险管理活动和风险评估活动的分离。风险管理活动由成员国代表组成的委员会来完成，而风险评估活动由科学专家组成的科学委员会来独立完成，不用考虑任何成员国和其他利益方的意见。在国家层面上，一般由政府相关部门进行风险管理活动，由一些专业的评估机构从事风险评估工作。这样的风险分析架构可以较好地保持风险评估工作的科学独立性，防止风险评估工作受到来自政治和其他力量的干扰。目前欧盟的安全食品计划中提出了在风险评估中主要进行两类评估，一类是基于自然科学的针对健康和环境影响的风险－收益评估，另一类是对经济、社会和道德伦理影响的评估。对食品安全的决策来讲，健康影响的评估仍然是最为重要的，其他方面的社会科学评估都是为决策服务的辅助性评估。当前食品安全风险评估的领域已有了很大的扩展，从过去单一的自然科学评估延伸到健康环境、社会、经济和道德伦理等各个方面。无论风险评估的范围向哪个方向延伸，目的都是为了全面客观地对食品安全风险进行评估，为食品安全风险管理提供支撑。

（2）食品潜在风险的早期识别

突发食品安全风险爆发的原因非常复杂，总体可分为两类，第一类是以前已出现过的食品安全风险，而且人们已较为清楚其形成机理，主要是由于风险管理者或食品生产者对其评估、预警及风险管理措施不到位而导致的风险爆发，如食品中已知的致病菌；第二类是以前从未出现过，或是已出现过，但风险形成的外界条件发生了变化，由于科学发展水平或人类的认知程度还不能掌握或完全掌握其形成机理，无法进行防控，从而导致风险的爆发。无论对哪类原因造成的突发食品安全风险，建立有效的预警体系是监管突发食品安全风险的先决条件，这已成为各国的共识。世界上很多国家和国际组织已建立了一些预警体系来进行突发食品安全风险的早期识别，如欧盟的食品和饲料快速预警系统、加拿大的全球公共卫生智能网络和我国的食品安全快速预警与快速反应系统等。这些预警体系建立的原理是基于分析已知的食品安全风险形成的关键因素，设置相应的警素因子，然后通过收集警素因子的信息进行风险评价和风险预警，可以说这些预警体系本质上是一个风险信息的平台。目前这些预警体系的建立对防控突发食品安全风险起到了极大的作用，但这些预警体系最大的缺陷就是只对目前已掌握形成机理的食品安全风险起到预警作用，而对还不能完全认知的食品安全风险，由于无法根据其形成因素收集相关信息，几乎无法起到预警作用。国内外对突发食品安全风险预警机制的研究一直是食品安全风险管理领域的热点问题之一，国外学者的研究主要集中在两个领域，一是突发食品安全风险预警因素的选择，二是突发食品安全风险预警的方法。

本章总结

　　食品安全性毒理学评价和风险分析是食品毒理学理论和方法的实际应用。食品安全性毒理学评价是运用食品毒理学的方法，分析食品中存在的各类潜在危害因素，评价其是否影响人体健康的科学过程，以达到最大限度地减小危害、保护人民身体健康的目的。我国现行开展食品安全性毒理学评价的标准程序依据为 GB15193 系列国家标准。

　　食品安全风险分析是国际上通行的保证食品安全的一种新模式，由风险评估、风险管理和风险交流构成。风险评估是风险分析框架的科学核心部分，由危害识别、危害特征描述、暴露评估和风险特征描述四个步骤组成。

课后练习

　　有效促进风险交流的策略有哪些？

第十章
食源性有毒物质

兴趣引导

　　一饭膏粱，维系万家，柴米油盐，关系大局。根据世界卫生组织公布的《全球食源性疾病负担的估算报告》，每年全球有近10%的人因食用被污染的食物而生病。其中，五岁以下儿童占食源性疾病死亡人数的三分之一。食源性疾病是指食品中致病因素进入人体引起的感染性、中毒性等疾病，包括食物中毒。那你知道从农田到餐桌，有哪些物质在危害我们"舌尖上的安全"吗？

问题导向

　　食源性有害物质有哪些？为何会出现在食品中？会对人体健康造成哪些危害？

学习目标

- 了解食源性有毒物质的来源。
- 掌握食源性有毒物质的特性及安全限值概念。
- 了解如何预防食源性有毒物质。

民以食为天，食以安为先。食品在种植或饲养、生长、收割或宰杀、加工、贮存、运输和销售过程中，由于环境或人为因素的作用，易受到有毒有害物质的污染，威胁着人们的健康和安全。按来源划分，食品中有毒物质可简单分为食品原料类和食品加工类有毒物质，如图10-1所示。

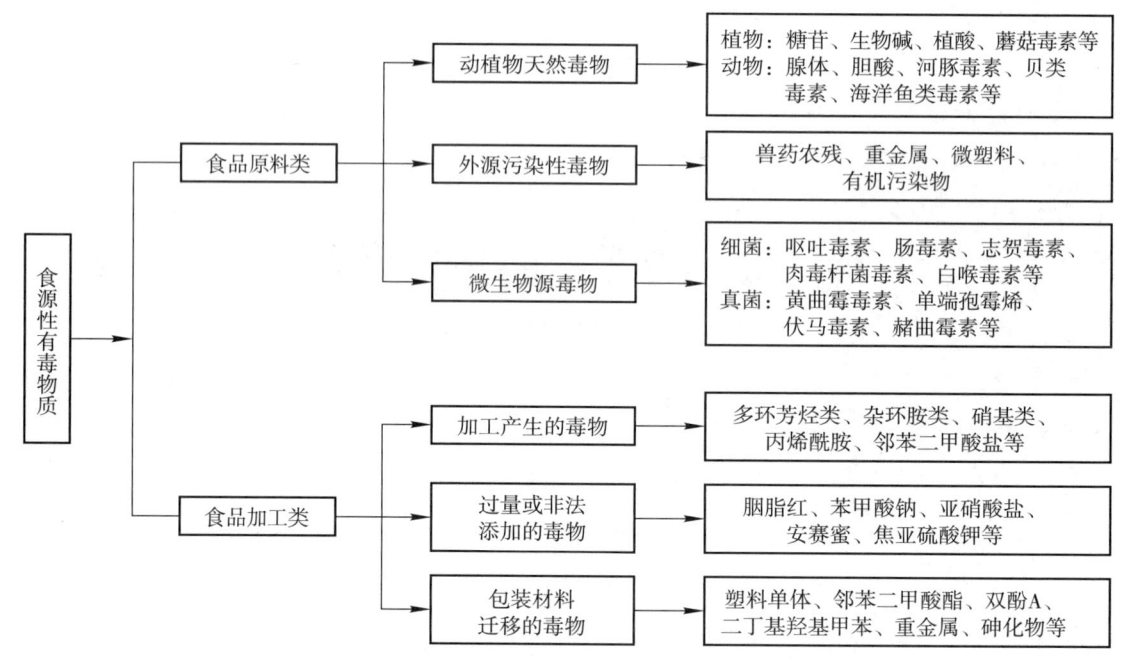

图10-1 食品中常见的有毒物质及其来源

第一节 动植物性食品中的天然有毒物质

一、植物性食品中的天然有毒物质

植物性食品中的天然有毒物质主要包括糖苷、生物碱、抗营养因子等，但不包括从环境中获得的和迁移入植物体内的外源性有毒物质，如农药残留、重金属污染物等。

（一）糖苷（glycoside）

糖苷是由糖或糖衍生物（糖基）的端基碳原子与另一类非糖物质（糖苷配基）连接形成的化学物。根据糖苷配基的结构可将糖苷分为氰苷、酚苷、醇苷、蒽苷、黄酮苷、皂苷、强心苷、香豆素苷和环烯醚萜苷等。常见的有毒糖苷主要包括生氰糖苷、硫糖苷和皂苷。

1. 生氰糖苷（cyanogentic glycoside）

生氰糖苷是由氰醇衍生物的羟基和D-葡萄糖缩合形成的糖苷，约占氰苷类植物毒素的90%。包括苦杏仁苷、亚麻仁苦苷、高粱苦苷和蜀黍氰苷，其中与食物中毒相关的主要有苦杏仁苷（amygdalin）和亚麻仁苦苷（linamarin），主要存在于果实的核仁中，果实肉质部分的含量可以忽略不计。

生氰糖苷本身不呈现毒性，当咀嚼或破碎含生氰糖苷的植物食品时，植物细胞结构被破坏，释放出β-葡萄糖苷酶，生氰糖苷在β-葡萄糖苷酶作用下分解成氰醇和糖，氰醇不稳定，又分解为酮、醛化物和氰化氢（HCN），如图10-2所示。

氰离子（CN⁻）在硫氰酸酶的作用下与胱氨酸、半胱氨酸、谷胱甘肽等巯基化学物结合，转化为无毒的硫氰酸盐，随尿液排出体外，该过程可被硫氰酸氧化酶逆转。CN⁻ 在体内能抑制 42 种酶活性，如细胞色素氧化酶、过氧化物酶、琥珀酸脱氢酶及乳酸脱氢酶等。CN⁻ 与线粒体细胞色素氧化酶的 Fe^{3+} 结合，阻止 Fe^{3+} 还原成 Fe^{2+}，使电子传递或整个生物氧化过程中断，ATP 合成量减少、细胞能量供给不足，造成内窒息。中枢神经系统对缺氧最敏感，因此氰化物中毒会导致机体因中枢性呼吸衰竭而死亡。氰化物还能通过影响钙稳态、氧化 – 还原体系平衡等对机体造成毒害。

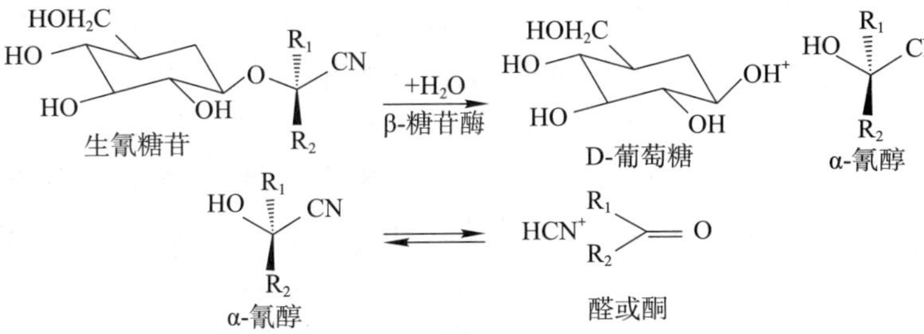

图 10-2 生氰糖苷的降解反应

预防措施：生氰糖苷慢性中毒主要发生在一些长期食用木薯和杏仁的人群中。木薯切片用流水冲洗可以去除大部分的生氰糖苷，杏仁等核仁类食物及豆类在食用前需较长时间浸泡和晾晒。另外，改变饮食也可预防生氰糖苷中毒，如充足的优质蛋白质可提高人及其他动物对氰化物的解毒能力。

2. 硫代葡萄糖苷（glucosinolate）

硫代葡萄糖苷又称芥子油苷，是由硫化肟基团、β–D– 硫代葡萄糖基及来源于氨基酸的可变侧链 R 构成的糖苷。根据硫代葡萄糖苷的前体氨基酸的不同，其可分为脂肪族硫代葡萄糖苷、芳香族硫代葡萄糖苷和吲哚族硫代葡萄糖苷，富集在种子中，叶、茎中含量很少，且广泛存在于花椰菜、西兰花、甘蓝、芥菜、油菜、白菜、萝卜等十字花科植物中。

硫代葡萄糖苷结构稳定，本身无毒，经黑芥子酶水解后产生 D- 葡萄糖、硫酸盐及一系列有生物活性的水解产物，如异硫氰酸酯、腈类和噁唑烷硫酮等，这些物质可能有致甲状腺肿的作用。

预防措施：蔬菜热加工后，可去除大部分硫代葡萄糖苷。而十字花科蔬菜中的硫代葡萄糖苷及降解产物具有抗癌特性，对子宫癌、乳腺癌等有抑制作用，因此含有硫代葡萄糖苷的十字花科蔬菜可半生半熟吃。

3. 皂苷（saponin）

皂苷是糖苷配基为三萜或螺旋甾烷类化学物的一类糖苷，其生化作用主要取决于糖的种类和数目、皂苷元及酸性。根据糖苷配基不同，皂苷可分为甾体皂苷和三萜皂苷。甾体皂苷主要来源于薯蓣科、百合科、玄参科、菝葜科、龙舌兰科等单子叶植物中；三萜皂苷在双子叶植物中分布最多，尤其在五加科、豆科、七叶树科、报春花科、无患子科、桔梗科、远志科、茶科等植物中含量较为丰富。

皂苷主要表现为溶血作用及其水解产物的胃肠刺激作用。低浓度的皂苷溶液可破坏红细胞，产生溶血作用。皂苷元可强烈刺激胃肠道黏膜，引起局部充血、肿胀、炎症，表现为恶心、呕吐、腹痛、腹泻症状。

预防措施：100℃加热 10 min 以上可裂解皂苷，消除其毒性。

（二）生物碱（alkaloid）

生物碱也称植物碱，是一类含负氧化态氮原子的环状有机化学物，主要存在于毛茛科、罂粟科、茄科、夹竹桃科、芸香科、豆科、小檗科等双子叶植物的根、果中。大多数生物碱几乎不溶或难溶于水，可与酸形成盐。食物中常见的有毒生物碱主要有龙葵碱、秋水仙碱、麦角碱、咖啡碱等。

1. 龙葵碱（solanine）

龙葵碱又名茄碱、龙葵毒素、马铃薯毒素，是由葡萄糖残基和茄啶组成的一种弱碱性生物碱苷，主要存在于马铃薯、番茄、茄等茄科植物的次生代谢产物中。马铃薯中龙葵碱的含量随品种

● 概念检查 10-1
简答：简述生氰糖苷在体内的代谢过程。

和季节的不同而不同，新鲜、完整、成熟的马铃薯块茎中龙葵碱的含量很少，但随着贮藏时间增加，龙葵碱含量逐渐升高，主要集中在芽眼、表皮和绿色部分。青绿色未成熟番茄中也含有龙葵碱，随着番茄的成熟，龙葵碱含量越来越低。

龙葵碱抑制胆碱酯酶活性，损害神经系统；刺激胃肠道，导致肠源性青紫症；具有致畸作用。

预防措施：避免摄入发绿、发芽的土豆和未成熟的番茄，烹饪时适量加醋。

2. 秋水仙碱（colchicine）

秋水仙碱又称秋水仙素，因最初从百合科植物秋水仙球茎中提取出来而得名。常见的食物中以黄花菜中秋水仙碱含量最高，每 100 g 鲜黄花菜中含 0.1 ~ 0.2 mg 秋水仙碱。成年人一次摄入 0.1 ~ 0.2 mg 的秋水仙碱（50 ~ 100 g 的鲜黄花菜）即可引起急性中毒。

秋水仙碱会刺激胃肠道，麻痹神经中枢及平滑肌，抑制造血细胞，引起贫血。

预防措施：含秋水仙碱的食物烹调时要充分浸泡、清洗和加热。

3. 麦角碱（ergometrine）

● 概念检查 10-2
判断：所有含生物碱的植物食品烹饪时加醋可以降低其毒性。
简答：简述日常生活中如何避免生物碱中毒。

由麦角菌属真菌侵害禾本科植物而产生的一大类神经性生物碱毒素，富集在黑麦、小麦、大麦、燕麦、高粱等谷类作物及牧草中。麦角碱急性中毒表现为急性胃肠炎症状；慢性中毒会引起手足麻木及神经性痉挛。

预防措施：可用机械净化法或用 25% 食盐水浮选漂出麦角，并规定谷物及面粉中麦角的安全限量标准。

（三）抗营养因子（antinutritional factors，ANFs）

抗营养因子是指植物自身分泌的某些对动物消化、吸收和利用营养物质产生有害作用的因子。当摄食过多抗营养因子时，会影响机体的消化和吸收功能，最终损害机体健康。按其作用不同，抗营养因子分为抑制蛋白质、矿物质、微量元素、维生素和碳水化学物消化利用的抗营养因子，刺激免疫系统的抗营养因子和其他综合性抗营养因子等。

1. 植酸（phytic acid）

植酸又称肌醇六磷酸，是从植物种子中提取的一种有机磷类化学物，广泛存在于谷类、豆类和油料作物等植物籽实中，在禾谷籽实的外层（如麦麸、米糠）中含量尤其高。植酸和植酸盐是植物籽实中肌醇和磷的基本贮存形式，含量可达 1% ~ 5%。籽实 50% ~ 80% 的总磷以植酸和植酸盐的形式存在。

植酸会螯合多种金属离子（如 Zn^{2+}、Ca^{2+}、Cu^{2+}、Fe^{2+} 等），降低机体利用率，抑制胃蛋白酶和胰蛋白酶的活性，降低蛋白质利用率；降低内源淀粉酶、蛋白酶、脂肪酶活性，影响食物消化。

预防措施：植酸主要存在于豆类植物的种皮表皮层，可通过机械加工处理除去植物籽实外层而减少其中的植酸及植酸盐。此外，食品中添加一定的矿物元素制剂（如锌、铜、钙、镁、铁）可以缓解植酸的螯合作用。

2. 植物凝集素（phytohemagglutinin）

凝集素是一种具有多级结构的蛋白质，能与动物的红细胞发生凝集反应，具有耐干热、不耐湿热的特性，广泛分布于豆科、茄科、大戟科、禾本科、百合科和石蒜科等植物类群中，其中豆科植物凝集素含量最丰富。

植物凝集素会破坏小肠黏膜并干扰多种酶的分泌，降低机体对蛋白质的利用率，使机体生长受阻甚至停滞。部分植物凝集素毒性还可引起肝、肾等实质器官损伤。

预防措施：热水浸泡或浸烫可部分去除植物凝集素，豆科植物凝集素抵抗力较强，在烹饪选择上要高温煮熟，推荐选择高压锅煮。

3. 蛋白酶抑制剂（protease inhibitor）

蛋白酶抑制剂是一类能与蛋白酶分子活性中心的某些基团结合，使蛋白酶活性下降，甚至消失，但不使酶蛋白变性的物质。目前已在自然界中发现数百种蛋白酶抑制剂，广泛存在于植物的种子（占其蛋白质总量的 8% ~ 10%）中，如豆类、谷类、油料作物等。

蛋白酶抑制剂会降低食物蛋白质的消化率和利用率，引起内源或外源性氮和机体含硫氨基酸的损失。长期食用会使生长迟缓、胰腺肥大和癌症风险增加。

预防措施：蛋白酶抑制剂本身多为蛋白质或蛋白质的结合体，充分加热可使其变性失活，从而消除毒作用。

● 概念检查 10-3
判断：豆类及绿叶蔬菜营养丰富，对人体有益无害。

（四）蘑菇毒素

毒蘑菇也称毒蕈、毒菇，是指含有毒素，食用或接触后使人类或其他动物产生健康损害作用的大型真菌。目前我国记录在册的有毒蘑菇有 480 多种，每种毒蘑菇都含有多种毒素，且毒素无法被高温降解。已经确定的蘑菇毒素种类主要有环型多肽、毒蝇碱、色胺类化学物、异恶唑衍生物、鹿花菌素、鬼伞菌素及奥来毒素。不同的毒素类型对应的毒作用也不同，根据毒作用表现可分为肝损害型、肾损害型、神经精神型、光过敏性皮炎型、胃肠类型、溶血型和横纹肌溶解型 7 种类型。常见的蘑菇毒素及其中毒类型与临床表现见表 10-1。

表 10-1　常见蘑菇毒素及其中毒类型与临床表现

蘑菇毒素	毒素来源	毒作用类型	临床表现
环形多肽类毒素（鹅膏毒肽）	鹅膏属，如灰花纹鹅膏菌、淡玫瑰红鹅膏菌、白毒鹅膏菌	多脏器损害型	抑制 RNA 聚合酶，损害心肝肾脑等器官，导致胆汁淤积
鹿花菌素	鹿花菌属，如鹿花菌、马鞍菌、疣孢褐盘菌	急性溶血型、急性肾衰竭型	眩晕、抽搐、呕吐、腹痛等
鬼伞菌素	墨汁鬼伞	神经精神型	有致幻作用；如进食同时饮酒，易引起心律失常、呼吸急促、出汗、胸痛、恶心和呕吐等
奥来毒素	丝膜菌属，如尖顶丝膜菌、空柄黄杯伞及史米斯鹅膏	急性肾衰竭型	口腔干燥、呕吐、顽固腹泻、寒战、发热、头痛、神志丧失

我国毒蘑菇中毒的地域性强，以西南部云南、贵州、四川等地区最为严重，近年湖南、浙江中毒人数激增，其他地区也有发生。发生时间主要集中在夏秋季 6—9 月，7—8 月高发。在我国造成中毒的毒蘑菇种类主要集中在鹅膏属、环柄菇属、盔孢伞属、红菇属、青褶伞属、粉褶菌属、桩菇属、粉末牛肝菌属等，致命的毒蘑菇主要包括可造成急性肝损害的鹅膏属、环柄菇属、盔孢伞属及可造成横纹肌溶解的亚稀褶红菇。其中鹅膏属菇和亚稀褶红菇造成的中毒死亡人数占我国毒蘑菇中毒死亡总人数的 95% 以上。

预防措施：毒蘑菇中毒目前还没有特效解毒剂，彻底清除毒物是排出和减少毒物吸收的关键。此外，还要加强毒蘑菇识别宣传，慎重采食野生蘑菇，避免误食引起中毒。误食毒蘑菇后，应尽快催吐排出毒物，并及时送往附近医院救治。

● 概念检查 10-4
简答：日常生活中如何避免蘑菇毒素中毒？

二、动物性食品中的天然有毒物质

动物性食品是人类膳食的重要来源之一，可为人体提供蛋白质、维生素及微量元素等多种营养物质。然而，某些动物性食品含有天然毒素，人类因误食或食用过量可能对健康造成不良影响，甚至威胁生命。本节重点介绍动物性食品中的天然有毒物质、中毒原因及预防措施等。

（一）陆生动物类食品中的天然有毒物质

猪、牛、羊等牲畜和鸡、鸭、鹅等家禽是我国居民动物性食品的主要来源，这些动物的某些腺体、内脏或分泌物具有药用价值，但摄入过量可能造成机体代谢紊乱，引起毒作用。

1. 甲状腺及甲状腺素

牲畜腺体导致的中毒作用常见于甲状腺。其富含甲状腺激素，过量食用会扰乱人体的内分泌活动，严重时会影响下丘脑功能。甲状腺激素导致细胞氧化率增高，分解代谢增强，致使出现甲状腺亢进和中毒的临床表现。

甲状腺素中毒潜伏期一般为 $12 \sim 21$ h，病程短至 $3 \sim 5$ d，长可达月余。主要表现为头晕、头痛、胸闷、恶心、便秘或腹泻，伴有出汗、心悸等；部分中毒者可出现局部或全身出血性丘疹，伴有水泡、皮疹等，消退后普遍脱皮；严重者出现发热、心率快等症状，可致脱水、脱发等。

预防措施：甲状腺素性质稳定，600℃以上才能被破坏，最有效的防治措施是屠宰者和消费者检查并摘除动物的甲状腺。

2. 肾上腺及肾上腺素

肾上腺位于肾两侧上端，左右各一，大部分包在腹腔油脂中。如误食动物肾上腺，可使体内的肾上腺素浓度升高，出现中毒的临床表现。

肾上腺皮质分泌20多种重要的脂溶性激素，会促进体内非糖化学物或葡萄糖代谢，扰乱 K^+ 平衡，进而影响肌肉收缩和肾功能。

预防措施：肾上腺中毒的潜伏期较短，进食后 $15 \sim 30$ min 发病，主要表现为血压急剧升高、头晕头痛、恶心呕吐、四肢发麻、肌肉震颤。因此，屠宰牲畜时要及时摘除肾上腺，防止误食。

3. 淋巴结

人及其他哺乳动物体内淋巴结为灰白色或淡黄色豆粒，或为枣状大小的"疙瘩"。鸟类特有的淋巴器官为腔上囊，鸡的为球形，鸭的为长椭圆形，常位于泄殖腔背侧，与肛道相通。当病原微生物侵入动物体内后，淋巴结产生相应的免疫应答，甚至出现病理学变化，如充血、肿胀、化脓、坏死等。病变的淋巴结含有大量的微生物和有毒有害化学物，如苯并芘等致癌物。

预防措施：为食用安全，应将淋巴结摘除或不食用含淋巴结的肉类。

4. 肝及毒素

肝是重要的代谢和解毒器官，亦是毒素较为富集的器官。动物肝中的主要毒素是胆酸。胆酸主要存在于熊、牛、羊和兔等的肝中，猪肝中胆酸含量较低，一般不会产生毒作用。动物食品中的胆酸是胆酸、脱氧胆酸和牛磺胆酸的混合物，其中牛黄胆酸的毒性最强，脱氧胆酸次之。

⦿ 概念检查 10-5
判断：动物肝富含铁等营养物质，可长期食用。

胆酸可严重损伤人体的肝、肾等，致使肝组织变性、坏死，肾小管受损，肾集合管阻塞，肾小球滤过作用减弱，尿液排出受阻。胆酸也能损伤神经系统和心肌。脱氧胆酸对人类肠道上皮细胞癌（如结肠癌、直肠癌）有促进作用，对中枢神经系统有抑制作用。

预防措施：为避免胆酸中毒，不食用淤血、异常肿大、坚硬或胆管明显扩张的动物肝；对可食用肝应充分清洗和浸泡；不可一次过量食用或小量连续食用，以免引起胆酸中毒。

（二）水生动物类食品中的天然有毒物质

我国鱼类年消费量较少，约占总肉类消费量的5%，其中淡水养殖鱼类是我国居民鱼类食品的主要来源。尽管海洋产品不是我国居民膳食的主要组成部分，但食用海洋鱼类而导致的中毒在我国屡见不鲜，海洋鱼类毒素是导致中毒的主要原因，主要包括河鲀毒素、贝类毒素、雪卡毒素等。

1. 河鲀毒素（tetrodotoxin）

河鲀因肉质鲜美，深受人们欢迎，但处理不当易引起食物中毒。明朝李时珍在《本草纲目》中记载"河豚有大毒，味虽珍美，食之杀人"。1909 年科学家分离并命名了河鲀毒素，但直到 1970 年，通过对河鲀毒素衍生物的 X–射线分析才最终确定其化学结构（图 10–3）。河鲀毒素化学结构中 C_5 和 C_{10} 间的氧可能是决定其毒性的关键。河鲀毒素衍生物的毒性随 C_4 取代基的不同而有所变化（表 10–2）。

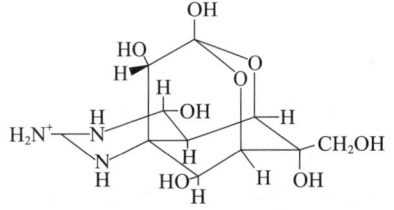

图 10-3　河鲀毒素化学结构

表 10-2　河鲀毒素衍生物的相对毒性

化合物	C_4^a	相对毒性
河鲀毒素	—OH	1.000
无水河鲀毒素	—O—	0.001
氨基河鲀毒素	—NH₂	0.010
甲氧基河鲀毒素	—OCH₃	0.024
乙氧基河鲀毒素	—OC₂H₅	0.012
脱氧河鲀毒素	—H₂	0.079

河鲀毒素是一种神经毒素，其毒性比氰化钠强 1 000 倍，主要通过抑制神经和肌肉的电信号传导，阻止肌肉、神经细胞膜上的钠离子通道来发挥毒性作用。未能识别出河鲀而误食是造成河鲀毒素中毒的主要原因。河鲀毒素在鱼体内分布不均衡，含量由高到低依次为卵巢 > 鱼卵 > 肝 > 肾 > 眼睛 / 皮肤 > 肌肉和血液。死亡较长时间的河鲀，因内脏腐烂，其中的毒素会进入到鱼肉中，食之亦可引起中毒。河鲀产卵时需要硬物磨破肚皮从而使鱼卵和毒素一起破口而出，麦螺吸食河鲀卵籽和毒液后会携带河鲀毒素，因此河鲀产卵季节食用麦螺是河鲀毒素中毒的另一途径。值得注意的是，除河鲀外，蝾螈、斑足蟾等动物中也存在河鲀毒素。

河鲀毒素中毒特点为发病急速而剧烈，中毒后多在 4～6 h 死亡，最快可在食入后 10 min 死亡，死亡率一般为 20%。中毒症状先表现为神经末梢及神经中枢麻痹，使机体无力运动或不能运动，最终引起呼吸肌麻痹。河鲀毒素难溶于水，微溶于酸性溶液；在碱性溶液中易分解。河鲀毒素的 LD_{50} 为 8.7 μg·kg^{-1}（小鼠，腹腔注射），对人经口致死量为 7 μg·kg^{-1}。

预防措施：河鲀毒素对热稳定，一般烹调过程很难去除，100 ℃处理 24 h 或 120 ℃处理 20～60 min 方可彻底破坏。

2. 贝类毒素

贝类自身并不产生毒素，但是当它们摄取有毒海藻或与藻类共生时，通过食物链的富集作用会引起人类食物中毒。食用蚝、牡蛎、蛤、油蛤、扇贝等贝类软体动物后可引起急性中毒。根据引起的中毒症状的不同，贝类毒素可分为麻痹性贝类毒素、腹泻性贝类毒素和神经性贝类毒素三大类（表 10-3）。

表 10-3　贝类毒素类型、来源及毒作用

贝类毒素类型	来源	毒作用
麻痹性贝类毒素	蛤和贻贝中常见，布氏海菊蛤、扇贝和牡蛎种偶见	导致麻痹、呼吸抑制及循环障碍
腹泻性贝类毒素	贝类食用倒卵形鳍藻和渐尖鳍藻	引起平滑肌持续收缩，导致腹泻
神经性贝类毒素	贝类食用短裸甲藻细胞或毒素	增加胆碱能神经纤维膜钠通道的通透性，引起痉挛

预防措施：贝类毒素不易被加热破坏，食用时去除贝中肠腺等内脏器官是预防中毒的有效措施。

3. 雪卡毒素（ciguatoxin）

雪卡毒素是西加鱼毒素中的一种，为常见且重要的海洋鱼类毒素。目前已从雪卡鱼中分离出至少 3 种毒素，即雪卡毒素、刺尾鱼毒素和鹦嘴鱼毒素。其中，雪卡毒素对小鼠 LD_{50} 为 $0.45\ \mu g \cdot kg^{-1}$，毒性比河鲀毒素强 20 倍；刺尾鱼毒素对小鼠 LD_{50} 为 $0.17\ \mu g \cdot kg^{-1}$。

雪卡毒素具有胆碱酯酶抑制作用，使神经肌肉突触间乙酰胆碱蓄积，出现烟碱样中毒症状。此外，雪卡毒素也是一种很强的钠通道激活剂，与钠通道受体靶部位 VI 结合，增强细胞膜对 Na^+ 的通透性，引起神经肌肉兴奋性传导改变，使机体释放大量去甲肾上腺素，使中枢神经对体温调节不敏感。雪卡毒素还可抑制 Ca^{2+}，进而影响心脏功能。

雪卡毒素中毒症状与有机磷中毒类似，中毒者唇、舌和喉感觉刺痛，继而出现麻木、腹部疼挛、腹泻、头痛、发热、广泛肌肉痛的症状，口腔有金属味，接触冷水犹如触电般刺痛，症状持续恶化直至患者不能行走。

预防措施：雪卡毒素不易被胃酸破坏，高温也不能将其分解，故烹调过程并不能除去雪卡毒素。目前对雪卡毒素的灭活尚缺乏有效的方法，避免进食 1.5 kg 及以上的珊瑚礁鱼和避免食用其内脏、鱼头、鱼皮，尤其是卵巢，是预防雪卡毒素中毒的简单而有效的方法。

4. 其他水生动物毒素

除了上述毒素外，其他水生动物也含有毒素，见表 10-4。

表 10-4　其他水生动物源性毒素

毒素类型	来源	毒作用
海参毒素	海参（居维叶式器内）	具有溶血作用
鲍鱼毒素	鲍鱼肝	具有光化活性，引起皮炎
海兔毒素	海兔毒腺	对神经系统有麻痹作用
螺类毒素	蛾螺科壳类唾液腺	四甲胺，箭毒样神经毒素
鱼胆毒素	鱼的胆汁	具有胃肠道、肝肾及神经系统毒性
鱼类组胺	富含蛋白质的海洋鱼类	易引起过敏反应
鱼卵毒素	淡水鱼卵	胃肠道毒性和肝损伤

● 概念检查 10-6
简答：为什么冬春季的河鲀毒性最高？

第二节　食品外源性污染物

常见的食品外源性污染物包括农药、兽药、饲料添加剂、重金属、微塑料、有机污染物等，它们会对人体产生急性和慢性损害等作用。

一、农药残留

农药残留是指农药使用后残留在生物体中的农药原体、有毒降解物或转化产物、代谢物及杂质的总称。食品中农药残留主要源于①农药施用过程中对食品原料的直接污染；②农作物从环境介质中直接吸收；③通过食物链富集。

农药按照用途可以分为杀虫剂、除草剂、杀菌剂、杀线虫剂、杀螨剂、杀鼠剂及植物生长调节剂等，其中使用最多的是杀虫剂、除草剂和杀菌剂。按照化学成分可分为有机磷类、氨基甲酸酯类、拟除虫菊酯类、有机汞、有机氯农药等。截至 2023 年，我国已禁止（停止）使用的农药有六六六、滴滴涕、毒杀芬、二溴氯丙烷、杀虫脒、二溴乙烷、除草醚、艾氏剂、狄氏剂、汞制剂、砷类、铅类、敌枯双、氟乙酰胺甘氟、甘氟、百草枯、2,4-滴丁酯、线磷等共50种。此外，我国食品安全国家标准（GB 2763—2021）对不同种类食品规定了农药最大残留限量标准（表10-5）。

表10-5　叶菜类蔬菜中部分农药最大残留限量标准

农药名称	功能	最大残留 /（mg·kg⁻¹）	ADI/（mg·kg 体重⁻¹）
胺苯磺隆	除草剂	0.01	0.2
苯线磷	杀虫剂	0.02	0.000 8
百草枯	除草剂	0.05	0.005
腈菌唑	杀菌剂	0.05	0.03
氯酞酸甲酯	除草剂	0.01	0.01
乙酯杀螨醇	杀螨剂	0.01	0.02

1. 食品中农药残留的危害

（1）急性毒性　食物源性的农药急性中毒主要发生在误食杀鼠诱饵、种衣剂处理的种子以及运输过程中被农药污染的食品。引起急性中毒的主要是高毒类农药，如有机磷和氨基甲酸酯农药。

（2）慢性毒性　目前施用的大多数农药是脂溶性的，易残留富集于食品中。长期食用农药残留量较高的食品可能产生一系列慢性中毒作用，损伤人体健康。

（3）特殊毒性　部分农药有"三致"作用，如杀虫脒、滴滴涕、氯丹等对实验动物具有致癌性，敌枯双和对硫磷等具有致畸性或胚胎毒性。

2. 预防措施

（1）加强农药管理。

（2）规范使用农药。

（3）加强农药残留监控，完善农药残留监控体系。

概念检查 10-7
简答：常见的农药残留的来源及其危害有哪些？

二、兽药残留

动物性食品中兽药的来源主要是动物疫病防治用药及为追求经济利益而不规范使用药品产生的残留。使用兽药时，如果用药剂量、部位和方式不符合用药规定，甚至非法使用违禁药物，易导致兽药残留超标。食品中可检测出的兽药残留多达120余种，主要包括抗微生物药（抗生素、抗菌药和抗病毒药）、抗寄生虫药（抗蠕虫药、抗原虫药、杀虫药）、激素类药和生长促进剂等。我国食品安全国家标准（GB 31650—2019）对各类兽药在不同动物靶组织的最大残留限量皆有明确的要求。部分兽药来源及其毒作用见表10-6。

表10-6　部分兽药来源及其毒作用

种类	名称	相关食品	毒作用
β 肾上腺素受体激动剂	莱克多巴胺	猪和牛	肌肉震颤、四肢麻痹、心动过速、心律失常
抗球虫药	二硝托胺	鸡	头痛、眩晕、恶心、呕吐、心动过速等
抗生素	四环素	各类家畜家禽	肝毒性、胃肠道副作用、过敏等
磺胺类合成抗菌药	磺胺二甲嘧啶	各类家畜家禽及鱼类	溶血性贫血症、血小板减少症、过敏等

1. 兽药残留的主要危害

（1）急性 / 慢性毒性作用　短期摄入过量兽药会对人体产生急性毒性作用，而长期摄入低剂量的兽药会导致慢性毒性作用，如沙丁胺醇的单次过量摄入可导致心律失常等急性症状，磺胺类药物的长期摄入会造成溶血性贫血症、血小板减少症等。

（2）过敏反应和变态反应　一些抗生素类兽药，如青霉素类、磺胺类、四环素类及某些氨基糖苷类药物会使人体产生诸如荨麻疹、过敏性休克等过敏反应，严重时会危及生命。

（3）细菌耐药性及肠道菌群失调　人体的病原菌长期接触抗菌类兽药后，会产生耐药性，对人类疾病的治疗和用药带来极大麻烦。另外，用作畜禽生长剂的抗菌药物，低剂量使用时也会导致某些细菌产生抗药性，并且细菌中的耐药基因可以在人群、动物和生态系统中的细菌间互相传递，导致某些致病菌对其产生耐药性，可能会导致严重的公共卫生问题。近些年发现食品中的残留兽药会导致人体肠道菌群失调。

（4）"三致"作用　某些兽药会产生致畸作用、致突变作用及致癌作用。最典型的如雌激素、硝基呋喃类等药物已被证明具有致癌作用，苯并咪唑类抗蠕虫药具有潜在的致突变性和致畸性。

（5）激素样作用　人体长期摄入低剂量激素类兽药会导致人体内分泌系统紊乱，影响人体正常机能，如己烯雌酚和己烷雌酚会扰乱机体激素平衡，导致女性更年期紊乱、生育能力降低、女童性早熟，诱发女性乳腺癌、卵巢癌等疾病。尤其是一些类固醇类和肾上腺受体激动剂等药物，由于其不易被人体代谢，其危害性相较于其他激素类药物更值得关注。

2. 预防措施

（1）提高饲养和防疫管理水平，尽可能减少兽药的使用。

（2）加强兽药管理，规范使用兽药。

（3）加强兽药残留监控，完善兽药残留监控体系。

⊕ 概念检查 10-8

简答：兽药残留的危害主要有哪些？

三、工业污染物

（一）重金属

重金属是指密度大于 $4.5\ \mathrm{g\cdot cm^{-3}}$ 的金属，包括金、银、铜、铁、汞、铅、镉等。这些金属在人体中累积达到一定程度，会对机体产生损害作用。食品中最常见并威胁人体健康的有毒重金属包括铅、镉、汞、砷及其化合物。

1. 汞

汞在自然界中的分布较少，普通人群主要通过饮食摄入汞。被汞污染的鱼、甲壳类水产品及海洋哺乳动物是食物中汞的主要来源。

汞对人体的健康危害与汞的化学形态、环境条件、侵入人体的途径和方式有关。食品中金属汞和无机汞的吸收率较低，影响人体健康的主要是食品中的有机汞，如甲基汞。甲基汞对神经系统损害较大，早期的症状表现为四肢感觉异常及麻木，随着时间的推移，出现动作协调困难、发音困难、管状视野（视野缩小）及听觉损伤。历史上曾经发生过大规模的甲基汞污染食物导致中毒的案例，典型的中毒事件为 20 世纪 50 年代日本的水俣病和 70 年代伊拉克民众误食被谷乐仁生（一种含汞的麦种消毒剂）污染的面包，导致万人中毒和数千人死亡。

2. 铅

铅作为一种广为人知的毒物，被广泛用于建筑涂料、玻璃陶瓷的颜料、运输管道及各种日用品。食源性铅主要来自工业"三废"，铅经水土沉积后可通过食物链进入人体。

成人能吸收 5%～10% 的食源性铅，但儿童却能经消化道吸收 50% 以上的无机铅。被吸收的铅经由血液分布到全身各组织器官，部分铅以二磷酸或三磷酸的形式重新分布在肝和肾中，并进入胆汁和骨骼，骨髓中的铅会抑制造血功能。由于少年儿童的血－脑屏障还未发育成熟，铅能通

过血 – 脑屏障在中枢神经系统中积累,影响智力、心理、感觉和肌肉神经等方面。此外,铅也能通过胎盘在胚胎中积累,进而影响胚胎神经系统的发育并可能导致自然流产或早产。急性铅中毒主要表现为头痛、易怒、腹痛及与神经系统相关的症状。长期铅暴露会影响儿童大脑发育,造成智商下降、注意力时间缩短等行为改变。

铅的稳定性较好,能与红细胞结合,蓄积在血液和骨骼中,半衰期分别为 1 个月和 20 ~ 30 年。体内的铅缺乏有效的排出机制,一旦进入人体后,几乎不可能被完全清除或逆转其组织损伤作用,因此采取预防策略非常重要。研究表明矿物质(Ca^{2+}、Fe^{2+}、Mg^{2+})、类黄酮(槲皮素、硫辛酸)和维生素(B、C、E)等营养素干预能预防铅暴露引起的损伤作用。富含上述营养素的食品主要有牛奶、鸡蛋、鱼、瘦肉、胡萝卜、甜菜、菠菜、土豆等。姜黄素、大蒜素、积雪草等中草药也具有改善铅损伤的效果。

3. 镉

工业"三废"中镉暴露对食品的污染较为严重。含镉的食物广泛且含量差异很大,动物的肝和肾、扇贝、牡蛎及淤泥环境生长的蔬菜和水稻等农作物中镉含量较高。

镉进入体内后主要与白蛋白和金属硫蛋白形成复合物,通过肠肝循环形成镉 – 谷胱甘肽结合物,再经酶促降解成镉 – 半胱氨酸,重新进入小肠到达肾,最终通过粪便和尿液排出,其生物半衰期可长达 10 年。

镉被认定为 I 类致癌物,长期暴露可以导致肺、肾、肝、骨骼、生殖系统及心血管等损害。20 世纪 50 年代日本首次报道了镉暴露导致的"痛痛病",主要是由于当地采用镉污染的水进行灌溉导致大米镉含量超高。近年来研究发现低剂量的镉暴露也会引发骨密度下降、骨质疏松及骨折等现象。

4. 砷

砷作为自然界普遍存在的一种类金属,主要存在于动物饲料、玻璃与陶瓷烧制、除草剂、杀虫剂、木材防腐剂等化学物中。可溶性砷常以 As^{5+} 及 As^{3+} 两种氧化价态存在,摄入后 90% 以上会被胃肠道吸收。其中,As^{3+} 由于与蛋白质巯基有更高的亲和力而具有更强的毒性。无机砷(As^{3+}、As^{5+})通过生物甲基化生成甲基化代谢物,如单甲基砷酸、双甲基砷酸,易通过尿液排出,因此对机体的危害较低。

由于砷价态多,代谢过程中产生多种中间产物,易导致多脏器的损伤。误食砒霜造成的急性砷中毒表现为剧烈的恶心、呕吐、腹痛、腹泻等症状,类似霍乱及重症胃肠炎,大便呈水样并带血,严重者会出现昏迷和休克等症状,并在 1 ~ 2 d 内死亡。慢性中毒则会引起心脏、呼吸道、胃肠道、肝、神经和肾等多脏器损害和肿瘤发生,特别是皮肤癌、肝癌、肾癌、膀胱癌及淋巴癌。

● 概念检查 10-9

简答:食品中常见的有害重金属有哪些?它们是如何影响人体健康的?

(二)二噁英

二噁英是含氯产品生产过程中的副产物,是两大类有机化学物多氯二苯并二噁英(PCDDs)和多氯二苯并呋喃(PCDFs)的统称。其中,2,3,7,8- 四氯二苯并对二噁英(2,3,7,8-TCDD)是迄今为止所知的毒性最强的环境污染物之一,其毒性相当于氰化钾的 1 000 倍。二噁英的理化性质较为稳定,不溶于水,可溶于大部分有机溶剂,在自然界中很难降解,且易蓄积在生物体内,被称作"世纪之毒"。

1. 食品中二噁英的污染来源

许多含氯化学物在生产过程中可能产生二噁英,伴随着排污而转移到水体或土壤中。一些聚氯乙烯塑料垃圾在焚烧过程中产生酚类化学物和强反应性的氯和氯化氢等,这些物质是合成二噁英的前体物。此外,煤、石油、沥青、含除草剂的枯草残叶的燃烧及森林火灾等也会产生二噁英。二噁英性质十分稳定,在土壤中半衰期长达 12 年,在动物体内可存留数十年,因此很容易通过食物链不断富集。水体中的二噁英大多可通过水生植物→浮游动物→食草鱼→食鱼鱼类及鹅鸭等食物链，在鱼、家禽及其产品中富集。空气中飘浮的二噁英可沉降到土壤、水源及植物中，污染水源、蔬菜、粮食与饲料。动物食用饲料也可造成二噁英的体内蓄积。

2. 二噁英的毒作用

皮肤毒性：皮肤毒性主要表现为氯痤疮，主要在面部及耳后形成黑头粉刺和淡黄色囊肿，少数分布于后背、阴囊等部位。其形成机理可能是未分化的皮脂腺细胞在二噁英的毒作用下化生为鳞状上皮细胞，致使局部上皮细胞出现过度增殖、角化过度、色素沉着和囊肿等现象。

免疫毒性：二噁英显著抑制细胞免疫和体液免疫，导致胸腺萎缩，并对骨髓、肝中的淋巴干细胞、T 细胞分化产生影响。

生殖毒性：二噁英具有抗雌性激素作用，通过诱导酶的活化加速雌二醇羟化代谢，降低血液中雌二醇水平，改变月经周期和排卵周期。另外，二噁英会导致雄性动物精细胞减少、成熟精子退化、雄性动物雌性化等现象。

致畸性：胎儿对二噁英敏感性较成人高得多。研究表明，低剂量二噁英会导致胎鼠腭裂和肾盂积水等畸形，甚至导致胎鼠死亡。

致癌性：流行病学研究表明人接触 2,3,7,8–TCDD 及其同系物可使所有癌症的发生率增加，国际癌症研究机构（IARC）于 1997 年将二噁英列为 I 类致癌物。

（三）微塑料

微塑料是指直径小于 5 mm 的塑料碎片和颗粒。实际上，微塑料的粒径范围大概在几微米到几毫米不等，是形状多样的非均匀塑料颗粒混合体，肉眼往往难以分辨，被形象地称为"海中的 $PM_{2.5}$"。与"白色污染"塑料相比，微塑料的危害体现在体积小、比表面积大、污染物的吸附能力强等方面。由于微塑料对于环境及食物链的显著影响，食品中的微塑料对人体的影响越来越受到人们关注。

1. 微塑料的来源

陆地环境中微塑料的来源主要包括污泥的使用、农业塑料制品、被微塑料污染的灌溉水及大气沉降等。海洋环境中微塑料的来源主要包括陆源的输入、滨海旅游业、船舶运输业、海上养殖捕捞业以及大气沉降等。相对于陆地环境而言，高分子聚合物在海洋环境中高盐分、光热及微生物的作用下，易降解成较小的塑料碎片，成为了微（纳米）塑料重要来源。目前环境中检出的微塑料种类繁多，主要有聚苯乙烯、聚乙烯、聚丙烯、聚氯乙烯、聚酯等。这些微塑料很容易被贻贝、浮游动物等食物链较底端的生物食入，并在食物链的富集作用下大量蓄积在人体内。最新研究表明尺寸在微米级和亚微米级的塑料颗粒可以穿透小麦和生菜根系进入植物体，并到达植物可食用部位。

2. 食品中微塑料的危害

目前，关于微塑料对人体健康的毒作用有两种可能机制。小粒径的微塑料可以进入细胞或组织，其作用机制类似空气中的 PM_{10} 和 $PM_{2.5}$ 颗粒，通过呼吸系统进入肺组织引起炎症反应；粒径大的微塑料可通过化学作用损害人体健康，如塑料中添加的增塑剂、稳定剂等化学物，会干扰内分泌或神经系统。然而，目前关于微塑料对人类的急性毒性及长期暴露危害还缺乏系统研究，因此需要社会各界投入更多精力来研究微塑料对人体的潜在影响和毒性效应，明确微塑料的限量标准，在源头上控制塑料的过度使用。

第三节　食源性微生物毒素

食品微生物污染主要为细菌和真菌的污染。食品被产毒微生物污染后，在适宜的条件下产生

● 概念检查 10-10
简答：简述食品中二噁英主要来源及其毒理作用？

● 概念检查 10-11
判断：微塑料的毒理作用主要体现在其本身的毒性而非其载体作用。

毒素，可能引起各种急慢性损害。

一、细菌及毒素

食物作为载体，可将微生物毒素或活的病原微生物转移到人体胃肠道中。细菌毒素有外毒素和内毒素两种类型。外毒素是指在细胞质中的热不稳定蛋白质，根据作用方式可分为引发严重呕吐的催吐毒素、导致腹泻的肠毒素、杀死宿主细胞的细胞毒素和干扰神经冲动正常传递的神经毒素。表10-7列出了部分重要的食源性细菌外毒素及其毒性作用机制。内毒素是指从死亡的革兰氏阴性细菌中释放出来的脂多糖和膜成分，具有热原性，不易去除，会引起炎症反应。

表10-7　部分食源性细菌外毒素及其毒作用机制

细菌外毒素	来源生物体	毒作用表现	毒作用机制
呕吐毒素 （催吐毒素）	蜡样芽孢杆菌	呕吐	毒素与胃/小肠中的5-HT3受体结合并刺激迷走神经，刺激传入迷走神经回路触发后脑的呕吐中枢
霍乱毒素 （肠毒素）	霍乱弧菌	腹泻	刺激肠上皮细胞中离子和水的分泌。该机制涉及G蛋白的过度刺激，引起腺苷酸环化酶持续激活产生cAMP。受感染的细胞中，高浓度的cAMP会延长膜通道的开放，引起Cl^-和其他离子以及水流出
葡萄球菌肠毒素 （超抗原）	金黄色葡萄球菌	呕吐和腹泻	刺激大脑中的呕吐中枢。穿透肠道内壁并激活肠道内的免疫反应。炎症反应和释放的炎症介质与胃肠道的炎症损伤和电解质失调有关
李斯特菌溶血素O （肠毒素）	李斯特菌	腹泻	成孔溶细胞素。以胆固醇依赖性方式直接与膜结合，随后单体寡聚化，形成直径20~30 nm的孔，促进离子和水的流出
CPE（肠毒素）	产气荚膜梭菌	腹泻	成孔溶细胞素。与肠细胞上的claudin蛋白（紧密连接膜蛋白）受体结合，形成大的复合物，在膜上形成孔，导致Ca^{2+}的大量内流和细胞凋亡。肠细胞死亡破坏了绒毛的完整性，导致了肠道损伤和电解质失调
白喉毒素 （细胞毒素）	白喉杆菌	细胞毒性 （细胞死亡）	通过抑制真核延伸因子2激酶（eEF2K）来抑制蛋白质合成
志贺毒素 （细胞毒素）	痢疾志贺菌；产志贺毒素大肠杆菌（STEC）	细胞毒性 （细胞死亡）	通过抑制28S核糖体RNA（28S rRNA）来抑制蛋白质合成。蓖麻籽中的蓖麻毒素也是相同的机制
肉毒杆菌毒素 （神经毒素）	肉毒梭菌	神经毒性	通过阻断神经末梢释放神经递质（如乙酰胆碱）来干扰神经冲动的正常传递

1. 肉毒杆菌

肉毒杆菌全称为肉毒梭状芽孢杆菌，是一种毒性极强的革兰氏阳性粗短杆菌，在罐装的低酸性食物（如青豆、玉米、甜菜、芦笋、辣椒、蘑菇、菠菜、无花果、烤土豆、奶酪酱、炖牛肉、橄榄和金枪鱼）和密封腌制食品（如熏鱼、海豹鳍状肢、鲑鱼卵）中具有极强的生存能力。肉毒杆菌是一种致命病菌，在繁殖过程中分泌肉毒杆菌毒素。肉毒杆菌毒素是含双链的锌金属蛋白，由含催化亚基的轻链（分子量约50 kDa）和羧基端带有结合域的重链（分子量约100 kDa）两部分通过二硫键组成。其中，肉毒杆菌毒素的轻链是一种蛋白酶，能攻击神经肌肉接头处的融合蛋白，阻止囊泡在膜上的锚定，释放乙酰胆碱，干扰神经冲动并导致肌肉麻痹。而毒素的重链具有胆碱能特异性，快速可逆地结合于神经末梢细胞外表面特异性受体。

人体摄入受肉毒杆菌及其毒素污染的食物 12~36 h 后，首发症状是恶心、呕吐和腹泻，其次是神经系统症状，如头痛、头晕、视力模糊、发音困难、协调障碍、面部肌肉无力、吞咽困难、构音障碍、光反射丧失和呼吸困难。部分重症感染者会在中毒后 3~5 d 出现器官衰竭，最终导致死亡。

2. 艰难梭菌

艰难梭菌是一种专性厌氧的革兰氏阳性杆菌，主要寄生在动物食品（如生碎牛肉和猪肉）中。艰难梭菌会产生多肽毒素 A 和 B（分子量均为 250~300 kDa）。毒素 A 是一种具有低细胞活性的强肠毒素，毒素 B 是一种极强的细胞毒素，两者都会破坏细胞骨架，导致细胞死亡，从而对肠道黏膜造成损害。据估计 3%~5% 的健康成年人是产毒艰难梭菌的无症状携带者。感染后，丰度低时可无症状，但它可从无症状的细菌定植状态到严重腹泻，也可进一步发展为中毒性巨结肠、肠道穿孔、脓毒性休克等。

3. 产气荚膜梭菌

产气荚膜梭菌是一种厌氧的革兰氏阳性粗大杆菌，是一种人畜共患传染病病原，分布极为广泛，主要存在于土壤、污水、食物等自然环境和哺乳动物的肠道中。产气荚膜梭菌的致病因子主要是其分泌的外毒素，它可产生 α、β、ε、ι、θ、肠毒素、孔形成毒素、溶血素等 20 余种外毒素。其中，α、β、ε、ι 是其产生的主要致死性毒素。根据菌株产生这 4 种毒素的能力不同，将产气荚膜梭菌分为 A、B、C、D、E 五种类型。几乎所有的产气荚膜梭菌中毒都是由 A 型菌株引起的，主要引起肌坏死（气性坏疽）。个别特别严重的类型是由 C 型菌株产生，主要表现为坏死性肠炎，即使经过治疗，其死亡率仍达 15%~25%。

4. 蜡样芽孢杆菌

蜡样芽孢杆菌是自然界中广泛存在的一种革兰氏阳性芽孢杆菌，存在于土壤、谷物、牛奶、草药、香料和其他干燥食品中。蜡样芽孢杆菌食物中毒有明显的季节性，通常以夏、秋季最高（6—10 月），引起中毒的食品常由于食用前保存温度不当（26~37℃放置时间较长），使食品中污染的蜡样芽孢杆菌得以生长繁殖，产生毒素引起中毒。蜡样芽孢杆菌可产生 1 种催吐毒素和 3 种肠毒素（催吐和腹泻），催吐毒素（一种环状寡肽）是在食物中形成，而肠毒素（蛋白质）是在宿主小肠中产生。催吐毒素具有热稳定性，126℃条件下可存活 90 min，腹泻型毒素不耐热，56℃条件下只能存活 20 min。

5. 金黄色葡萄球菌

金黄色葡萄球菌是一种常见的革兰氏阳性致病菌，广泛存在于煮熟的火腿、肉制品、调味品、酱汁和肉汁、奶油糕点、土豆、火腿、家禽、鱼沙拉、牛奶、奶酪、面包布丁和高蛋白的剩菜中。金黄色葡萄球菌可产生多种外毒素，包括中毒性休克综合征毒素 1（toxic shock syndrome toxin-1, TSST-1）、剥脱性毒素 ETA 和 ETB、杀白细胞素和葡萄球菌肠毒素（staphy-lococcal enterotoxins, SE）A–I（SEA–SEI）。摄入被金黄色葡萄球菌污染的食物 1~6 h 内，会出现恶心、呕吐、腹部绞痛和腹泻现象，继而出现出汗、脱水、虚弱、流涎、厌食和休克等症状。其主要毒作用是金黄色葡萄球菌分泌的超级抗原通过与主要组织相容性复合体（MHC）Ⅱ类和 T 细胞受体结合并激活大量 T 细胞，从而过度刺激宿主免疫系统。这些超抗原不仅是急性疾病、食物中毒和中毒性休克综合征的病原体，而且也是炎症性皮肤病等慢性疾病的致病因子。

6. 大肠杆菌

与腹泻病相关的大肠杆菌有 4 类，即致病性、产肠毒、侵袭性和产 Vero 细胞毒素的大肠杆菌（Vero cytotoxin-producing E.coli, VTEC）。其中，VTEC 包括产 "志贺毒素" 的大肠杆菌（"shiga toxin"–producing E.coli, STEC）和产 "志贺样毒素" 的大肠杆菌。STEC 感染症状包括胃痉挛、腹泻、便血和呕吐，5%~10% 感染 STEC 的人会出现溶血性尿毒症综合征。与引起腹泻的大肠杆菌一样，志贺氏菌属（痢疾志贺菌、弗氏志贺菌、波氏志贺菌、宋氏志贺菌）每年会引起约1.65亿例志贺氏菌腹泻，其中90%以上发生在发展中国家，导致每年超过100万人死亡。

● 概念检查 10-12
判断：大肠杆菌是一种有害菌。

7. 李斯特菌

李斯特菌是一种存在于乳制品、家禽、肉类、沙拉等食物中的兼性厌氧的革兰氏阳性杆菌。李斯特菌通过细胞的吞噬作用进入宿主细胞的细胞质，这一过程主要由李斯特菌溶血素O介导。李斯特菌溶血素O是一种分子量约为56 kDa的蛋白质，与由化脓性链球菌产生的链溶血素O、产气荚膜梭菌产生的产气荚膜梭菌溶血素和肺炎链球菌产生的肺炎球菌溶血素等同属于成孔溶细胞素家族，是李斯特菌致病性的基本决定因素。

李斯特菌易感人群包括老年人、孕妇、婴儿、免疫功能低下者、器官移植者和患有某些慢性疾病的人群，会引起胃肠炎、脑膜炎、菌血症、败血症、心内膜炎、结膜炎、慢性中耳炎等多种疾病。孕妇感染李斯特菌可导致流产、胎儿死亡或早产。

8. 沙门氏菌

沙门氏菌感染症为人畜共患感染性疾病，主要由食用遭受污染的食物导致，是许多国家食物中毒的重要病源。典型症状包括恶心、呕吐、腹部绞痛、腹泻、发烧和头痛等症状，持续时间短至几个小时，长则需要几天时间。对免疫系统正常的人，沙门氏菌病通常是自限性的，症状会在一周内得到改善。但婴儿、老年人、免疫功能低下的患者则可能因沙门氏菌进入血液而出现严重至危及生命的菌血症，少数还会合并脑膜炎或骨髓炎。

9. 克罗诺杆菌

克罗诺杆菌又称为阪崎肠杆菌，主要存在于奶粉、大米、蔬菜、奶酪、香肠、茶和各种香料中，也存在于医院环境和婴儿奶瓶刷、食品加工设备（如搅拌机）中。克罗诺杆菌是一种新兴的机会性病原体，其感染的大多数病例都是婴幼儿，主要引起菌血症、脑膜炎、坏死性小肠结肠炎等，致死率高达40%~80%。

10. 弯曲杆菌

弯曲杆菌感染的主要来源是家禽、生肉或未煮熟的肉类，或未经高温消毒的奶制品。弯曲杆菌可产生细胞致死膨胀毒素，通过损伤DNA导致细胞死亡。细胞致死膨胀毒素是异源三聚体蛋白，由3个亚基（CdtA、CdtB和CdtC）组成，其中亚基CdtB具有核酸酶特性，会引起急性自限性肠炎，持续时间为1~10 d。感染的主要部位是小肠，症状有腹痛、腹泻、发热，有时还会出现抽搐和呕吐。这些症状可能会在数周内反复出现，也可伴随如腹膜炎、败血症和关节炎等并发症。

二、真菌及毒素

几个世纪以来，真菌一直服务于人类食品生产，但某些真菌分泌的真菌毒素对人类健康有损害作用。真菌毒素是分泌到真菌周围微环境中的次级真菌代谢物，可存在于作为食物的各种植物中，包括谷物（大麦、玉米、黑麦、小麦）、咖啡、乳制品、水果、坚果、花生和香料等。

研究表明食用被真菌毒素污染的食物可能会导致多种人类疾病。虽然急性中毒的报告很少（如食用野生鹅膏菌和α-鹅膏菌素中毒），但长期接触真菌毒素可能会引起严重危害，包括生长迟缓、出生缺陷、免疫系统紊乱和诱发肿瘤。尽管有许多不同的真菌毒素和亚类（表10-8），但本节重点关注黄曲霉毒素、单端孢霉烯、伏马毒素和赭曲霉毒素A。

1. 黄曲霉毒素

黄曲霉毒素存在于许多易感作物及其衍生的食物中，包括坚果（开心果、杏仁、核桃、山核桃和巴西栗）、油籽（棉籽和椰干）、花生和谷物（玉米、谷物高粱、小米）。黄曲霉毒素通常以黄曲霉毒素B_1、B_2、G_1和G_2的混合物形式存在于易感作物中，只有黄曲霉毒素B_1和G_1具有致癌性。其中，黄曲霉毒素B_1是目前已知最强的天然致癌物，具有很高的致突变性、致肝癌性及可能的致畸性。

● 概念检查 10-13
判断：黄曲霉毒素均具有致癌性。

表 10-8　真菌毒素的亚类、来源、效应及其可能污染的产品

真菌毒素	来源	毒作用	易被污染的食物
黄曲霉毒素 B_1、B_2、G_1、G_2	黄曲霉、寄生曲霉	急性黄曲霉中毒、致癌作用	玉米、花生和其他
黄曲霉毒素 M_1	AFB1 的代谢物	肝毒性	牛奶
伏马毒素 B_1、B_2、B_3、B_4、A_1、A_2	轮枝镰刀菌	肾癌和肝癌	玉米
单端孢霉烯（如 T-2、脱氧雪腐镰刀菌烯醇、二乙酰氧基香酚）	镰刀菌、黑丝菌	造血毒性、脑部脑膜出血、"神经"紊乱、皮肤坏死、胃肠黏膜上皮出血、呕吐、拒食、免疫抑制	谷物
玉米赤霉烯酮	镰刀菌	雌激素作用	谷物
环吡嗪酸	曲霉、青霉	肌肉、肝和脾毒性	奶酪、谷物、花生
曲酸	曲霉菌	可能有肝毒性	谷物、动物饲料
3-硝基丙酸	糖蒿、蔗糖蒿、紫草蒿	中枢神经系统受损	甘蔗
细胞松弛素 E、B、F、H	曲霉、青霉	细胞毒性	玉米、谷物
杂色菌素	花曲霉	致癌作用	玉米
青霉素酸	圆青霉	肾毒性、流产	玉米、干豆、谷物
红曲霉毒素 A、B	红色青霉	肝毒性、致畸性	玉米
棒曲霉素	青霉菌	致癌作用、肝损伤	苹果和苹果产品
赭曲霉毒素	赭曲霉、炭黑曲霉、疣状青霉	地方性肾病、癌变	谷物、花生、葡萄、生咖啡
柠檬黄素	曲霉、青霉	肾毒性	谷物
青霉震颤素		震颤、动作不协调、血性腹泻、死亡	发霉的奶油芝士、英国核桃、汉堡包、啤酒

2. 单端孢霉烯

单端孢霉烯包括 60 多种倍半萜类代谢物，这些代谢物主要由许多真菌属产生，包括镰刀菌属、漆霉属、拟点霉属、葡萄穗霉属、木霉属、单端孢霉属等。它们通常作为食物和饲料的污染物，摄入这些真菌毒素会导致消化道出血和呕吐，直接接触会导致皮炎。

食物中毒性白细胞缺乏症（alimentary toxic aleukia，ATA）是一种由霉菌中引起的严重疾病。这种疾病主要是因食用了被镰刀菌属（*Fusarium*）的三线镰刀菌（*F. tricinctum*）和拟枝孢镰刀菌（*F. sporotrichioides*）污染的谷物所引起，与该霉菌产生的 T-2 毒素有关，其症状有白细胞减少、粒细胞缺乏，坏死性心绞痛，出血性皮疹，败血症，骨髓衰竭，鼻、喉咙和牙龈出血，发热等。单端孢霉烯毒素可与核糖体结合并抑制蛋白质合成，LD_{50} 为 $0.5 \sim 70 \text{ mg} \cdot \text{kg}^{-1}$。

3. 伏马毒素

伏马毒素是由许多镰刀菌属物种产生的，特别是轮枝镰刀菌（或称为串珠镰孢菌）、层出镰刀菌和念珠镰刀菌，主要存在于玉米产品中，对某些家畜产生急性毒性及潜在致癌性。动物试验和流行病学资料已表明，伏马菌素主要损害肝肾功能，能引起马脑白质软化症和猪肺水肿等，并与我国和南非部分地区高发的食道癌有关，被国际癌症研究机构归为 2B 类致癌物。

4. 赭曲霉素 A

赭曲霉素 A 主要由赭曲霉、炭黑曲霉和纯绿青霉产生。人类因食用了受污染的谷类（大麦、小麦和玉米）、咖啡豆和葡萄而受感染。赭曲霉毒素 A 是一种肾毒素，能够抑制参与苯丙氨酸代谢的相关酶活性，包括苯丙氨酸 –tRNA 合成酶。此外，赭曲霉毒素 A 可抑制线粒体 ATP 的产生并刺激脂质过氧化。

● **概念检查 10–14**
简答：黄曲霉毒素的主要来源及毒理机制是什么？

第四节　食品加工过程中产生的有毒物质

食品加工过程中，食品组分经过物理、化学、生物变化后可能会产生一些有毒有害物质，如腌制食品中的亚硝酸盐会形成致癌物质亚硝基化学物；熏制食品由于熏烟引入致癌物苯并 [a] 芘及其他多环芳烃；高温长时间加热蛋白质、碳水化学物和油脂会产生有毒的杂环胺和丙烯酰胺等，这些有害物质对人类危害主要包括神经毒性、致突变、致癌作用及致畸作用。

一、腌制食品中的有毒物质

$N-$ 亚硝基化学物（nitroso compounds，NOCs）主要由食品中的亚硝酸盐、氮氧化物、胺和其他含氮物质转化而来。目前已知的 $N-$ 亚硝基化合物有几百种，主要分为 $N-$ 亚硝胺类和 $N-$ 亚硝酰胺类（图 10-4）。

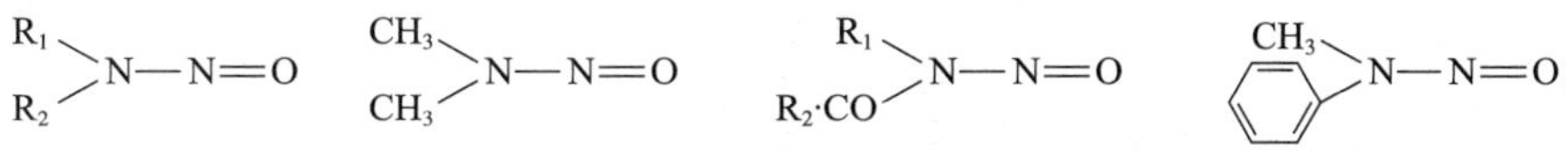

N–亚硝胺　　　二甲基亚硝胺　　　N–亚硝酰胺　　　甲基苯基亚硝胺

图 10-4　$N-$ 亚硝基化合物的基本结构

已合成的上百种 NOCs 中，有 80% 可使动物发生癌变（表 10-9）。$N-$ 亚硝基化学物致癌作用较强，这类化学物不仅引起成年动物致癌，妊娠动物摄入一定量后可通过胎盘诱发子代肿瘤。例如，给大鼠喂食 5 mg·kg^{-1} $N-$ 乙基亚硝基脲（NEU）时有 63% 仔鼠诱发肿瘤，而成年鼠诱发同等程度肿瘤的剂量为 200 mg·kg^{-1}。人类的某些癌症也可能与 $N-$ 亚硝基化学物有关，流行病学调查发现 $N-$ 亚硝基化学物与人的食管癌发生有密切关系。$N-$ 亚硝酰胺可直接诱发癌变（终致癌物），而 $N-$ 亚硝胺则需在体内（如肝）经过活化过程后引起癌变。

二、熏制食品中的有毒物质

多环芳烃化学物（polycyclic aromatic hydrocarbons，PAH）是指含 2 个或 2 个以上苯环的芳烃以稠环形式相连的化学物，其不含杂原子或任何取代基，根据分子中稠合的苯环数（3 个或更多），PAH 分为轻多环芳烃和重多环芳烃。重多环芳烃的分子包含 4 个或更多的苯环。食品中可能产生 PAH 污染的途径如下：

① 露天环境中存在的烟雾、烧烤肉或鱼；
② 肉类的熏制过程；
③ 直接用燃烧法干燥谷物时产生的气体；
④ 烘焙咖啡豆，准备马黛茶等；
⑤ 通过大气沉积物（工业区花园中的果实和叶子）。

苯并 [a] 芘（B[a]P）具有多种毒性，如血液毒性、生殖和发育毒性、免疫毒性和致癌性等，被归为人类 I 级致癌物。B[a]P 在体内被代谢为 7,8- 二羟基 -9,10- 环氧 -7,8,9,10- 四氢 – B[a]P，

表 10–9　主要的 N- 亚硝基化学物及其对动物的致癌性

N- 亚硝基化学物	结构式 $\begin{matrix} R_1 \\ R_2 \end{matrix}$ N—N=O		简称	作用靶器官
	R₁	R₂		
对称二烷基亚硝胺	$-CH_3$	$-CH_3$	NDMA	肝
	$-C_2H_5$	$-C_2H_5$	NDEA	肝、食管
	$-C_4H_9$	$-C_4H_9$	NDBA	肝、食管、膀胱
非对称性二烷基亚硝胺	$-CH_3$	$-C_2H_5$		肝
	$-CH_3$	$-C_5H_{11}$		食管
	$-CH_3$	（苯环）		食管
酰基、烷基亚硝酰胺	$-CH_3$	$-\overset{\overset{\displaystyle \|}{}}{C}-NHNO_2$（O）	MNNG	腺胃
	$-CH_3$	$-C-NHC\cdot CH_3$（O）	AC–MNU	腺胃、神经
	$-C_4H_9$	$-C-NH_2$（O）	13NU	骨髓
	$-CH_3$	$-C-NH_2$（O）	MNU	前胃、神经
其他亚硝基	$-CH_4H_9$	$-C_4H_3OH$		膀胱
	$-CH_3$	$-CH_2COOH$		食管
	$-CH_3$	$-C_2H_4OH$		肝
环状 N- 亚硝基化合物	（吡咯烷结构）		吡咯烷氮杂戊环基	肝
	（哌啶结构）		哌啶氮己环基	肝、食管
	（吗啉结构）		吗啉对氧氮己环基	肝
	（哌嗪结构）		哌嗪对二氮己环基	肝、食管

概念检查 10–15
简答：请在欧洲癌症和营养前瞻调查（EPIC）数据库中找出 10 种食物中多环芳烃的含量。

再依次由 CYP、环氧化物水解酶催化形成活性致癌物。B[a]P 除可导致皮肤癌变外，还会对机体的食管、肺、肝等脏器致癌。此外，在动物试验中发现 B[a]P 还会导致子代发生肿瘤、畸形或死亡。相关食品安全国家标准中明确规定谷物及其制品、肉及其制品、水产动物及其制品内含有的 B[a]P 不得超过 5 μg·kg⁻¹，油脂及其制品中不得超过 10 μg·kg⁻¹。

三、高温烹饪过程产生的有毒物质

1. 杂环胺（heterocyclic amines，HCAs）

HCAs 是在食物烹饪过程中蛋白质热解后产生的伯胺类产物，根据其化学结构可以分为 300℃以上高温形成的氨基咔啉类（Trp-P-1、Trp-P-2、Glu-P-1 和 Glu-P-2 等）和 100～225℃形成的氨基咪唑氮杂芳烃（咪唑喹啉、咪喹啉、甲基咪喹啉和 2- 氨基 -1- 甲基 -6- 苯基咪唑并〔4,5-b〕吡啶）等。其中 PhIP（2- 氨基 -1- 甲基 -6- 苯基咪唑并〔4,5-b〕吡啶）被报道是烹饪食品中含量最多的杂环胺，具有极强的致突变性，包括基因突变、染色体畸变、姐妹染色体交换和 DNA 断裂等。

杂环胺主要经 CYP450 IA2 催化生成 $N-$ 羟基衍生物，后者可直接与 DNA 或其他细胞大分子结合。氧化的氨基可进一步被乙酰基转移酶、磺基转移酶、氨酰转运 RNA 合成酶或磷酸激酶酯化，形成具有高度亲电子活性的终代谢物。动物试验表明，致癌性杂环胺在啮齿类动物体内的靶器官分布广泛（表 10–10）。

表 10–10　致癌性杂环胺在啮齿类动物的靶器官分布情况

成分	小鼠	大鼠
IQ	肝、前胃、肺	肝、Zymbal 腺、大肠、小肠、皮肤、口腔
MeIQ	肝、前胃、大肠、小肠	口腔、Zymbal 腺、皮肤、乳腺
MeIQX	肝、造血系统、肺	肝、Zymbal 腺
PhIP	造血系统	未进行
Glu-P-1	肝、血管	肝、Zymbal 腺、大肠、小肠
Glu-P-2	肝、血管	肝、Zymbal 腺、大肠、小肠
Trp-P-1	肝	肝
Trp-P-2	肝	肝
AaC	肝、血管	肝
MeAaC	肝、血管	未进行

⬤ 概念检查 10-16
判断：杂环胺类致突变性强于多环芳烃化合物的致突变性。

2. 丙烯酰胺（acrylamide，AA）

AA 主要在富含糖类的食品高温加工过程中产生，是食品中游离的天门冬氨酸和还原糖高温反应的产物，具有较高稳定性。研究表明食物中 AA 含量随着油炸温度升高和油炸时间的延长而明显增加。例如，120 ~ 180℃条件下，丙烯酰胺是一种中等毒性的神经性毒物，水溶性强，可通过多种途径进入人体，如皮肤黏膜、呼吸道、消化道等，引起不同程度的中毒，如慢性中毒和亚急性中毒，其中毒症状有一定区别。

慢性中毒：丙烯酰胺慢性中毒后，可能会导致正常的钙内环境紊乱，进而损伤神经系统，症状表现为嗜睡、抽搐、昏迷。数周后患者中毒症状消退，可表现为肢体麻木、刺痛、下肢无力，另外还可能会干扰机体的代谢过程，导致手掌红斑、脱屑等。

亚急性中毒：如果是短时间内接触高浓度丙烯酰胺，可能造成亚急性中毒，会导致神经损伤、血管损伤，可引起乏力、头晕、嗜睡、多汗、消瘦等症状，个别患者还会有眼部损伤的情况出现，可导致视野缩小、视神经萎缩、视力下降等。

此外，丙烯酰胺还具有一定的致癌性，可引起细胞基因突变，染色体异常，促使肿瘤细胞生成。

第五节　食品添加剂的滥用及非法添加物

食品添加剂（food additives）是指为改善食品品质和色、香、味以及根据防腐、保鲜和加工工艺需要而加入食品中的人工合成或天然物质。目前，我国食品添加剂分为23个类别，有2 000多个品种，包括防腐剂、着色剂、甜味剂、抗氧化剂、食用香精和漂白剂等，它们在规定使用范围内按照限量要求使用通常不会对身体造成损害，但过量添加或不规范使用就可能会损害机体健康，因此，加强食品添加剂的使用管理对维护食品安全和消费者的健康非常重要。

一、防腐剂

食品防腐剂（food preservative）是一类能防止或减缓由微生物引起的食品腐败变质、延长食品储存期的食品添加剂。我国现阶段共有32种防腐剂被批准使用，其中苯甲酸钠、山梨酸钾和对羟基苯甲酸乙酯在食品领域最为常见。

1. 苯甲酸（benzoic acid）

苯甲酸天然存在于蓝莓、蔓越莓、梅干、肉桂和丁香中，可有效降低微生物中相关酶的活性，具有较强的防腐效果。但人体过量摄入苯甲酸及其钠盐时，肝和肾会受损，导致肝肾疾病和引发致突变性，主要症状表现为头晕、肌肉无力并伴随哮喘等症状。近年来对其毒性的顾虑使其应用受限，有些国家已禁止使用苯甲酸钠。

2. 山梨酸钾（potassium sorbate）

山梨酸钾是由山梨酸和氢氧化钾反应生成的。山梨酸钾通过与微生物酶系统的巯基结合，破坏其大部分酶功能，有效抑制霉菌、酵母菌的活性，抑制肉毒杆菌、葡萄球菌的生长和繁殖。但过量摄入山梨酸钾可能导致①肝损害：山梨酸钾主要经肝代谢，加重肝负担，严重时可能导致肝硬化和肝癌；②肾损害：山梨酸钾的代谢产物经肾排出，增加肾负担，引发肾损伤和肾衰竭；③心血管疾病：增加心血管疾病的风险；④影响神经系统：引发头痛、头晕等不适症状。

二、着色剂

着色剂（colorant）是指赋予和改善食品色泽的物质，可以分为天然色素和合成色素。天然色素（natural colorant）是指从植物、动物组织中提取或微生物发酵培养，通过精制得到的着色物质，因其天然性与安全性受到推崇与喜爱。常见的天然色素基本可分为五大类，即类胡萝卜素、花青素类、吡咯类、黄酮类和其他类，其中类胡萝卜素广泛用于饮料、酒水的调制制作中，但其成本高，稳定性较差。

合成色素（synthetic coloring agent）主要是以苯、甲苯、萘等化工产品为原料，经过磺化、硝化、卤化、偶氮化等一系列有机反应生成的物质，主要包括苋菜红、胭脂红、日落黄、柠檬黄、赤藓红、亮蓝、靛蓝等。由于合成色素具有成本低廉、着色能力强、抗氧化和抗酸碱性好、性质稳定等优势，在食品中广泛使用。合成色素的过量摄入会引起DNA损伤、代谢紊乱、行为异常等不良生长发育后果，诱发神经、心血管系统等多种疾病，具有致癌、致畸、致突变作用。我国不断修订和完善《食品添加剂使用卫生标准》（GB 2760—2014），加强对着色剂的使用管理，几乎明确了所有食品着色剂的使用范围和剂量（部分见表10-11）。

● 概念检查 10-17
简答：请查找苯甲酸、山梨酸钾等防腐剂在食品中的最大使用量。

表10-11 常见的合成色素在部分食品中的使用规范

品种	用途	LD$_{50}$/（g·kg^{-1}）	最大使用量/（g·kg^{-1}）	过量危害
胭脂红	调制乳	19.3	0.05	氧化产生自由基，造成DNA氧化损伤
苋菜红	配制酒	10.0	0.25	导致肾脏代谢功能障碍
日落黄	水果罐头	2.0	0.1	引起风疹、荨麻疹、腹泻、小儿多动
赤藓红	肉灌肠类	1.9	0.015	破坏人类神经系统，引起注意力不集中、自控力差、睡眠障碍、食欲不振

● 概念检查 10-18
简答：天然色素是绝对安全的吗？请举例说明。

三、抗氧化剂

食品抗氧化剂（food antioxidant）能够有效阻止食品的氧化和变质反应，通常分为天然抗氧化剂和人工合成抗氧化剂两大类。天然抗氧化剂广泛来源于水果、茶叶、蔬菜等，包括天然维生素 E、茶多酚、虾青素、花青素等。人工合成抗氧化剂包括丁基羟基茴香醚（butyl hydroxyanisole，BHA）、二丁基羟基甲苯（butylated hydroxytoluene，BHT）、特丁基对苯二酚（tert-butyl hydroquinone，TBHQ）、没食子酸丙酯（propyl gallate，PG）和三羟基苯丁酮等。常见的抗氧化剂见表 10-12。

表 10-12　常见的抗氧化剂

品种	化学式	用途	最大使用量 / (g·kg^{-1})	过量危害
维生素 E	$C_{13}H_{52}O_3$	调味的脂肪乳化制品	0.5	引起血小板聚集，升高血压
BHA	$C_{11}H_{16}O_2$	脂肪类甜品	0.2	破坏肝脂质稳态，加剧肝脂质沉积
BHT	$C_{15}H_{24}O_3$	坚果和籽类罐头	0.2	降低肝酶活性，导致肝血管充血、肿胀等
TBHQ	$C_{10}H_{14}O_2$	腌腊肉制品	0.2	导致胃癌、DNA 受损

BHT 是最常用的合成酚类抗氧化剂，广泛被应用于食用油脂、油炸食品、干鱼制品和饼干中。有研究表明 BHT 可导致大鼠的肾和肝损伤，增加肝质量，降低肝酶的活性，并对肺组织表现出毒性作用。但也有研究表明 BHT 能提高大鼠体内谷胱甘肽和相关酶的细胞内水平。

BHA 是 BHT 的一种酚类类似物，主要含有 3- 叔丁基 -4- 羟基苯甲醚（3-BHA，90%）和 2- 叔丁基 -4- 羟苯甲醚（2-BHA，10%），具有较好的热稳定性。3-BHA 可通过调控蛋白激酶 A 信号通路诱导雌二醇生成，具有一定的内分泌干扰效应及致癌效应。此外，它也会干扰与体内脂质摄取、新生脂肪生成、脂肪酸氧化和脂质输出等相关的基因的转录调控，促进脂肪生成，诱导白色脂肪组织发育，被认为是一种潜在的肥胖源。

⊕ 概念检查 10-19
判断：同时添加 0.2 g·kg^{-1} 的 BHA 和 BHT 到面包中是安全的。

四、甜味剂

甜味剂（sweetener）是能赋予食品甜味的添加剂，根据来源分为天然甜味剂和人工合成甜味剂。天然甜味剂（natural sweetener）是指从自然界生物体中提取加工而得到的除蔗糖以外的天然甜味物质，如罗汉果苷、甜菊糖、新橙皮苷等。人工合成甜味剂（synthetic sweetener）主要包括甜蜜素、糖精钠、安赛蜜、阿斯巴甜、三氯蔗糖等，其甜度比蔗糖高 10 倍以上。

甜蜜素化学名称为环己基氨基磺酸钠，于 1937 年被合成，1960 年上市成为一般性代糖甜味剂。它不能被人体吸收，食用后 40% 由尿液排出，60% 由粪便排出。甜蜜素的安全性广受争议。早期研究发现甜蜜素可在肠道菌群作用下分解为慢性毒性明显的环己胺，有致癌、致畸、损害肾功能的作用。目前在对啮齿类动物的研究中未发现甜蜜素有致突变性，但体外研究显示甜蜜素会导致哺乳动物细胞发生染色体畸变。

阿斯巴甜化学名称为天门冬酰苯丙氨酸甲酯，是最常用的低热量无糖甜味剂之一。它在胃肠道中可完全水解为甲醇、天冬氨酸和苯丙氨酸。苯丙氨酸可通过血 - 脑屏障改变脑内氨基酸的比例，干扰神经递质的传递，苯丙酮尿症患者应避免过量食用阿斯巴甜。此外，美国食品药品监督管理局和食品添加剂联合专家委员会反复评估阿斯巴甜在各种食品和饮料中的使用量，2019 年确定其每日允许摄入量为不超过 40 mg·kg^{-1} BW，2023 年国际癌症研究机构又将阿斯巴甜归类为可能对人类致癌物。为确保安全，在日常生活中不建议长期过量摄入人工合成甜味剂。

⊕ 概念检查 10-20
简答：请查找文献推测甜蜜素致哺乳动物细胞染色体畸变的分子机制。

五、漂白剂

漂白剂（bleaching agent）是一种破坏、抑制食品发色基团，使其褪色或抑制食品褐变反应的食品添加剂。目前市场中主要使用以亚硫酸制剂为主的还原型漂白剂和以偶氮甲酰胺为主的氧化型漂白剂。还原型漂白剂主要包括亚硫酸钠、焦亚硫酸钠等，它们通过二氧化硫与果蔬中的色素成分反应生成的化学物，从而使颜色褪去。氧化型漂白剂是通过本身的氧化作用，破坏食品中的着色物质从而达到漂白效果。

焦亚硫酸钠、低亚硫酸钠和亚硫酸氢钠的毒性较弱（表10-13），生成的二氧化硫会损伤胃肠道黏膜，刺激胃酸分泌，诱导腹痛、呕吐等胃肠道反应。氧化型漂白剂在湿润、酸性条件下能快速氧化小麦粉，并降解成联二脲，再经由小麦粉制品蒸烤等高温处理后，分解成氨基脲和尿唑残留在制品中。氨基脲是一种呋喃西林的代谢产物，具有致突变和致癌作用，对人体健康带来安全隐患。欧盟、澳大利亚、新西兰、日本、新加坡和南非等国家和地区禁止在小麦粉中添加偶氮甲酰胺。

◉ 概念检查 10-21
简答：请分析苏丹红、三聚氰胺、瘦肉精和吊白块是食品添加剂还是非法添加物。

表 10-13　常见漂白剂的毒性

品种	动物	染毒途径	LD$_{50}$/（mg·kg^{-1}）	ADI 值/（mg·kg^{-1}）
亚硫酸钠	大鼠	静脉注射	115	0.7
亚硫酸氢钠	大鼠	经口	2 000	0.7
焦亚硫酸钠	兔	经口	600～700	0.7

六、食品中的非法添加物

食品中的非法添加物主要指不属于传统上认为的食品原料或不被相关法律法规和标准允许在食品中使用的物质。目前，国家卫生健康委员会已公布的食品中非法添加物名单包括：48 种可能在食品中"违法添加的非食用物质"，如邻苯二甲酸类物质、三聚氰胺、苏丹红、硼酸、硼砂等（部分见表10-14）；22 种"易滥用食品添加剂"，如米粉中添加食品添加剂焦亚硫酸钠（二氧化硫）和脱氢乙酸盐（钠）。农业农村部公布了 72 种"禁止在饲料、动物饮用水和畜禽水产养殖过程中使用的药物和物质"清单，如瘦肉精、孔雀石绿、镇静剂等。

表 10-14　违法添加的非食用物质及其毒作用

名称	添加对象	毒作用表现
调色类		
美术绿	茶叶	损害中枢神经、肝、肾等
碱性嫩黄	豆制品	引发结膜炎、皮炎和上呼吸道刺激
玫瑰红 B	调味品	头痛、咽痛、呕吐、四肢酸痛等
一氧化碳	水产品	头痛、头晕呕吐、无力
品质改良类		
革皮水解物	乳制品	中毒、关节肿大、关节疏松等
溴酸钾	面制品	恶心、胃痛、血压下降、肾病变等
毛发水（氨基酸液）	酱油调味品	砷中毒及其他急、慢性中毒
功能类		
西布曲明	减肥食品	诱发心梗、中风发作
西地那非	缓解疲劳食品	消化不良、低血压、心绞痛

面对食品多头管理的问题，我国正通过进一步完善食品安全监督管理体系，加大执法监察力度，建立食品溯源机制与市场准入机制，鼓励公众参与食品安全监管等一系列措施，积极创造健康的消费环境，推动食品经济的良性发展。

第六节　食品包装材料中的有毒物质

食品包装（food packaging）指采用适当的包装材料、容器和包装技术，把食品包裹起来，防止外界环境污染并增加产品的保质期，促使食品在运输、储藏和流通过程中保持其原有品质状态和价值。作为食品的"贴身衣物"，食品包装容器及材料可分为塑料、金属、陶瓷、玻璃、纸质、复合包装和其他包装七大类，涉及 5 000 多种化学物。这些化学物在特定条件下（光照、高温等）会发生降解或者与食品发生化学反应，导致人体摄入有毒物质。因此，包装材料安全是食品安全不可分割的重要组成部分。

一、塑料包装材料中的有毒物质

塑料是以高分子聚合物和树脂为基本成分，通过添加增塑剂、抗氧化剂、稳定剂、填充剂、着色剂及其他添加剂制得的高分子有机材料，是目前使用最广泛的食品包装材料。塑料中聚合物树脂占 40%～100%，主要包括聚乙烯、聚丙烯、聚氯烯、聚乙烯醇和聚苯乙烯等。虽然这些塑料/树脂本身无毒，但其单体及塑料添加剂却具有不同程度的毒性，其中对人体健康影响较大的是增塑剂和稳定剂这两类化学物。

1. 单体
塑料聚合物是由许多重复单元（单体）组成的大分子。大多数单体是由原料分子通过裂解分馏形成的，常见的食品塑料包装的单体有苯乙烯（styrene，ST）和氯乙烯（vinyl chloride，VC）等。塑料包装材料中化学物对健康的危害见表 10–15。

表 10–15　塑料包装材料中某些化学物对健康的危害

类型	化学物	对健康的危害	添加或残留标准量 /（mg·kg^{-1}）
单体	ST	神经、血液、免疫、生殖系统损伤 肝、肺、肾等器官损伤	原料单体含量：5
	VC	多器官的致癌物 诱发肢端溶骨症、雷诺氏病、血小板减少等	原料单体含量：5 成品单体含量：1
增塑剂	BPA	生殖毒性 神经毒性	迁移量：0.05
	PAEs	激素系统 生殖系统	迁移量：0.05

苯乙烯是无色液体，长期接触会造成神经、血液、免疫、生殖系统及肝、肺、肾等多器官的损害。苯乙烯在体内可氧化生成具有较强氧化性的苯乙烯环氧化物，从而导致细胞氧化损伤。此外，苯乙烯环氧化物还可与蛋白质、核酸等生物大分子形成共价化学物，引起蛋白质变性和基因突变。

氯乙烯常温常压下呈气态，是合成聚氯乙烯（PVC）等材料的重要单体，可用于生产食品保鲜膜。聚氯乙烯制品中残留的氯乙烯单体在不当使用过程会将氯乙烯单体释放出来，危害人体健康。流行病学调查显示氯乙烯可能是一种多器官的致癌剂，可诱发人类的肺癌和脑肿瘤等，国际癌症研究机构将氯乙烯归类为人类致癌物。

2. 增塑剂

增塑剂的作用主要是加强塑料包装材料的可塑性。高温环境下增塑剂接触富含油脂的食品后会迁移入食品中，如用塑料盒装的外卖食品、塑料包装的热咖啡等。

邻苯二甲酸酯（phthalate，PAEs）是常见的增塑剂，分子量低，易迁移。长期暴露在高浓度 PAEs 环境中会导致男性睾丸发育不全、精子数量减少，女性内分泌失调、生殖细胞基因损害、卵子质量异常等问题。因此，应避免使用塑料容器盛装食品，尤其是热水、热汤、茶、咖啡等。

◉ 概念检查 10-22
简答：对比找出 BPA 在我国食品标准、美国食品药品监督管理局和欧洲食品安全局的最大添加剂量范围。

双酚 A（bisphenol A，BPA）学名为 2,2-二（4-羟基苯基）丙烷，是苯酚和丙酮的重要衍生物，主要用于生产聚碳酸酯、环氧树脂、增塑剂等物质，是塑料包装的主要材料之一。目前食物中 BPA 残留是重要的食品安全问题。BPA 化学结构和雌二醇类似，是一种典型的内分泌干扰物，通过模拟或拮抗雌激素影响生殖系统的发育和功能。BPA 能通过胎盘屏障，减少卵母细胞数量，降低卵母细胞成熟程度和雌激素水平，不利于囊胚的形成，影响胎儿发育。此外，孕期暴露 BPA 会加速胚胎早期的神经元分化和迁移，影响胎儿的新皮质发育（图 10-5）。我国已禁止进口和销售含有 BPA 的婴幼儿奶瓶。

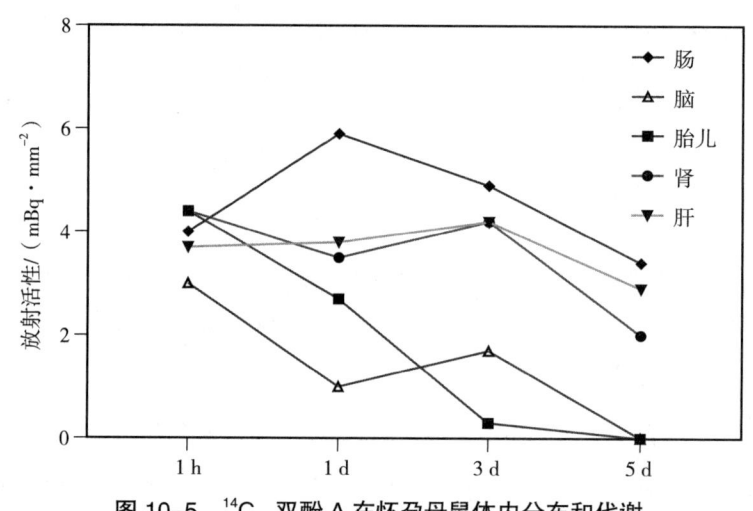

图 10-5　^{14}C- 双酚 A 在怀孕母鼠体内分布和代谢

二、金属包装材料中的有毒物质

金属包装具有阻隔性能优异、机械强度高、可回炉循环使用等优点，但金属化学稳定性较差，需要在内壁添加涂层对罐壁进行保护。而涂料中常含有一些有害物质，如游离甲醛、BPA 及其衍生物等，易经迁移作用进入食品。金属包装材料中某些化学物对健康的危害见表 10-16。

表 10-16　金属包装材料中某些化学物对健康的危害

化学物	对健康的危害	国标限量 /（mg·kg^{-1}）
锡	胃肠道疾病、糖尿病	谷物：250
铝	血液系统、神经系统	酸性溶出量：0.2
铬	致癌、致畸	谷物：1；婴幼儿食品：0.06

锡（stannum）：锡广泛存在于罐装饮料的包装材料中。有机锡进入体内后分布在血液和肝中，会损害胰岛素分泌、诱导糖尿病的发生。含锡浓度较高的食品（500 mg·kg^{-1}）可引起严重的胃

肠道反应。

铝（aluminium）：铝可用于制备杯子、托盘、层压或多层食品包装。铝离子是一种神经毒剂，过量的铝摄入会导致学习和记忆力的下降及神经退行性疾病的发生（如阿尔茨海默病）。此外，铝暴露会导致慢性肾功能衰竭患者发生骨软化病、骨坏死和脑部疾病。血液中的铝通过蓄积效应破坏红细胞的结构，造成红细胞功能紊乱。

⬡ 概念检查 10-23
简答：请查找铬的 LD_{50} 及致癌机制。

三、陶瓷包装材料中的有毒物质

陶瓷容器本身具有很强的美观性，且原材料来源广泛，有硬度高、耐高温、抗腐蚀等特点，能较好地保留食品风味，但在其制作过程中会添加一些重金属氧化物促进胚体熔融或着色。一定条件下，这些重金属元素会溶出并迁移进入食品，长期摄取这类食品会使重金属在人体内富集，危害人体健康（表 10-17）。

表 10-17　陶瓷包装材料中某些化学物对健康的危害

化学物	对健康的危害	国标限量 /（$mg \cdot kg^{-1}$）
铅	免疫系统、生殖系统、神经系统损伤	谷物：0.2；迁移量：0.05
镉	神经系统损伤、多器官癌症	谷物：0.1；迁移量：0.02

镉（cadmium，Cd）被列为人类致癌物。流行病学和动物实验研究发现职业性镉暴露与肺癌、前列腺癌、肾癌、肝癌、造血系统癌变等有关系。镉在生物体内的半衰期长，对肾、肝和神经系统具有损害作用。

四、玻璃包装材料中的有毒物质

玻璃具有稳定性强、隔绝作用好等特点，被大量用于需要密闭储存的食物中。然而在玻璃生产和熔制过程中，由于配料各组分的分解和挥发，会析出大量气体以气泡的形式残留于玻璃液中，影响玻璃产品的质量。在消除气泡时会使用澄清剂，如三氧化二砷、三氧化二锑等，这些物质会迁移入食品中。玻璃包装材料中化学物对健康的危害见表 10-18。

表 10-18　玻璃包装材料中某些化学物对健康的危害

化学物	危害作用	国标限量 /（$mg \cdot kg^{-1}$）
三氧化二砷	肝损伤、心脏衰竭	谷物：0.5（以砷计）；迁移量：0.04
三氧化二锑	代谢紊乱、多器官损伤	迁移量：0.5（以锑计）

三氧化二砷（arsenic trioxide）一般为白色结晶粉末或无定形的玻璃状物质。砷是人体非必需元素，三价砷化学物能通过呼吸道、消化道和皮肤进入人体，在肝、肾、肺、子宫、胎盘、骨骼、肌肉等部位，特别是在毛发、指甲中蓄积，从而引发慢性砷中毒，潜伏期可长达几年甚至几十年。肝是砷的主要代谢器官（图 10-6），在其代谢过程中可出现高浓度滞留现象，造成肝细胞氧化损伤、凋亡现象，损害肝功能。

三氧化二锑（diantimony trioxide）为白色结晶粉末，毒性比三氧化二砷小。三氧化二锑进入人体后，与血红蛋白结合，通过红细胞运输，广泛分布在肝、肾、心、甲状腺、骨骼和毛发中。锑在人体内可与巯基相结合，抑制琥珀酸氧化酶等活性，破坏细胞离子平衡，引起体内代谢紊乱，导致多系统、多脏器损害。流行病学调查发现长期低浓度锑暴露会导致皮肤、心、肝和肺等组织器官出现不同程度的损害。

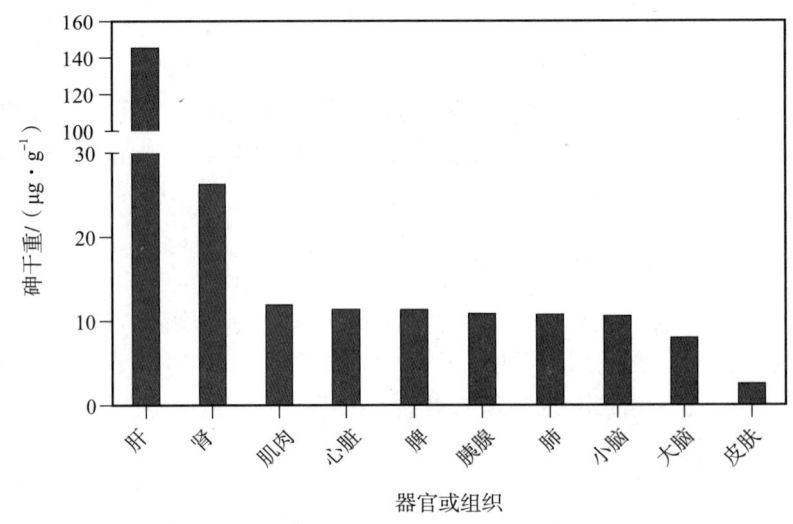

图 10-6　砷在不同器官中的蓄积

五、纸质包装材料中的有毒物质

纸质包装材料一般用于快餐食品或乳制品的包装，在当前属于一类绿色环保包装，在自然界中的降解速度较快，对人体的危害较小。但在生产食品纸质包装材料时，常会为增加白度而添加荧光性物质，这些荧光性物质的过量添加会影响食品的安全性。荧光增白剂（fluorescent whitening agent）分子结构主要由两部分构成：一个含芳环的连续共轭体系和一个或多个取代基团。根据化学结构的不同，荧光增白剂包含二苯乙烯基联苯类、三嗪氨基二苯乙烯类、苯并噁唑类、碳环类、萘酰亚胺类、香豆素类等。

● 概念检查 10-24
简答：请查找荧光增白剂致细胞畸变的作用原理。

荧光增白剂进入人体后可与蛋白质结合，引起蛋白质变性，导致细胞畸变。因其含有连续的共轭结构，化学性质稳定，很难被机体分解，只能通过肝酶分解，加重肝负担，削弱人体免疫力。此外，荧光增白剂进入血液后会破坏红细胞的细胞膜，引起溶血，长期接触会影响细胞的正常生长和分裂，具有潜在的致癌风险。

本章总结

本章介绍了食源性有毒物质的来源、毒作用及预防措施。食源性有毒物质主要来源于天然毒物、外源性污染物、微生物毒素、加工过程产生的衍生物、食品添加剂滥用及非法添加物、食品包装材料。根据有毒物质的理化性质及毒作用表现，本章提出了相应的预防措施。了解食源性有毒物质的来源、毒作用及预防措施对维护"舌尖上的安全"十分重要。

课后练习

1. 简述怎样安全食用豆类食品。
2. 食用刚收获的马铃薯有时也会出现中毒，为什么？
3. 食用河鲀应注意哪些事项？
4. 常见的农药残留的来源及其危害有哪些？
5. 食品中常见的有害重金属有哪些？它们是如何影响人体健康的？
6. 请列举 5 种新兴食品包装的有害化学物质，并分析其对人类健康的危害性。
7. 请列举出食品中常见的有害细菌及其毒素。

第十一章
食品中外源化学物检测方法

兴趣引导

　　南宋宋慈在《洗冤集录》中提到用银针验尸，古装影视剧和小说中也常有"银针试毒"桥段：银针插入食物或酒水后变黑就有毒。"银针试毒"是真的吗？古代社会最常见的毒是砒霜（三氧化二砷，又称鹤顶红），但三氧化二砷本身并不会让银针变黑。银针变黑的根本原因是砒霜中的杂质硫化物与银反应生成黑色的硫化银（$4Ag + 2H_2S + O_2 = 2Ag_2S + 2H_2O$）。那么，怎样来检测食品中的毒物呢？

问题导向

　　食物中外源化学物的检测方法有哪些？这些方法的原理是什么？各自适用于哪些检测目标？

学习目标

- 掌握食品中外源化学物常用检测方法的基本原理和适用范围。
- 学会根据实际情况和检测目的，选用恰当的检测方法。

第一节　原子吸收光谱法和电感耦合等离子体质谱法

一、原子吸收光谱法

1. 原子吸收光谱法原理

原子吸收光谱法（atomic absorption spectroscopy，AAS），即原子吸收分光光度法，是利用被测元素基态原子对该元素特征谱线的吸收特性进行元素定量分析的方法，主要适用于金属元素和部分非金属元素的检测。当原子受到外界能量的激发，其价电子从基态跃迁到第一激发态时吸收一定的能量，所产生的吸收谱线称共振吸收线。同时由于其不稳定，在很短的时间内跃迁回基态，辐射出同样的能量共振发射线。这种共振线就是该元素的特征谱线。在原子吸收光谱法分析中，通过火焰、石墨炉等设备将待测样本变成原子蒸气，光源辐射出具有待测样本特征谱线的光，经过待测样本原子蒸气时，基态原子从入射光中吸收能量，产生共振吸收，使入射光减弱。特征谱线因吸收而减弱的程度称吸光度 A，与被测元素的含量成正比。

$$A = kC$$

式中：k 为常数；C 为试样浓度。

此式是原子吸收光谱法进行定量检测的理论基础。

2. 原子吸收光谱法类型

火焰原子吸收光谱法：采用气体燃烧形成的火焰来进行原子化，通常采用笑气/乙炔或空气/乙炔火焰。火焰原子吸收光谱法作为一种常用的分析方法被广泛使用。对于一些一定含量范围内的常见金属元素，火焰原子吸收光谱法简单快速，重现性好。空气-乙炔火焰原子吸收分光光度法，检出限可达 10^{-9} 级，精度 1% 左右。

石墨炉原子吸收光谱法：利用石墨材料制成管、杯等形状的原子化器，用电流加热进行原子化。该方法相比火焰原子吸收光谱法的优势是：试样原子化率高、用量少，固体样品可直接分析，灵敏度高，检出限可达 $10^{-14} \sim 10^{-10}$ 级、分析速度快；其缺点：测定精度较低，共存化合物的干扰比火焰原子化法大。

氢化物原子吸收光谱法：是氢化物发生器与原子吸收光谱相结合的一种分析技术。用硼氢化钠等还原体系将待测元素还原成氢化物，将气态氢化物导入原子化器，解离为基态原子蒸气，实施原子吸收测定。常用于易生成共价氢化物的砷、硒（以及锑、铋、锡、铅、碲、锗）等元素检测。这些元素在食品等样品中含量很低，试样的基体复杂；并且它们的共振线处于近紫外区，在常规火焰原子吸收光谱法中存在背景吸收，在石墨炉原子吸收光谱法中基体干扰及灰化损失严重。氢化物原子吸收光谱法先将它们制成容易挥发的氢化物，实现与基体分离，减少了干扰；形成氢化物后，原子化率提高，保证了精度，使灵敏度提高了 $2 \sim 3$ 个数量级。但是，当试样中存在铜、银、汞等易还原的金属或高浓度过渡元素，以及样品消化液中有氧化剂（氮氧化物）存在时，本法易受到干扰。

冷蒸气原子吸收光谱法：汞在常温下以原子态存在，原子态汞易蒸发。冷蒸气原子吸收光谱法利用选择性的化学还原反应，将样品消化液中的汞还原，再将汞蒸气送入吸收光谱仪测量。本方法是检测汞的极其灵敏、精确、简便快速的分析方法。但会受样品中挥发性有机物、氯和硫化物的干扰。

二、电感耦合等离子体质谱法

1. 电感耦合等离子体质谱法原理

电感耦合等离子体质谱法（inductively coupled plasma-mass spectrometry，ICP-MS）是把电感

耦合等离子体的高温电离特性与质谱仪相结合而形成的无机多元素分析技术。ICP 是高温离子源（5 000 ～ 10 000 K）。在电感线圈上施加强大功率的高频射频信号，线圈内部在高频电场作用下形成高温等离子体。待测样品由载气（氩气）引入雾化系统进行雾化后，以气溶胶形式进入等离子体中心区，在高温和惰性气体中被去溶剂化、气化解离和电离，转化成带正电荷的正离子。采集系统将 ICP 中的离子有效传输到质谱仪，离子根据质荷比被分离出来，并被加速到检测器中，从而根据元素质谱峰强度测定样品中相应元素的含量。

本方法主要用于多种元素的同时测定，尤其是痕量重金属元素的测定，并可与其他色谱分离技术联用，进行元素形态及其价态分析。与传统无机分析技术相比，ICP-MS 检出限低，精度好，动态线性范围宽，对实际样品分析有较好的抗干扰能力，样品前处理简单，分析速度快，可进行多元素同时测定。

2. 电感耦合等离子体质谱法联用技术

以 ICP-MS 为检测器，与高效液相色谱（HPLC）、气相色谱（GC）、毛细管电泳（capillary electrophoresis，CE）等一系列高效分离方法的联用，可以使待分析元素达到预富集作用，进一步提高了分析精度，降低了检出限，扩大可测定的元素范围，同时也为元素的形态分析提供了平台。

高效液相色谱与电感耦合等离子质谱联用（HPLC-ICP-MS）：HPLC 具有分离效率高、分离速度快、流动相范围宽泛、能同时分离多种物质等优势。根据液相色谱（LC）保留时间的差别反映元素的不同形态，ICP-MS 作为 LC 的检测器，跟踪待测元素各种形态的变化，可对元素形态进行定性和定量分析。

气相色谱与电感耦合等离子质谱联用（GC-ICP-MS）：GC 适合于易挥发、热稳定的化合物分离，与 ICP-MS 联用时，可直接将气态样品导入 ICP-MS，无需使用雾化器，样品的传输率接近 100%；不需去除溶剂效应，可获得极低的检出限和良好的回收率，而且能有效地进行电离，减少干扰。GC-ICP-MS 技术广泛应用在有机铅、有机汞、有机锡以及多溴二苯醚等有机污染物的检测中。

离子色谱与电感耦合等离子质谱联用（IC-ICP-MS）：离子色谱（IC）是一种主要用于离子性物质分离的液相色谱法。IC 分析方法可以实现常见的阴、阳离子甚至氨基酸、糖类等生物分子的分离测定，并同时测定多组分和分析不同化合价态。IC-ICP-MS 是分析复杂基体中离子形态的有效手段。比如砷形态［三价砷 As（Ⅲ）、五价砷 As（Ⅴ）、一甲基砷（MMA）和二甲基砷（DMA）］、三价铬和六价铬的痕量分析等。

激光烧蚀与电感耦合等离子体质谱联用（LA-ICP-MS）：激光烧蚀（LA）是一种固相进样技术，高能量的激光束照射在固体表面使其气化，由载气将烧蚀下来的样品引入检测系统。LA-ICP-MS 是直接分析固体样品的技术，可以对样品进行逐层分析和微区分析，取样量少。如可采用 LA-ICP-MS 技术对植物根茎进行金属（铅）生物富集成像研究。

毛细管电泳与电感耦合等离子质谱联用（CE-ICP-MS）：毛细管电泳（CE）具有分离效率高的优势，与 ICP-MS 联用，具有进样量小、分离效率高、运行成本低、易于推广的技术特点，CE-ICP-MS 可以分离简单离子、非离子性化合物以及生物大分子等，主要用于分离各种有机分子及蛋白，也可以用来分离各种金属离子和无机阴离子，比如用于金属元素的化学形态分析。

除以上方法外，另有氢化物发生法与电感耦合等离子质谱联用（HG-ICP-MS）、流动注射技术与电感耦合等离子质谱联用（FI-ICP-MS）、电热蒸发进样装置与电感耦合等离子质谱联用（ETV-ICP-MS）、超临界流体与电感耦合等离子质谱联用（SFC-ICP-MS）等技术。

● 概念检查 11-1

简答：简述原子吸收光谱法的原理及分类。

三、原子吸收光谱法和电感耦合等离子体质谱法在食品安全检测中的应用

1. 原子吸收光谱法在食品安全检测中的应用

原子吸收光谱法（AAS），由于其灵敏度高、干扰少、分析方法简单快速，在食品分析中的应

用广，可用于检测食品和饮料中的 20 多种元素。特别对于金属元素，可以检测食品中微量甚至痕量级别的含量。

AAS 可以准确、快速地检测食品、饮水、大气环境等样品中的重金属元素，如铅、镉、汞等。这些重金属元素对人体健康有害。AAS 还可以用于检测食品中的微量元素，如铁、锌、钙等。这些微量元素对于人体健康也非常重要，缺乏或过量摄入都会对健康造成影响。

此外，利用间接法也可以测定多种有机物。比如 8- 羟基喹啉（Cu）、醇类（Cr）、醛类（Ag）、酯类（Fe）、酚类（Fe）、联乙酰（Ni）、酞酸（Cu）、有机酸酐（Fe）、含卤素的有机化合物（Ag）等，均需通过与相应的金属元素之间的化学计量反应而间接测定。

2. 电感耦合等离子体质谱法在食品安全检测中的应用

在食品安全和毒理学实验室，一些痕量的、危害大的元素，如 Pb、As、Hg、Cd、Cr、Cu、Sn、Al、Ni 等是主要的检测方向，主要以总量的测量为主，也有一小部分需要检测元素的形态。

食品中有害元素的检测有其特点：由于食品直接摄入，有害元素对人体的危害非常直接，所以各国都制定了严格的限量要求来控制有害元素的摄入量。由于限量严格，必须在很低的水平上进行测量。此外，食品安全关注度高，种类多，批次大，有时检测流程要求也高。

ICP-MS 适合无机化学元素分析检测。相比其他的元素分析方法，ICP-MS 在样品前处理、抑制干扰、多组分或多元素同时测定、检出限、灵敏度、便捷性等方面有优势。ICP-MS 适用于食品中痕量元素的多组分或多元素同时检测。

金属、类金属元素的危害性与其化学形态息息相关，如无机汞的毒性比有机汞小，甲基汞和乙基汞毒性很强。砷糖、砷甜菜碱等有机砷化合物的毒性要远小于无机砷；而硒代蛋氨酸不但无毒，反而对身体有益。因此，了解食品中元素的不同形态有重要意义。当前 ICP-MS 与其他分离技术联用已成为元素形态分析的重要手段。

🌐 **概念检查 11-2**
简答：原子吸收及电感耦合等离子体质谱法在食品重金属检测中的应用有哪些。

第二节　气相色谱法

一、气相色谱检测技术原理

1. 气相色谱法原理

气相色谱法（gas chromatography，GC）是以气体作为流动相、不同极性的色谱柱作为固定相的色谱分离分析技术，因样品中各组分的挥发性和极性差异，其在固定相与流动相间的分配系数不同，经多次反复分配而发生彼此分离，在移动速度上产生较大差别，被分离成单个组分依次从柱内流出，通过检测器时，样品浓度被转换成电信号传送到记录仪，数据以谱图形式呈现，即色谱图。根据化合物在色谱图中的出峰时间，对化合物进行定性分析；根据色谱峰的峰高或面积大小，对化合物进行定量分析。在气相色谱仪允许的条件下能被气化而不分解的物质，可用气相色谱法定量测定。

2. 气相色谱仪基本结构

气相色谱仪的基本结构如图 11-1 所示，通常由气路系统、进样系统、分离系统、检测系统、数据处理系统五部分组成。

（1）气路系统

气路系统包括载气（氮气、氦气或氢气）和检测器所用气体的气源（氮气、氦气、氢气或压缩空气）以及气流控制装置（压力表、针形阀，有些包括电磁阀、电子流量计）。气相色谱仪气路控制的好坏将直接影响到其分析结果的重现性。

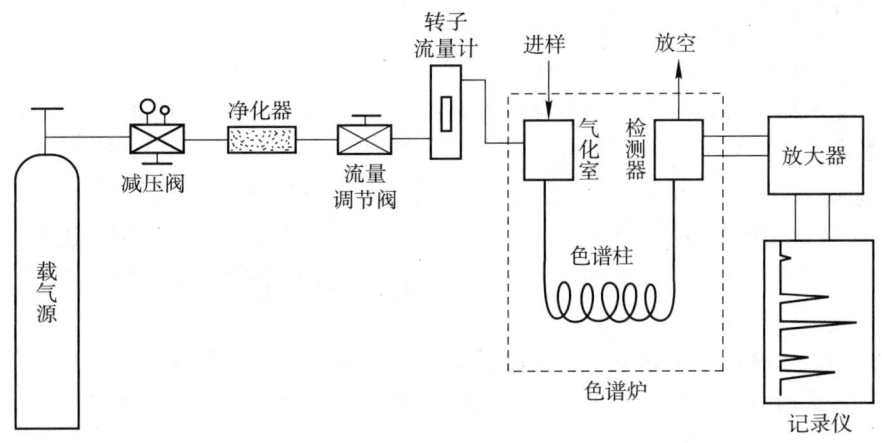

图 11-1　气相色谱仪的基本结构

（2）进样系统

进样系统包括样品引入装置（如注射器和自动进样器）和气化室，其作用是有效地将样品导入色谱柱并进行分离。进样口的选择与操作对检测结果的准确性和重现性有直接影响。常见的进样装置有填充柱进样、分流/不分流进样、冷柱头进样、程序升温进样、大体积进样、顶空进样和吹扫－捕集进样等。对热稳定的样品常用分流/不分流进样；对热不稳定的样品可考虑冷柱头进样；高挥发性成分可以用顶空进样。

（3）分离系统

分离系统包括柱箱、色谱柱以及色谱柱与进样口和检测器的连接头。色谱柱是色谱分离最重要的组成部分，色谱柱的分离效果除与柱长、柱径和柱形有关外，还与固定相的种类及制备技术有关。

（4）检测系统

检测器是感应载气中被分离组分并将相关信息转变为易测量的电信号的装置。气相色谱仪中常用的微分型检测器分为浓度型和质量型。检测器的线性范围是指其信号与被测物质浓度呈线性关系的范围。气相色谱仪所使用的检测器有多种类型，主要包括热导检测器、火焰电离检测器、电子俘获检测器和火焰光度检测器等。这些检测器在实际应用中具有各自的特点和优势，可以根据不同的分析需求选择合适的检测器。

① 热导检测器（thermal conductivity detector，TCD）：热导检测器是应用较早的检测器，对有机物和无机气体都有响应。TCD 由热导池和热敏元件组成，当参比池通入载气，而检测池通入由色谱柱分离后的载气所携带的组分时，由于载气和组分的导热系数不同，带走热敏元件的热量大小不同，其温度也不同，电阻发生变化，浓度越高，电阻改变越大，输出信号就越大。TCD 具有构造简单、测定范围广、稳定性好、线性范围宽、样品不被破坏等优点。

② 火焰电离检测器（flame ionization detector，FID）：有机物在氢气和氧气燃烧的火焰作用下发生的化学电离形成离子流，通过测定离子流强度进行定量分析，又称氢火焰离子化检测器。FID 是一种破坏性的、质量型检测器，对绝大多数有机物都有响应，对碳氢化学物灵敏度较高，其灵敏度比热导检测器高几个数量级，适用于痕量有机物检测。FID 具有灵敏度高、响应快、线性范围宽等优点，是目前最常用的检测器之一。其缺点是不能检测惰性气体、空气、水、CO、CO_2、NO、SO_2 及 H_2S 等。

③ 电子俘获检测器（electron capture detector，ECD）：是一种质量型和专属型检测器。利用电负性物质捕获电子的能力，通过测定电子流进行检测。ECD 具有灵敏度高、选择性好的特点，是目前分析痕量电负性有机化学物最有效的检测器。对含卤素、硫、氧、羰基、氨基等化学物有很

高的响应，但对无电负性的物质如烷烃等几乎无响应。

④ 火焰光度检测器（flame photometric detector，FPD）：是一种对含硫、含磷化学物有高度选择性的质量型检测器，适用于含硫、含磷有机物的测定，如食品、农副产品中的农药残留测定等。当含硫试样进入氢火焰离子室，在氢气 – 空气焰中燃烧时，有机硫首先被氧化成 SO_2，然后被氢还原成 S 原子，S 原子在适当温度下产生激发态 S_2^* 分子，当 S_2^* 分子返回基态时发射出最大特征波长为 394 nm 的特征光谱。含磷试样燃烧时生成磷氧化物，在富氢的火焰中被氢还原成化学发光的 HPO 碎片，发射出最大波长为 526 nm 的特征光谱。气相色谱检测器还有氮磷检测器、光电离检测器、原子发射检测器等。

（5）数据处理系统：数据处理系统绘制模拟信号随时间的变化曲线即色谱图，自动识别色谱峰的起点、最大值和终点，测定出色谱峰的保留时间、峰高和峰面积并进行相关计算。

3. 气相色谱法的特点

（1）分离效能高，检测速度快　气相色谱可分析极为复杂或常规手段难以分离的物质。对性质极为相近的物质（如同分异构体）也可利用固定相和样品组分间的不同作用力，使其分配系数出现显著差异而进行分离和测定。气相色谱法能在短时间内处理组分复杂的混合物，分析时间一般只需几分钟至几十分钟。

（2）样品用量少，检测灵敏度高　气相色谱法的样品用量极少，仅为 μg 或 ng 级；一般能检测出 $\mu g \cdot g^{-1}$ 级至 $ng \cdot g^{-1}$ 级的待测组分，适用于微量和痕量检测。

（3）应用范围广　气相色谱法能测定大量有机化学物和部分无机化学物。操作温度下热稳定性良好的气体、固体和液体物质，沸点在 500℃ 以下，分子量在 400 kDa 以下的物质原则上均可用气相色谱法进行检测。对部分热不稳定物质或难以气化的物质，通过化学衍生化的方法，仍可用气相色谱法进行分析。

● 概念检查 11-3
简答：简述气相色谱仪的基本结构及工作原理。

二、气相色谱法在食品外源化学物检测中的应用

1. 化学污染物检测

《食品中总汞及有机汞的测定》（GB 5009.17—2003）中纳入了食品中总汞和有机汞的气相色谱测定方法；食品中如四甲基铅、四乙基铅等有机铅可用 GC-ECD 检测、电子俘获检测器或原子发射检测器检测；此外，GC-FID 可检测食品中甲基锡、丁基锡、苯基锡、辛基锡、三环锡和苯丁锡等多种有机锡化学物的含量。

20 世纪 60 年代初，气相色谱法开始应用于食品中农药残留检测。许多高灵敏检测器的使用，大大提高了农药残留的检测灵敏度，该方法已成为农药残留检测中最常用的方法。其中 GC-ECD 可以实现多种有机氯、拟除虫菊酯类农药的测定；GC-FID 成为测定有机磷类、有机硫类农药残留的常用方法。

● 概念检查 11-4
简答：简述有机铅、有机汞、有机锡的气相色谱检测过程。

农药残留检测的气相色谱法也被列入多项国家标准中，如《粮食、水果和蔬菜中有机磷农药测定　气相色谱法》（GB/T 14553—2003）、《食品安全国家标准　水产品中氯氰菊酯、氰戊菊酯、溴氰菊酯多残留的测定　气相色谱法》（GB 29705—2013）、《食品安全国家标准　蜂蜜中 5 种有机磷农药残留量的测定　气相色谱法》（GB 23200.97—2016）、《食品安全国家标准　可乐饮料中有机磷、有机氯农药残留量的测定　气相色谱法》（GB 23200.40—2016）、《食品安全国家标准　蜂王浆中 11 种有机磷农药残留量的测定　气相色谱法》（GB 23200.98—2016）。

2. 食品加工过程中形成的有害物质检测

杂环胺类化学物是富含蛋白质的鱼肉、畜禽肉等肉类食品在高温加工过程中，通过美拉德反应与自由基机制生成，因杂环胺中存在氮原子，气相色谱法检测杂环胺通常采用氮磷检测器。绝大多数杂环胺不易挥发且具有一定的极性，并因其对色谱柱的强吸附性，易造成色谱峰拖尾，低浓度时不易被检出，因此气相色谱分析前通常要对样品进行衍生化处理，杂环胺经衍生化处理后，

检测灵敏度有较大提高。

　　N-亚硝基类化学物也可由食品加工过程产生，含量一般在 $\mu g \cdot g^{-1}$ 级别，响应值较低，很容易被食品基质中所含的其他成分干扰，因此检测前需对样品中的 N-亚硝基类化学物进行分离和富集以消除干扰。固相萃取（solid phase extraction，SPE）是 N-亚硝基类化学物分离富集中普遍使用的技术，此外，还有液-液萃取、固相微萃取、超临界萃取等技术。该类物质分离富集后可用气相色谱检测。例如，气相色谱法测定香肠和腊肠中挥发性 N-亚硝基二甲胺（NDMA）和 N-亚硝基吡咯烷（NPYR）含量。

● 概念检查 11-5
简答：食品加工过程中哪些有害物质可以用气相色谱检测？

3. 食品添加剂检测

　　食品添加剂的种类较多，包括甜味剂、香精香料、防腐剂等，过量使用会危害人体健康。气相色谱分离技术具有较强的灵敏性，主要用于对气体的检测。

　　在酸性介质中，甜蜜素与亚硝酸盐发生反应后会生成环己醇亚硝酸异戊酯，应用氢火焰离子化检测器就可准确地检测出甜蜜素的具体含量。这种技术也适用于对山梨酸和苯甲酸的检测。

　　大部分香精香料为挥发性化学物，气相色谱法可作为最主要的检测手段。一些较为复杂的食品添加剂使用气相色谱法无法完成，可考虑采用色谱-质谱联用等技术。

　　一些不法商家会将未经批准的食品添加剂加入食品中，如香兰素、香草醛等。气相色谱法适用于此类未知添加剂的检测。

4. 食品包装材料污染物检测

　　食品包装材料包括纸类、塑料、玻璃、橡胶、金属及陶瓷制品等。纸类包装材料存在的外源化学物包括荧光增白剂、浸蜡包装纸中含有多环芳烃等；塑料包装材料外源化学物主要包括有毒单体、添加剂、低聚物、老化产生的有毒物等。气相色谱法常用于纸质、塑料等食品包装材料的污染物检测，具有较强的通用性和适用性，如塑料食品包装材料中偏氯乙烯、乙苯、苯乙烯等有害成分的检测。此外食品塑料袋含有的酞酸酯（邻苯二甲酸酯，PAEs）是全球范围内最广泛存在的化学污染物之一。气相色谱法常用于检测塑料制品中的多种酞酸酯[邻苯二甲酸二甲酯（DMP）、邻苯二甲酸二乙酯（DEP）、邻苯二甲酸二丁酯（DBP）、邻苯二甲酸二正辛酯（DOP）和邻苯二甲酸二（2—乙基己基）酯（DEHP）]。衍生气相色谱法可测定食品包装材料中的痕量甲醛，如测定罐头内壁环氧酚醛树脂、涂料、涂膜和易拉罐内壁涂料膜中的游离甲醛含量。

● 概念检查 11-6
简答：食品包装材料污染物主要有哪些？

第三节　液相色谱法

一、高效液相色谱检测技术原理

1. 高效液相色谱仪工作原理

　　高效液相色谱（high performance liquid chromatography，HPLC）的基本结构如图 11-2 所示，储液器中的流动相被高压泵打入系统，样品溶液经进样器进入流动相，被流动相载入色谱柱内，由于样品溶液中各组分在两相中具有不同的分配系数，因此各组分在两相中做相对运动时，经反复多次的吸附-解吸分配过程，在移动速度上产生较大差别，被分离成单个组分依次从柱内流出。通过检测器时，样品浓度被转换成电信号传送到记录仪，数据以谱图形式呈现，从而实现对样品的分离分析。

2. 高效液相色谱仪基本结构

　　高效液相色谱仪一般由高压输液系统、进样系统、分离系统、检测系统和数据处理系统组成。

　　（1）高压输液系统：由储液器、高压输液泵、梯度洗脱装置等组成。

　　① 储液器：高效液相色谱仪的流动相储液器常使用广口试剂瓶，一般由玻璃、不锈钢或氟塑

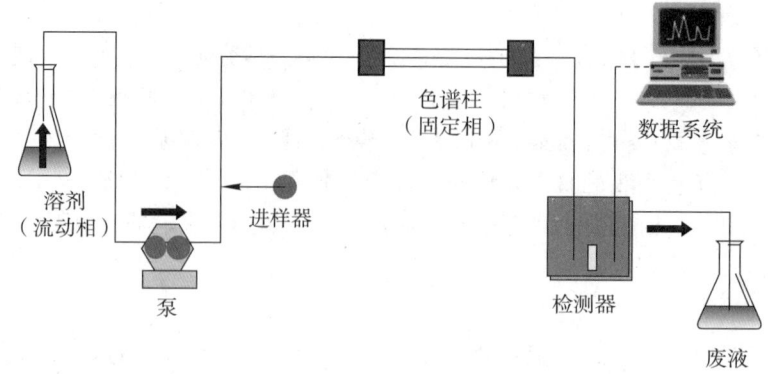

图 11-2　高效液相色谱仪基本结构

料制成，在连接到泵入口处的管线上加上过滤器，以防止溶剂中的固体颗粒进入泵内。

② 高压输液泵：高效液相色谱仪中最重要的部件之一，性能好坏直接影响整个系统的质量和检测结果的可靠性。高压输液泵的功能是将储液器中的流动相以高压形式连续不断地送入进样系统，使样品在色谱柱中完成分离。

（2）进样系统：包括进样口、注射器、六通阀和定量管等，它的作用是把样品有效地送入色谱柱进行分离。进样方式主要包括隔膜进样、停流进样、阀进样和自动进样等类型。

（3）分离系统：包括色谱柱、恒温装置、保护柱和连接阀等。分离系统性能的好坏是液相色谱分析的关键，可选吸附分配性能各不相同的各种色谱柱对复杂化学物进行有效分离。

（4）检测系统：检测器是色谱分析工作中定性定量检测的主要工具。理想的检测器应该满足灵敏度高、重复性好、响应快、峰形窄、线性范围广、对流量和温度变化不敏感等要求。目前最广泛应用的是紫外 – 可见吸收检测器、示差折光检测器、荧光检测器、二极管阵列检测器、蒸发光散射检测器等。

3. 高效液相色谱的特点

（1）分离效率高。新型高效微粒固定相填料的使用，使得液相色谱填充柱的柱效较高。

（2）选择性高。液相色谱柱具有高柱效，且流动相可以控制和改善分离过程的选择性，因此高效液相色谱法不仅可以检测不同类型的有机化学物及其同分异构体，还可检测性质上极为相似的旋光异构体。

（3）检测灵敏度高。高效液相色谱法中使用的检测器大多数都具有较高的灵敏度。

（4）检测速度快。由于高压输液泵的使用，相对经典液相色谱，其检测时间大为缩短，完成一个样品的检测时间仅需几分钟到几十分钟。

高效液相色谱法的应用范围十分广泛，对样品的适用性广，不受分析对象挥发性和热稳定性的限制，几乎所有在液相检测器中有响应的化学物包括高沸点、极性、离子型化学物和大分子物质均可用高效液相色谱法分析测定，弥补了气相色谱法的不足。

二、液相色谱法在食品外源化学物检测中的应用

1. 天然有毒物质检测

液相色谱法检测动植物性食品中的天然有毒物质被列入多项国家标准方法中。《食品安全国家标准　水产品中河豚毒素的测定》（GB 5009.206—2016）中纳入了液相色谱 – 荧光检测法；《食品安全国家标准　贝类中麻痹性贝类毒素的测定》（GB 5009.213—2016）中纳入了液相色谱法；《海参及其制品中海参皂苷的测定　高效液相色谱法》（GB/T 33108—2016）中纳入了高效液相色谱法。此外，团体标准《苦豆子中 9 种生物碱的测定》（T/NAIA 0123—2022）中纳入了高效液相色谱测定方法。高效液相色谱法还可检测豆类、小麦及其制品中的植酸含量。

● 概念检查 11-7
简答：简述动植物性食品中天然有毒物质的检测方法。

2. 化学污染物检测

高效液相色谱法可同时检测多种重金属元素，该法将样品经色谱柱分离为单一组分后，利用有机试剂与重金属发生络合反应，检测金属络合物实现定量检测的技术，常用的检测器有原子荧光光谱检测器，也可采用液相色谱串联电感耦合等离子体质谱测定。

自20世纪80年代以来，高效液相色谱法广泛用于热不稳定和离子型农药残留及其代谢物的检测。检测农药残留时，液相色谱不受待测物热稳定性和挥发性的限制，色谱的流动相和固定相选择范围大、适用种类多，使得高效液相色谱成为农药残留检测中普遍采用的方法。

部分拟除虫菊酯类农药具有热不稳定性，在气相色谱法气化过程中立体结构易发生变化，高效液相色谱法可应用于此类农药残留的检测。同样，氨基甲酸酯类农药多数是热不稳定的，因此也常用高效液相色谱法检测。液相色谱被列入多项农药残留检测方法国家标准中，如《食品安全国家标准　水果和蔬菜中阿维菌素残留量的测定　液相色谱法》（GB 23200.19—2016）、《食品安全国家标准　牛奶中阿维菌素类药物多残留的测定　高效液相色谱法》（GB 29696—2013）、《食品安全国家标准　水果和蔬菜中唑螨酯残留量的测定　液相色谱法》（GB 23200.29—2016）。

高效液相色谱法在食品化学污染物检测已经得到了广泛的应用和发展，为食品安全提供了重要的技术支持。2023年5月，FDA发布了一项关于食品中重金属检测的指南草案，该草案推荐使用高效液相色谱法作为检测方法之一，以检测食品中的铅、镉、汞等重金属污染物。

3. 微生物毒素检测

高效液相色谱法是定量检测微生物毒素最常用的方法，可实现对毒素定性、定量检测。高效液相色谱法可检测真菌毒素，常用的检测器有荧光检测器、紫外检测器和二极管阵列检测器，例如免疫亲和柱－高效液相色谱法可检测茶叶中脱氧雪腐镰刀菌烯醇、黄曲霉毒素（B_1、B_2、G_1、G_2）、玉米赤霉烯酮等6种真菌毒素。

● **概念检查 11-8**
简答：简述定量检测微生物毒素最常用的方法。

液相色谱法还是食品中生物胺最为广泛的检测方法，多采用紫外检测器和荧光检测器，如《食品安全国家标准　食品中生物胺的测定》（GB 5009.208—2016）中纳入高效液相色谱法测定食品中生物胺含量。

4. 食品加工过程中形成的有害物质检测

高效液相色谱法可检测 N－亚硝基化学物，先通过化学反应或光学反应将其分解成胺类物质和亚硝根离子，然后选择不同的衍生化试剂衍生，再由检测器测定。高效液相色谱还可同时检测食品中多种多环芳烃化学物，如《高效液相色谱法测定水中多环芳烃类化合物》（SL 465—2009）中相关规定方法。

畜禽肉制品、鱼肉制品、焙烤制品、咖啡制品、乳制品、酒精饮料等多种类型食品中杂环胺的检测方法主要包括高效液相色谱法、高效液相色谱－质谱联用法、高效液相色谱串联质谱法、气相色谱－质谱联用法等。例如，高效液相色谱法检测烧烤制品中5种杂环胺含量中，样品经乙酸乙酯、三乙胺、氨水提取，丙基磺酸和 C_{18} 固相萃取小柱净化，采用 TSK-gel ODS-80 TM 色谱柱分析，紫外－荧光检测器检测杂环胺含量。

● **概念检查 11-9**
简答：简述高效液相色谱在食品加工过程中有害物质中的检测应用。

5. 食品添加剂检测

高效液相色谱－紫外检测器可测定果汁饮料中苯甲酸、山梨酸及糖精钠3种食品添加剂，还可测定食品中山梨酸钾、尼泊金乙酯和尼泊金丙酯含量。糖精也可以采用高效液相色谱法－紫外检测器检测。其他的食品甜味剂可以通过反相离子对进行检测，选择 Chrosorb RP-18（5 μm）柱，用紫外检测器进行检测。高效液相色谱法也可进行人工食用色素的检测。

● **概念检查 11-10**
简答：简述高效液相色谱在食品添加剂中的检测应用。

6. 食品包装材料污染物检测

液相色谱法可以检测高沸点的食品包装材料中的污染物，可用于检测食品中双酚A，且不需要进行衍生化处理，相较于气相色谱法更为简便。《食品接触材料　高分子材料　食品模拟物中2,2-二（4-羟基苯基）丙烷（双酚A）的测定　高效液相色谱法》（GB/T 23296.16—2009）中规定

● 概念检查 11-11

简答：简述高效液相色谱在食品包装材料污染物中的检测方法。

了食品接触材料、高分子材料、食品模拟物中双酚 A 的高效液相色谱测定方法。使用高效液相色谱法也可检测邻苯二甲酸酯类塑化剂，例如高效液相色谱用于食用油中两种邻苯二甲酸酯污染物（邻苯二甲酸二乙酯、邻苯二甲酸二丁酯）的定性和定量检测。

第四节 质 谱 法

1. 质谱仪工作原理

质谱法（mass spectrometry，MS）是通过将样品转化为运动的气态离子并按质荷比（m/z）大小进行分离并记录其信息的分析方法。目标化学物的分子被不同电离方式离子化后，如高能电子轰击等，样品分子失去电子或被打碎，变为带电荷的分子离子和碎片离子。按照质量 m 和电荷 z 的比值即质荷比大小依次排列而被记录下来的谱图，称为质谱图。根据质谱图提供的信息，可以进行多种有机物及无机物的定性和定量检测、复杂化学物的结构分析及样品中同位素比值的测定等。

质谱法应用范围广，测定的样品可以是有机物，也可以是无机物，被分析的样品形态可以是气体、液体或是固体；质谱检测所需进样量少，灵敏度高，能够实现多组分同时检测，分析速度快，并可以给出分子量、确定分子式，是有机物结构分析的最重要方法之一。

2. 质谱仪基本结构

质谱仪是利用电磁学原理，使带电的样品离子按质荷比进行分离的装置。质谱仪由进样系统、离子源、质量分析器、检测器和显示系统五个部分构成（图 11-3）。为了确保离子的良好检测并保护离子源，样品分子及离子的存在区域及其通过路径须由真空系统维持在真空状态下检测。

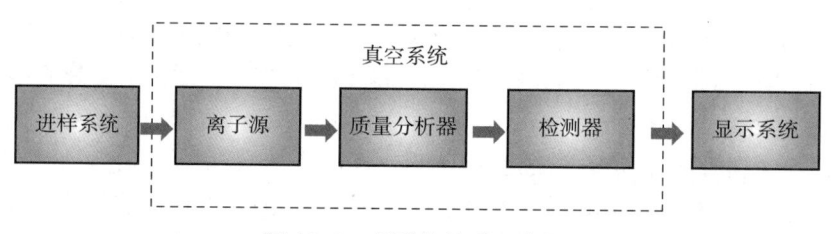

图 11-3 质谱仪构成示意图

进样系统是在不破坏真空度的情况下，使样品进入离子源。常用的进样装置有 3 种类型，即间歇式进样系统、直接探针进样系统和色谱进样系统。目前质谱进样系统发展较快的是多种色谱 - 质谱联用的接口技术，用以将色谱流出物导入质谱，经离子化后供质谱分析。

离子源可让分子失去电子，生成带正电荷的分子或离子，并能让分子或离子进一步裂解，生成质量更小的碎片离子。常见的离子源有电子轰击源、化学电离源、电喷雾电离源、大气压化学电离源和基质辅助激光解吸电离源。在实际检测中，需要根据物质特性及电离的原理选择合适的离子源。

质量分析器位于离子源和检测器之间，它依据不同的方式把样品离子按质荷比分开。质量分析器主要的类型有磁分析器、四极杆分析器、离子阱分析器、离子回旋共振分析器和飞行时间质量分析器等。不同类型的质量分析器的功能、应用范围、原理、实验方法均有所不同。四极杆分析器是目前最成熟、应用最广泛的小型质量分析器之一，也是在气相色谱 - 质谱联用仪（GC-MS）和液相色谱 - 质谱联用仪（LC-MS）中最常用的质量分析器之一。

检测器用于检测和记录离子流的强度。质谱仪常用的检测器有法拉第杯、电子倍增器和闪烁光电倍增器、微通道板检测器等。法拉第杯直接收集离子的电荷，是最简单的检测器，但其灵敏度低。其他类型的检测器则多是通过转换电极先将离子转换为电子、光子信号后，再进行高达

$10^3 \sim 10^4$ 倍的增益放大，例如电子倍增器，这也是质谱仪中目前使用最广泛的检测器之一。

3. 色谱 – 质谱联用

质谱法具有灵敏度高、定性能力强等特点，但难以分析有机混合物。色谱法具有分离效率高、定量分析简便的特点，但定性分析比较困难。色谱、质谱的联用将色谱的分离能力与质谱的定性功能结合起来，不仅实现了对复杂混合物更准确的定量和定性分析，也简化了样品的前处理过程，使样品分析更简便。

色谱 – 质谱联用包括气相色谱 – 质谱联用（GC-MS）和液相色谱 – 质谱联用（LC-MS），液质联用与气质联用互为补充，可分析不同性质的化学物。GC-MS 仪是最早商品化的联用仪器，适宜分析小分子、易挥发、热稳定、能气化的化学物；用电子轰击方式（EI）得到的谱图，可与标准谱库对比。LC-MS 主要解决如下几方面的问题：不挥发性化学物分析测定；极性化学物的分析测定；热不稳定化学物的分析测定；大分子量化学物（包括蛋白、多肽、多聚物等）的分析测定。

色谱 – 质谱联用技术在食品安全检测中能够有效地对样品进行分离，并定性、定量分析，表现出一定的优势。色谱 – 质谱联用是高灵敏度的技术，能够检测微量分子，并确保检测的准确性和可信度；色谱 – 质谱联用具有高选择性特点，能够根据化学成分和化学结构的差别，对样品进行准确的鉴定和定量分析；色谱 – 质谱联用也是高效的技术，能够在短时间内对成分进行分析和定量，提供快速、准确的结果。

色谱 – 质谱联用技术目前在我国食品安全领域的应用正在快速普及，广泛用于农药残留检测、食品添加剂分析、食品中的有机污染物检测、食品中的微生物毒素检测、食品中的药物残留检测等诸多方面。近年来，我国颁布的诸多食品安全国家标准和地方标准，采用了色谱 – 质谱联用技术。举例如下。

GB 31658.9—2021 食品安全国家标准　动物性食品及尿液中雌激素类药物多残留的测定　液相色谱 – 串联质谱法。

GB/T 20769—2008 水果和蔬菜中 450 种农药及相关化学品残留量的测定　液相色谱 – 串联质谱法。

GB 31660.1—2019 食品安全国家标准　水产品中大环内酯类药物残留量的测定　液相色谱 – 串联质谱法。

GB 31660.6—2019 食品安全国家标准　动物性食品中 5 种 α_2– 受体激动剂残留量的测定　液相色谱 – 串联质谱法。

GB 23200.120—2021CN 食品安全国家标准　植物源性食品中甜菜安残留量的测定　液相色谱 – 质谱联用法。

GB 31658.8—2021 食品安全国家标准　动物性食品中拟除虫菊酯类药物残留量的测定　气相色谱 – 质谱法。

GB 23200.121—2021 食品安全国家标准　植物源性食品中 331 种农药及其代谢物残留量的测定　液相色谱 – 质谱联用法。

● 概念检查 11–12
简答：简述质谱原理及质谱仪主要部件。

第五节　拉曼光谱与红外光谱快速检测方法

一、拉曼光谱法与红外光谱法简介

红外光谱和拉曼光谱是两种重要的分子振动光谱，是研究分子结构和化学组成的有力工具。振动光谱是指物质受光的作用，引起分子或原子基团的振动，从而产生对光的吸收。产生振动吸收的必要条件是振动的频率与光波的某频率相等，即光波中的某一波长恰与分子中的某一个基本振动形式的波长相等，吸收这一波长的光，可以把它的能级从基态激发到激发态。

振动光谱可以用分子对红外辐射的吸收（红外光谱，infrared spectrometry）或光散射（拉曼光谱，Raman spectrometry）来测定和研究。如果将透过物质的光辐射用单色器加以色散，使波长按长短依次排列，同时测量在不同波长处的辐射强度，得到的振动光谱又叫吸收光谱。如果使用的光源是红外光谱范围，即 $0.78 \sim 1\,000\ \mu m$，就是红外吸收光谱；如果使用的是强单色光（如激光），产生的是激光拉曼光谱。

振动光谱具有特征性强，可靠性高、样品测定范围广、用量少、测定速度快、操作简便、重现性好等特点。红外光谱与拉曼光谱同属于分子振动光谱。拉曼光谱能提供材料中振动、转动以及低频激发的非弹性散射的信息，可以给出材料的结构、取向、组成分子等重要信息。红外光谱具有化学键振动的特征性，利用反应分子给出较强的指纹吸收，通过红外吸收频率和强度的变化探测物种及其变化，可以获得有关反应机理的重要信息。

● 概念检查 11-13
简答：简述分子振动光谱技术原理与分类。

红外光谱与拉曼光谱也存在较大区别。红外光谱是吸收光谱，拉曼光谱是散射光谱。而且，同一分子的两种光谱往往不同，这与分子对称性紧密相关，也受分子振动规律严格限制。从分析测试角度看，两者配合使用往往能更好地提供分子结构方面的信息。振动光谱技术已在生命科学、医学、药物学、农学、化学、食品等诸多领域广泛应用。

二、拉曼光谱快速检测技术

1. 拉曼光谱原理

拉曼散射是光散射的一种，光照射到物质分子上发生弹性散射和非弹性散射。弹性碰撞过程中，弹性散射的散射光是与激发光波长相同的成分，无能量交换，光子只改变运动方向且不改变频率，这种散射称为瑞利散射；而非弹性散射的散射光有比激发光波长长的和短的成分，非弹性碰撞过程中光子与分子之间发生能量交换，光子不仅改变运动方向，同时光子的一部分能量传递给分子，或者分子的振动和转动能量传递给光子，导致光子的频率改变，这种散射简称拉曼散射。拉曼谱线数目、位移值的大小和谱带强度等都与物质分子的振动和转动有关，这些信息就反映了分子的构象及其所处的环境。

表面增强拉曼散射（surface-enhanced Raman spectroscopy，SERS），是在普通的拉曼散射的基础上发展起来的一种技术。当分子吸附在粗糙的贵金属（如金、银纳米颗粒）表面时，分子的非弹性散射被极大地增强，增强因子可达 10^{8} 或更高，甚至可以实现单分子检测。

电磁增强和化学增强是目前被广泛认同的两种 SERS 增强机理。电磁增强是指当入射光照在金属和介电界面时，电磁波可以使金属纳米结构中的离域传导电子集体振荡，当入射光的频率与金属中自由电子的固有振荡频率相匹配，可以引起金属表面局域等离子体共振（LSPR），使金属表面的局部电磁场强度增强 $2 \sim 5$ 个数量级。当待测分子靠近等离子体材料附近时，分子的拉曼信号会被显著增强，且 SERS 强度与分子距纳米材料的距离成反比关系。此外，当两个纳米颗粒足够靠近时，颗粒间的电磁场叠加，在纳米颗粒间隙中的分子的拉曼信号会被极大地增强，这种空间局域化的间隙被称为"热点"，其增强因子最高可达 10^{11}，如此高的增强有利于检测各种共振和非共振分子。化学增强是由被吸附在金属表面的分子中的电子与金属表面电子之间的转移产生的增强，化学增强的增强因子比电磁增强弱得多，只有 $10 \sim 100$ 倍，但其与电磁增强的协同作用，可以显著改善 SERS 增强特性。

2. 拉曼光谱分类及特点

拉曼光谱技术可分为表面增强、傅里叶变换及共振拉曼光谱技术等。表面增强拉曼光谱技术主要是在以拉曼光谱技术为基础，加入纳米基质从而增强其检测信号强度，进而获得更低的检测限，与其他技术相比，具有灵敏度高、检测速度快等优点，是食品行业中应用较广泛的技术之一。傅里叶变换拉曼光谱技术是结合了拉曼光谱技术与傅里叶变换技术的优点，在实际检测过程中具有降低荧光干扰、准确度高、对样品的损伤小等特点，适于样品的无损检测。共振拉曼光谱技术是在拉曼光谱的基础上引入共振吸收增强效应。

拉曼光谱技术的优点：①检测样品用量少，且无须处理，可用于痕量物质的检测；②测定方法简单，检测速度快，仪器操作简单，灵敏度高；③检测样品状态可以是气体、固体或液体，可避免产生误差，能满足无损检测的要求；④水的拉曼散射很微弱，拉曼光谱技术更适用于水溶液测定；检测过程无须化学试剂辅助，不会对样品和环境造成污染。虽然拉曼光谱拥有上述诸多优点，但是仍存在不足：①拉曼光谱仪器价值昂贵，只适用于科研，难以作为常规分析仪器使用；②测定具有荧光性的物质，会产生荧光干扰。随着拉曼效应相关技术的出现和发展，衍生出一些新的拉曼光谱技术，可有效克服其存在的缺点。

3. 拉曼光谱技术在食品外源化学物检测中的应用

（1）食品化学性污染物快速检测

拉曼光谱技术是一种非常重要的光谱分析技术，在食品化学性污染物（农药残留、抗生素、非法添加剂）的快速检测中具有广泛的应用。首先，拉曼光谱技术是一种非破坏性的分析技术，可以在不破坏样品的情况下进行快速检测。这对于食品样品来说非常重要，因为食品样品通常需要保持原样的完整性。通过拉曼光谱技术，可以直接对食品样品进行检测，不需要进行任何特殊的处理，从而减少了检测过程中可能引入的误差。其次，拉曼光谱技术具有高灵敏度和高分辨率的特点，可以快速准确地检测食品中的化学性污染物。通过对样品进行激光照射，可以得到样品的拉曼光谱图谱，从而可以识别出样品中的各种化学成分。这使得拉曼光谱技术在食品化学性污染物的检测中具有很高的准确性和可靠性。此外，拉曼光谱技术还具有快速检测的优势。相比传统的化学分析方法，拉曼光谱技术可以在几分钟内完成一次检测，大大提高了检测效率。这对于食品工业来说非常重要，可以及时发现和处理食品中的化学性污染物，保障食品的质量和安全。

（2）食品生物性污染物快速检测

在食品安全领域，表面增强拉曼光谱技术（SERS）在食源性致病菌和真菌毒素检测中展现出了巨大的应用潜力。传统的食源性致病菌检测方法基于微生物形态学，然而这些方法存在耗时长、操作繁琐等缺点，不适用于现场快速检测。通过利用SERS技术对细菌细胞膜表面的生化成分进行分析，可以快速识别和鉴定不同菌种，实现对单个菌种样品和多菌种混合样品中细菌的准确鉴定。另一方面，真菌毒素作为农产品和食品的主要污染物之一，对人类健康构成潜在威胁。研究表明，SERS技术结合有效的银枝晶可以对真菌毒素进行分类和定量检测，特别是在磨碎玉米样品中的伏马菌素检测方面表现出优越的灵敏度和特异性，相较于常规拉曼检测技术更为准确。因此，SERS技术在食源性致病菌和真菌毒素检测中的应用具有高效、快速、准确等诸多优势，有望成为食品安全领域的重要技术手段。

然而，拉曼光谱技术也存在一些缺点。首先，样品中的拉曼信号很弱，因此需要较高的激光功率才能得到足够的信噪比。这可能会导致样品受到热损伤，从而影响检测结果的准确性。拉曼光谱技术对样品的表面质量要求较高，如果样品表面不光滑或不均匀，可能会影响检测结果。其次，食品样品的复杂性和多样性，可能会影响到拉曼光谱的检测效果，需要对样品进行预处理或者配合其他分析技术进行综合分析。再次，拉曼光谱技术在检测过程中对环境光的干扰比较敏感，需要在实验室环境中进行检测，无法在野外或者生产现场进行实时检测。

● 概念检查 11–14

简答：简述拉曼光谱技术在食品检测中的应用。

三、红外光谱快速检测技术

1. 红外光谱检测原理

将一束不同波长的红外射线照射到物质的分子上，一些特定波长的红外射线被吸收，形成这一分子的红外吸收光谱。每种分子都有由其组成和结构决定的独有的红外吸收光谱，据此可以对分子进行结构分析和鉴定。红外吸收光谱是由分子不停地作振动和转动运动而产生的，分子振动是指分子中各原子在平衡位置附近做相对运动，多原子分子可组成多种振动图形，当分子中各原子以同一频率、同一相位在平衡位置附近作简谐振动时，这种振动方式称简正振动。分子振动的能量与红外射线的光量子能量正好对应，因此当分子的振动状态改变时，就可以发射红外光谱，也可以因红外辐射激发分子的振动而产生红外吸收光谱。

2. 红外光谱的分类及特点

红外光谱可分为近红外光谱技术、远红外光谱技术和傅里叶变换红外光谱技术。近红外光谱技术的分子中存在 4 种不同形式的能量，分别是平动能、转运能、振动能和电子能。近红外光谱技术中，近红外区域产生的倍频和合频的吸收往往比中红外弱，背景复杂，谱峰重叠的现象十分严重，有时必须借助化学计量方法才能提供有效的信息。远红外光谱技术是利用物体在远红外区的吸收光谱，这个区域的光源能量十分弱小，吸收谱带主要是气体分子中的纯转动跃迁和液体中重原子的伸缩振动，因此一般不在远红外光谱区进行定量检测。傅里叶变换红外光谱技术是一种快速，无损的检测技术，主要通过与化学计量学的方法相结合，实现定性定量检测。

红外光谱法的优点：①穿透性较好；②样品制备相对简单；③所需测定的样品数量极少；④操作方便、测定的速度快，重复性好；⑤已有的标准图谱较多，便于查阅。不足之处是有些物质不能产生红外吸收峰，如旋光异构体、不同分子量的同一种高聚物不能用红外吸收光谱法鉴别。此外，部分红外吸收光谱图上的吸收峰不能给出理论上的解释，因此可能干扰分析测定。红外吸收光谱法定量检测的准确度和灵敏度均低于可见 – 紫外吸收分光光度法。

3. 红外光谱技术在食品检测中的应用

（1）食品成分快速检测

① 掺假检测　传统的肉制品掺假检测方法有感官评价、核酸聚合酶链式反应、化学检测等，此类方法步骤较为复杂，不能满足大批量快速检测的需求。有研究以猪肉掺假的解冻羊肉卷为检测对象，建立了红外光谱技术快速检测羊肉卷中掺假猪肉的定量检测模型，实现羊肉卷中猪肉掺假比例的定量检测。除了肉制品掺假检测外，近红外光谱技术亦被应用于牛奶、奶粉、山茶油、蜂蜜、荞麦等食品的快速掺假检测中，在食品安全检测领域发挥重要作用。

② 转基因检测　常用转基因产品检测方法有蛋白质检验法、DNA 检验法和色谱法等，但这些方法存在检测耗时长、检测成本高和具有破坏性的缺点。借助近红外光谱技术，对转基因玉米及其亲本在 4 000 ~ 8 000 cm^{-1} 波段内进行光谱扫描，并建立神经网络识别模型，实现了转基因玉米的准确预测，在转基因农产品育种领域有一定应用价值。

③ 微生物检测　近红外光谱技术能够反映微生物细胞的分子振动信息，并具有检测速度快、准确度高、检测成本低的特点，适用于食品品质的实时监控。用近红外光谱技术对牛奶中的阪崎肠杆菌、金黄色葡萄球菌和大肠杆菌进行检测，能有效区分革兰阴性菌和阳性菌，为牛奶中致病菌的快速检测提供参考。利用近红外光谱技术检测羊肉表面微生物，建立羊肉总菌落总数和嗜冷菌含量预测模型。

④ 新鲜程度检测　近红外光谱技术通过检测与新鲜度变化相关的化学键的近红外吸收变化，可检测样品的新鲜程度。有研究用近红外光谱技术结合化学计量学方法，建立金枪鱼新鲜度指标的定量预测模型，模型能够对样本的鲜度指标（K）、硫代巴比妥酸值、高铁肌红蛋白、pH 等新鲜度指标进行预测，且预测值和真实值之间没有显著的差异。近红外光谱技术也被广泛应用于各类生鲜肉制品的新鲜度检测中。

（2）食品感官性状检测

① 近红外光谱技术在水果感官检测中的应用　利用近红外技术可以检测水果的酸度、甜度、硬度、内部褐变状况、表面损伤程度等多种指标。采用 400 ~ 1 000 nm 波长的透射法能检测区分猕猴桃的硬度，其原理是随着成熟度的增加，与硬度密切相关的果胶发生了变化，即果胶组成变化

引起的物性变化成分反映在光谱上。

② 近红外光谱检测技术在肉制品感官评定中的应用　首先，可以通过建立肉制品的光谱库，对不同品种、不同加工工艺的肉制品进行快速准确的区分和鉴别。通过比对样品的光谱特征，可以判断肉制品的原料来源、生长环境、加工工艺等信息，为消费者提供更加安全、健康的食品选择；其次，可以对肉制品中的营养成分进行快速测定和分析。通过建立营养成分的光谱定量模型，可以准确测定肉制品中的水分、蛋白质、脂肪等成分的含量，为食品生产企业提供科学依据，保证产品质量；再次，还可以对肉制品的品质特征进行全面评估。通过分析肉制品的光谱信息，可以评估肉制品的新鲜度、嫩度、口感等感官特征，为食品生产企业提供改进产品配方和加工工艺的参考依据。

③ 近红外光谱技术在谷类产品感官分析中的应用　稻米的品质除了与化学组成（淀粉、蛋白质、水分含量）有关，还受颜色、透明度、外观纹理、口感等的影响。近红外光谱技术可用于评估稻米的质量，发现其物理性质，包括颜色、透明度、粉碎程度等可利用不同的波长区域建立相应的模型进行稻米感官质量评估。

● 概念检查 11-15
简答：简述红外光谱技术在食品检测中的应用。

第六节　筛查及分析新技术

一、化学计量学在食品中外源化学物检测中的应用

1. 化学计量学

化学计量学诞生于 20 世纪 70 年代初，它利用应用数学、计算机科学和统计学与信息理论的原理和方法来优化化学检测过程，处理化学检测数据，挖掘大数据信息，突破传统检测方法的局限性，最大限度地筛选出有用的化学信息。

食品中外源化学物的多样性及其成分的复杂性对相应的检测方法提出了很高的要求。在食品中外源化学物的检测过程中，气相色谱仪、高效液相色谱仪、原子吸收光度仪、质谱仪等现代分析仪器广泛使用，得到大量的复杂量测数据。然而，如何解析数据并从中提取所需的有用信息？这就需要运用化学计量学的方法来解决这一问题。

食品安全检测中所涉及的化学计量学方法主要包括统计学与统计方法、多维校正理论、模型估计和参数估计、实验设计和方法优化、模式识别、人工智能和数据库检索等，其中模式识别和多维校正是目前较为常用的两种。模式识别是一种通过分析和识别数据中的模式，从而进行分类、判别或对数据进行其他形式的处理的技术。在食品安全检测中，模式识别可以用于建立矢量空间模型，通过对大量数据的处理和分析，实现对食品中的成分、特性或异常的定性和定量分析。单类或多类聚类与判别分析是模式识别中常用的方法，可用于将食品样品分类或识别其中的异常情况，从而提高检测的准确性和效率。多维校正是一种在分析化学中常用的数据处理方法，通过对数据进行校正和调整，提高分析结果的准确性和可靠性。在食品安全检测中，多维校正可以用于解决由于样品复杂性、仪器漂移等因素引起的数据偏差问题。通过对多维数据进行校正，可以提高分析结果的精确度，确保检测结果更符合实际情况。这两种方法通常可以结合使用，相辅相成，共同提高食品检测的水平。

当前，食品中外源化学物检测正从单一物质检测转向多物质组分同时检测，这对检测技术提出了更为严格的要求。化学计量学的应用有助于提高测定信噪比和精密度，同时也扩大了传统检测方法的应用范围。

在化学计量学的框架下，偏最小二乘法、主成分回归和经典最小二乘法等方法被广泛用于食品农药残留和有害元素检测。这些方法能够有效处理复杂的多组分数据，提高分析的准确性和可

靠性。偏最小二乘法通过降低数据维度，集中注意力于关键信息，有助于提高检测的敏感度。主成分回归则通过降维和去除冗余信息，有效解决了多重共线性问题，提高了模型的稳定性。而经典最小二乘法则在数据独立性得到满足的情况下，提供了一种简单而有效的建模方法。

2. 多类聚类和判别分析方法

（1）主成分分析（principal component analysis，PCA） 主成分分析也称主分量分析，是多元统计中的一种数据简化技术。在多元统计分析处理的实际问题中，变量间可能存在一定的相关性，全部变量中可能存在信息的重叠。主成分分析并不像逐步回归那样删除变量，而是有效地"综合"和"组合"原来的多个变量，去除信息重叠，简化数据。主成分分析的本质就是"有效降维"，既要减少变量个数，又不能损失太多信息。将高维数据有效地转化为低维的数据来处理，揭示变量之间的内在联系，进而分析解决实际问题。

（2）聚类分析（cluster analysis，CA） 聚类分析是研究如何将研究对象按各自的特性进行合理归类的一种多元统计方法。聚类分析包括系统聚类方法、分解聚类法、k均值聚类法、模糊聚类以及 Kohonen 神经网络聚类等分析方法。

（3）判别分析（discriminant analysis，DA） 判别分析是在已知样品分类的前提下，判别新的样品所属类型的一种统计方法。判别规则通常是以已有的数据资料或者现有的部分样品数据作为所谓的"训练样本"建立起来的，并利用其对未知类别的新样品进行判别。判别分析常用的方法有距离判别、Fisher 判别、Bayes 判别和二次判别。

（4）偏最小二乘（partial least square，PLS） 偏最小二乘是一种多因变量对多自变量的回归建模方法，是一种比较完善的基于因子分析的多变量校正方法，它通过最小化误差的平方和找到一组数据的最佳函数匹配。用最简的方法求得一些绝对不可知的真值，而令误差平方之和为最小。它在考虑自变量的同时也考虑了因变量的作用，同时通过折中各自空间内的因子，使模型较好地同时描述自变量和因变量。PLS 现已成为化学计量学中最常用的多元校正方法，在化学测量和研究，以及食品安全检测等领域得到广泛应用。

（5）人工神经网络（artificial neural networks，ANN） 人工神经网络也称为神经网络（NNs）或连接模型（connectionist model），是以人脑或自然神经网络生理研究成果为基础的抽象和模拟，该算法作为分类聚类运算时可分为监督学习和无监督学习，其具有自主学习功能、联想存储功能和高速寻找优化解的能力。

（6）支持向量机（support vector machine，SVM） 支持向量机又称支持向量网络，是在分类与回归分析中分析数据的监督式学习模型与相关的学习算法。SVM 训练算法模型是一种二元分类的模型，其基本模型是定义在特征空间上的间隔最大的广义线性分类，间隔最大使它有别于感知机。SVM 在人像识别、文本分类等模式识别问题中有得到应用。

化学计量学在食品分析中得到了不同程度的应用，解决了食品检测中现代仪器数据多维化、复杂化的难题，解决了外源化学物检测中多组分分析等问题，为食品检测带来了新活力。

二、高分辨质谱在食品外源化学物检测中的应用

高分辨率质谱技术（high resolution mass spectrometry，HRMS）在食品领域广泛应用，主要用于化学物的定量和定性分析。针对食品中农兽药残留、非法添加物、生物毒素、持久性有机污染物等的筛查，HRMS 可凭借其超高的质量分辨率和精确分子量的测定，结合谱图数据库检索，匹配目标或非目标化学物，实现对化学物的确证。

高分辨率质谱：质谱的分辨率指的是质谱仪器区分两个质量相近的离子的能力。按分辨率，质谱分为常规质谱和高分辨质谱。常规质谱，如三重四极杆质谱，其质量分析器分辨率较低。高分辨质谱可以采集精确至小数点后 3~5 位的质荷比，能够有效推测化学物的分子式和同位素比值。通过谱图数据库的匹配，可以对一级和二级谱图进行高置信度的化学物推测，而无需标准物

● 概念检查 11-16
简答：简述多类聚类和判别分析方法。

质实现高通量筛查。这种技术在发现和理解食品中潜在有害物质方面具有重要意义。

目前用于食品外源化学物筛选使用的高分辨质谱仪以傅立叶变换静电场轨道阱质谱（orbitrap）和四级杆 – 飞行时间质谱（Q-TOF）为主。飞行时间质谱具有扫描速度极快、高灵敏度和广泛的离子质量检测范围等特点。当前在食品检测中应用较广泛的技术是液相色谱飞行时间质谱与四极杆质谱结合的方法。这种结合能够精准获取离子质量，相较于其他类型的质谱具有更高的分辨率。静电场轨道阱质谱能够测定离子振荡的实际频率，进行质核比的计算，分辨率达到了 100 000。相较于其他高分辨质谱，该质谱更适合分析复杂基质样品，其处理和优化效率明显优越，可节约大量时间成本。

高分辨率质谱的优势：①高分辨质谱仪在超高分辨率下测定化学物的精确分子量，并通过同位素离子的丰度比推断化学物的元素组成。②能够区分复杂背景中的杂质和共流出物，降低了对样品前处理的要求，尤其适用于色谱条件难以优化的情况。③超高分辨率保证了复杂样品分析所需的高质量精确度，即使检测大量化学物也不会损失灵敏度，且无须对照品来优化仪器参数。④能够进行全扫描分析，生成的数据文件具有可回顾性，可对历史数据进行重新分析。⑤根据精确质量数推测未知化学物的元素组成，为筛选提供线索。

高分辨率质谱技术在食品领域的应用为快速、准确地检测和鉴定食品中的化学物提供了重要工具。高分辨质谱技术的应用已成为分析食品中有害物质残留和非法添加的重要手段，也使食品中功效成分和营养研究更为深入，为食品安全和食品分析检测提供了有力的技术支撑。

三、食品中有机化学物的高通量非靶向筛查和可疑物筛查技术

目前食品安全检测技术侧重于已知的化学物，对未知的化学物无法进行有效筛查及鉴别。因此，未来的食品安全控制需要兼顾实施高通量非靶向筛查的方法以实现食品成分和未知化学物的无偏差检测。

高通量指以分子水平或细胞水平的实验方法为基础，以微板形式作为实验工具载体，以自动化操作系统执行试验过程，以灵敏快速的检测仪器采集实验结果数据，以计算机分析处理实验数据，在同一时间检测数以千万的指标，并以得到的相应数据库支持运转的技术体系。高通量筛查可以在短时间内实现高灵敏、高精确度的食品检测。非靶向筛查旨在识别食品基质中未知的化学物质。狭义的非靶向筛查是利用已建立的化学危害品数据库鉴别污染物，虽然狭义的非靶向筛查数据库中的化学物质是已知的，但筛查的污染物是未知的，其实用性取决于数据库的大小。广义的非靶向筛查是指根据组学方法（如代谢组学、蛋白质组学等）筛选未知的化学物并识别食品中化学成分的差异。广义的非靶向筛查可以使用先进的分析技术如高分辨质谱技术筛选可能的化学物，从而能够以无偏差的方式检测化学物。此外，非靶向检测方法结合相应的化学计量学工具，增加了传统靶向分析的广度。

目前食品有机化学物的高通量非靶向筛查技术的主要步骤：样品准备、样品前处理、高分辨质谱分析、数据前处理、数据处理、生物标志物筛选、化学物结构解析、目标化学物验证和可疑物鉴定。针对当前食品的真实性、质量和安全性问题，高通量非靶向筛查正逐渐成为促进食品安全监测从被动检测到主动预防、识别新出现风险的有效手段。

⦿ 概念检查 11–17
简答：简述食品有机毒物的高通量非靶向筛查技术的主要步骤。

本章总结

本章介绍了食品中外源化学物部分常用的检测方法，包括原子吸收光谱法及电感耦合等离子体质谱法、气相色谱法、液相色谱法、质谱法、拉曼和红外光谱法以及一些筛查和分析的新技术。

介绍了在进行食品中外源化学物检测时，需要综合考虑待测物的性质和分析的需求选择合适的检测方法。详细阐述了各类检测方法的检测原理、分类及应用。食品中外源化学物检测方法的

建立与发展是遵守法律法规、促进国际贸易、进行风险评估与预警以及增强消费者信心的重要举措，推动了食品科学、分析化学、仪器科学等相关学科的研究和技术进步。这些检测方法的不断完善和创新，为保障食品安全提供了更加有力的技术支持。

课后练习

1. 食品中化学污染物检测方法有哪些？
2. 拉曼光谱法与红外光谱法在食品检测中有哪些应用？

第十二章

食品毒理学试验

兴趣引导

如果不重视食品安全，日积月累就会对身体健康造成重大伤害。为避免量变到质变，需准确地掌握和了解某类食品或其中添加的某类物质人体暴露的安全性，并科学地评估它们给人体健康带来的风险。

问题导向

如何检测食品中化学物对人体的一般毒性作用和特殊毒性作用？如何评估食品中化学物暴露与损害发生的关联性？

学习目标

- 掌握食品毒理学试验设计要点。
- 掌握一般毒性试验的方法。
- 掌握常用的致突变试验的原理及遗传学检测终点。
- 掌握致畸试验与生殖发育毒性试验的设计及流程。
- 掌握食品风险评估的过程。

第一节　食品毒理学试验基础

一、食品毒理学动物试验的原则和局限性

1. 食品毒理学动物试验的原则

（1）外源化学物在实验动物中产生的毒作用可外推至人　基本假设为：①人是最敏感的物种；②人和实验动物的生物学过程（包括化学物的代谢）与体重（或体表面积）相关。以单位体表面积计算，产生毒作用的剂量在人和实验动物中通常近似，而以体重计算则人通常比实验动物敏感，差别可能达 10 倍。一般认为如某化学物对几种实验动物的毒性是相同的，则人对该化学物的毒性反应也可能是相似的。

（2）实验动物须暴露于高剂量　毒性试验的设计并不是为了证明化学物的安全性，而是为了表征化学物可能产生的毒作用，因此仅检测受试化学物在人的暴露剂量下是否引起毒作用是不够的。当引起毒作用的最低剂量与人的暴露剂量接近时，说明该化学物不安全；当该剂量与人的暴露剂量有很大差距（几十倍或几百倍）时，才认为该化学物具有一定的安全性。再者，毒理学试验中试验模型所需的动物数远少于处于危险中的人群数量，因此，为在少量动物试验中得到有统计学意义的可靠的结果，需要使用相对较高的剂量，以使效应发生的频率足以被检测出，这是发现对人潜在危害的必需的和可靠的方法。

（3）成年健康（雄性和雌性未孕）实验动物和人可能的暴露途径是基本的选择　为使试验结果具有代表性和可重复性，选用成年健康（雄性和雌性未孕）实验动物作为一般人群的代表性试验模型，而将幼年和老年动物、妊娠的雌性动物、疾病状态的动物等作为特殊情况另作研究，这样可降低实验对象的多样性，减少实验误差。此外，外源化学物以不同途径染毒，实验动物表现的毒性可能有很大的差异，因此毒理学试验中应尽可能模拟人接触该受试物的方式选择染毒途径。

2. 食品毒理学动物试验的局限性

（1）实验动物和人对外源化学物的反应敏感性不同，甚至存在着质的差异。如人对沙利度胺敏感，而大小鼠对沙利度胺不敏感。完全避免物种差异是不可能的，且实验动物不能反馈涉及主观感觉的毒效应，因此动物实验中仅可观察到体征，而没有"症状"。

（2）毒理学试验为确定毒作用的靶器官，并能在相对少量的动物中就能得到剂量 – 反应（效应）关系，往往选用较高的染毒剂量，这一剂量通常要比人实际接触的剂量大得多。有些化学物在高剂量和低剂量的毒作用规律并不一致，如高剂量下出现的反应有可能是由于进入体内的化学物超过了机体的代谢能力，存在毒作用从高剂量向低剂量外推的不确定性。

（3）毒理学试验所用动物数量有限，常导致发生率很低的毒性反应在少量动物中难以被发现。化学物一旦进入市场，接触人群往往会很大，存在小数量实验动物到大量人群外推的不确定性。

（4）一般选用成年健康动物，反应较单一，而接触人群可以是不同地区的人，而且包括未成年、年老体弱和患病的个体等群体，使人群对外源化学物毒性反应的易感性上存在很大差异。

以上这些问题构成了毒理学动物试验结果向人群安全性评价外推时的不确定因素。

二、实验动物的选择

1. 物种选择

外源化学物的固有毒性在人和不同物种实验动物间的表现常不同，物种差异可表现在量方面（引起毒性的剂量差异），也可表现在质方面（毒性效应的差异），如除草剂百草枯对人可引起肺损伤，而对犬则不会。

实验动物物种选择的基本原则：①选择对受试物在代谢、生化和毒理学特征与人最接近的物种；②自然寿命不太长的物种；③易于饲养和试验操作的物种；④经济并易于获得的物种。实际上没有一种动物完全符合上述物种选择的原则，目前常规选择试验动物的方式是使用两个物种，一种是啮齿类（如大鼠和小鼠），另一种是非啮齿类（如犬）。

2. 品系选择

不同品系实验动物对外源化学物的毒性反应可能会有差异，所以毒理学研究要选择适宜的品系，对某外源化学物毒理学系列研究中应固定使用同一品系动物，以求研究结果的稳定性。

3. 对实验动物微生物控制的选择

按微生物控制程度的不同要求，实验动物分为三级（表 12-1）。毒性试验及毒理学研究应使用Ⅱ级以上的动物，以保证试验结果的可靠性。

表 12-1　按微生物控制程度的实验动物分级

级别	要求
Ⅰ级	普通动物，应没有传染给人的疾病
Ⅱ级	无特定病原体动物（SPF），动物为剖宫产或子宫切除产、按纯系要求繁殖，在隔离器内或层流室内饲养，可有不致病细菌丛，没有致病病原体
Ⅲ级	无菌动物，在全封闭无菌条件下饲养的纯系动物，动物体外不带有任何微生物和寄生虫（包括绝大部分病毒）

4. 个体选择

（1）性别　同一物种、同一品系的雌雄实验动物通常对同一外源化学物的毒性反应相似，但对化学物的毒性敏感性上可能会存在差异。如已知不同性别的动物对受试物敏感性不同，应选择敏感的性别；如对性别差异不清楚，则应选用两种性别；如实验中发现存在性别差异，则应将不同性别动物的实验结果分别统计分析。

（2）年龄和体重　毒理学试验选用实验动物的年龄取决于试验的类型。急性毒性试验一般选用成年动物，慢性毒性试验因实验周期长，选用较年幼的或初断乳的动物，以使实验周期能覆盖成年期。啮齿类动物年龄与体重一般呈正相关，因此常用动物体重粗略判断其年龄。同一试验中，组内个体间动物体重差异应小于 10%，组间平均体重差异不应超过 5%。

（3）生理状态　毒理学试验中动物妊娠会影响体重及其他观察指标，故应选用未产未孕的雌性动物，雌雄动物应分笼饲养。某些毒性试验，如显性致死试验、致畸试验及繁殖试验等，则需有计划地将雌雄性动物合笼交配。

（4）健康状况　除微生物控制程度是判定实验动物健康状况的一个重要指标外，健康动物还应发育正常、体形健壮，无外观畸形，被毛浓密、有光泽、顺贴而不蓬乱，行动灵活、反应敏捷，眼睛明亮有神，表皮无溃疡和结痂，天然孔道干净无分泌物等。为确保选择健康的动物，一般应在实验前观察 5~7 d。

三、实验动物的染毒和处置

1. 动物实验前的准备

雌雄实验动物分开饲养，在此期间应多次观察动物，剔除不健康的动物。观察期结束后将实验动物按试验设计的要求进行标记和分组。

2. 受试物和样品的准备

了解受试物的纯度和杂质成分、受试物的化学结构和理化性质，特别是其挥发性和溶解性。受试物在贮存期内稳定性和在饲料中的稳定性必须进行研究并报告。受试物应一次备齐全部试验的用量，毒理学试验应使用同一批号受试物。

根据染毒途径的不同，应将受试物制备成一定的剂型，常用的是水溶液、油溶液或混悬液。使用的溶剂和助溶剂应无毒，与受试物不发生反应，受试物在其中稳定。染毒制剂的制备要点：①加热受试物时不应接近改变其化学性质或物理性质的温度。②多成分的受试物（混合物）应按配方配制，以使染毒制剂准确地反映原混合物的成分（即其成分不应被选择性地悬浮或溶解）。③制剂应保持化学稳定性和受试物的一致性。④制剂应有利于减少试验供样总容积，利用溶剂或赋形剂的量不应过多。⑤制剂应易于准确染毒。⑥制剂 pH 一般应为 5 ~ 9。⑦不应用酸或碱使受试物解离（基于保护动物的原因，并避免改变肠道或肾小管内 pH）。

3. 染毒途径

毒理学试验中染毒途径的选择应尽可能模拟人实际接触该受试物的方式。食品毒理学研究中最常用的染毒途径是经口染毒，可分为三种方式：①灌胃，将受试物配制成溶液或混悬液以灌胃针将受试物注入到动物胃内。采用该方式染毒剂量准确，但工作量较大，并有伤及食管或误入气管的可能。一般规定，实验动物灌胃的最大容积为 20 mL/kg（空腹），大鼠灌胃量为 1.0（3.0）mL/100 g、小鼠灌胃量为 0.2（1.0）mL/20 g、犬灌胃量为 50（100）mL/10 kg。②吞咽胶囊，将一定剂量的受试物装入胶囊中，放至动物的舌后部，迫使动物咽下。该法染毒剂量准确，尤其适用于易挥发、易水解和有异味的化学物，但仅适用于家兔、猫和犬等大动物。③喂饲，将受试物掺入饲料或饮水中供动物自行摄入。该法简单方便，但不能保证染毒剂量的准确性。

4. 实验动物处死和生物标本采集

（1）实验动物处死方法　大小鼠可采用颈椎脱臼法或股动脉放血法处死，兔、豚鼠和犬等一般可采用股动脉放血法处死，处死过程应尽量减少实验动物的痛苦。

（2）生物标本采集方法　①血液采集，大小鼠如试验需血量小可用鼠尾采血，如需血量大可用眼眶静脉丛采血或股动脉、腹主动脉采血，犬可用后肢隐静脉采血。不影响动物生理功能的最大采血量为其总血量（50 mL/kg）的 10%。②尿液采集，大小鼠可用代谢笼，犬可用接尿法或导尿法收集。

（3）病理解剖和标本留取　毒性病理学检查是毒理学试验重要的组成部分，病理学研究有助于确定有害作用和靶器官。毒性病理学检查包括大体解剖和组织病理学检查两部分。实验动物解剖方法采用胸腔和腹腔脏器联合取出法。观察脏器的外观和表面情况、颜色、边界和大小、质地、切面，对指定的脏器称重，并计算脏器系数。推荐的实验动物病理解剖标准操作程序见图 12-1。

对指定的器官或组织统一部位取材，组织块一般在 10 倍体积的 10% 福尔马林溶液中固定，此后常规制片。详细记录显微镜下观察到的病变，并做出病理诊断，必要时利用特殊染色、组织化学及电子显微镜技术可有助于毒作用机制的研究。

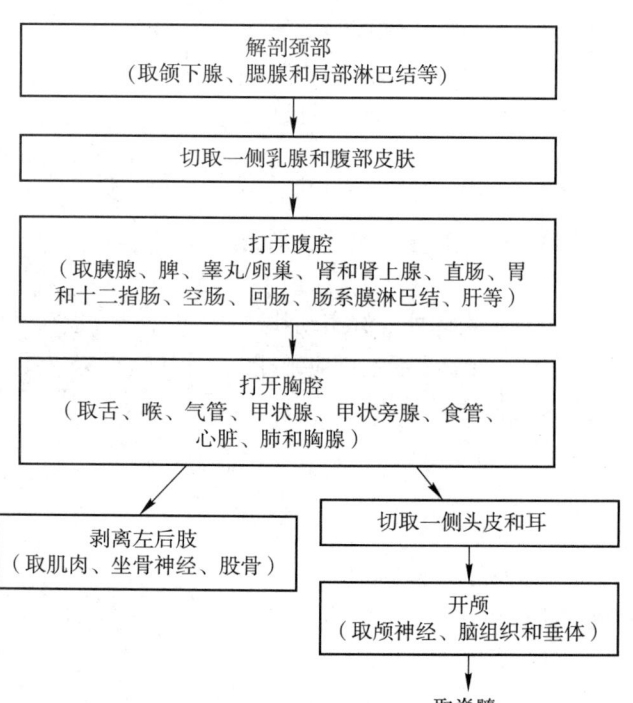

图 12-1　实验动物病理解剖标准操作程序
（引自中华预防医学会环境病理学组，1989）

四、食品毒理学试验设计要点

1. 体内毒理学试验设计

（1）剂量分组　剂量 – 反应（效应）关系是确定外源化学物与有害作用存在因果关系的重要依据，也可证明试验结果的可靠性。毒理学试验中，一般至少要设 3 个剂量组（即高剂量组、中剂量组和低剂量组）。一般要求，高剂量应使动物出现明确的有害作用或剂量已达到染毒的极限剂量（如大鼠或小鼠灌胃的最大容量）。低剂量应使动物不出现任何可观察到的有害作用（相当于 NOAEL），但应高于或至少等于人可能的接触剂量。中剂量介于高、低剂量之间，应使动物出现轻微的毒性效应（相当于 LOAEL）。高、中和低剂量一般按等比计算，剂量间距通常为 2 或 $\sqrt{10}$ 倍，低剂量一般为高剂量的 $1/20 \sim 1/10$。

（2）对照设置　毒理学试验常用的对照有 4 种：①未处理对照（空白对照），即动物不施加任何处理因素，不给受试物也不给予相应的操作。②阴性（溶剂/赋形剂）对照，实验动物不给予处理因素但给予必需的试验因素（溶剂/赋形剂），以排除此试验因素（溶剂/赋形剂）的影响，阴性对照组作为与染毒组比较的基础。③阳性对照，用已知的阳性物检测试验体系的有效性。阳性对照最好与受试物使用相同的溶剂、染毒途径和采样时间，且应得到肯定的阳性结果（如致突变性、致畸性或致癌性）。④历史性对照，由本实验室过去多次试验的对照组数据组成，上述三种对照都可构成相应的历史对照。历史对照的最好用途是通过同质性检验检查试验体系的稳定性，即进行实验室质量控制。由于实验毒理学的各种参数至今尚没有公认的参考值，因此历史性对照均值及其范围在评价研究结果时至为重要。

以上所述适用于大多数的毒理学体内试验。急性毒性试验测定 LD_{50} 时，试验组数根据选用的试验方法和统计学方法而定，可以是 4 组，也可以是 $5 \sim 7$ 组。由于急性毒性试验的观察指标是死亡，并伴有严重的中毒症状，对有经验的实验者可以不设阴性对照组。但如使用了一种不常用的溶剂或要测定某种参数，如 MTD、急性 LOAEL 和 NOAEL，则需要设置阴性对照组。

（3）每组动物数　每组动物数取决于多种因素，如试验目的、设计、要求的敏感度，实验动物的寿命，经济的考虑及动物的可利用性等，每组动物数也应考虑统计学的要求。

（4）试验期限　某些毒性试验（如致畸试验和多代繁殖试验）的试验期限是由受试实验动物物种或品系决定的，而多数毒性试验的期限在某种程度上由定义所决定，如急性毒性试验期限一般是 14 d，亚慢性毒性试验期限对大鼠和小鼠为 90 d、对犬为 1 年，慢性毒性试验/致癌试验一般规定为持续至实验动物寿命的大部分。

2. 体外毒理学试验设计

（1）受试物溶解性　测定受试物在实验介质中的溶解性对受试物的剂量设计是必不可少的，溶解性限度就是出现沉淀的最低浓度。

（2）最高剂量的设计　体外试验中受试物的最高剂量主要取决于受试物对细菌/细胞的毒性和溶解度。易溶性无毒化学物，细菌试验应达到的最高剂量为 5 mg/皿、哺乳动物细胞试验为 $10 \text{ mmol} \cdot L^{-1}$（或 $5 \text{ mg} \cdot mL^{-1}$）。不溶性受试物最高剂量的推荐尚有争论，资料表明，有的受试物在细菌试验和染色体畸变试验中仅在沉淀剂量时才有遗传毒性。有毒受试物的最高剂量在细菌实验中应是明显显示毒性的浓度，在哺乳动物细胞基因突变试验应达到 $10\% \sim 20\%$ 存活率，在染色体畸变和 UDS 试验应达到 50% 存活率。没有适当溶剂、完全不溶的受试物可按 5 mg/皿或 $10 \text{ mmol} \cdot L^{-1}$（$5 \text{ mg} \cdot mL^{-1}$）进行实验以检测杂质的致突变性，或采用生理盐水提取物进行试验。

（3）代谢活化　代谢活化常规使用多氯联苯预处理的雄性成年大鼠肝匀浆 9 000 g 离心分离的上清液（S_9），加相应的辅因子（NADPH 系统）。由于多氯联苯的使用限制，也可用苯巴比妥和 β-萘黄酮联合诱导制备 S_9。体外哺乳动物细胞实验还可利用大鼠肝原代培养细胞等作为代谢活化系统。

（4）阳性对照　阳性对照物的剂量应选择其剂量-反应关系的直线部分，且构成历史性资料（历史性对照），并以其作为实验室质量控制的措施之一。

（5）试验重复次数　质控良好的试验可得到明确的阴性和阳性结果，不要求试验重复。可疑结果则应进行重复试验，最好改变剂量范围/剂量间隔、S_9 浓度或试验方法进行重复。

第二节　一般毒性试验

一、急性经口毒性试验

1. 实验动物

选择两种性别的健康成年大鼠（180~220 g）和（或）小鼠（18~22 g）或其他实验动物。雌性动物应是未交配过、未妊娠的。同性别实验动物个体间体重相差不应超过平均体重的 ±20%。

2. 受试物溶液的配制

将受试物溶解或悬浮于合适的溶剂中，首选溶剂为水，不溶于水的受试物可使用植物油，不溶于水或油的受试物亦可使用羧基纤维素、淀粉等配成混悬液或糊状物等。除有资料表明受试物溶液或混悬液储存稳定外，受试物应新鲜配制。

3. 动物禁食

试验前动物需禁食，大鼠需整夜禁食、小鼠需禁食 4~6 h，自由饮水。给予受试物后大鼠需继续禁食 3~4 h、小鼠需继续禁食 1~2 h。若需分批多次给予受试物，可根据染毒间隔时间的长短给动物一定量的饲料。

4. 灌胃体积

受试物采用经口灌胃途径给予。各受试物组的灌胃体积应相同，大鼠为 10 mL·kg^{-1}、小鼠为 20 mL·kg^{-1}。如溶媒为水，大鼠最大灌胃体积可达 20 mL·kg^{-1}、小鼠可达 40 mL·kg^{-1}。

5. 染毒方式

多采用一次性给予受试物的方式，也可一日内多次给予，每次需间隔 4~6 h，24 h 内不超过 3 次，尽可能达到最大剂量，合并作为一次剂量计算。

6. 观察期限

一般观察 14 d，必要时可延长到 28 d，特殊情况下至少观察 7 d。

7. 常用的急性毒性试验方法

（1）霍恩氏（Horn）法　该法是利用剂量对数与死亡率的转换数（概率单位）呈直线关系而设计的方法。

先进行预试验。根据受试物的性质和已知资料选用下述预试验方法。①采用 0.1 g·kg^{-1}、1.0 g·kg^{-1} 和 10.0 g·kg^{-1} 剂量，各剂量组以 2~3 只动物预试，根据 24 h 内动物死亡情况估计 LD$_{50}$ 可能范围，确定正式试验的剂量组。②简单采用一个剂量（如 215 mg·kg^{-1}），用 5 只动物预试，观察 2 h 内动物的中毒表现。如中毒症状严重，估计多数动物可能死亡，即可采用低于 215 mg·kg^{-1} 剂量系列，反之则可采用高于此剂量的剂量系列。如有相应的文献资料时可不进行预试。

霍恩氏法正式试验要求设 4 个剂量组。每组动物数相等，4 只或 5 只。根据受试物致死剂量范围大小选择使用 2 个剂量系列之一，其组距分别为 2.15 倍和 3.16 倍。

2.15 倍组距剂量系列：1×10^t、2.15×10^t、4.46×10^t 和 10×10^t…

3.16 倍组距剂量系列：1×10^t、3.16×10^t、10×10^t 和 31.6×10^t…

式中：$t = 0$、± 1、± 2、± 3…

根据各组染毒剂量给予动物相应浓度的受试物溶液，观察和记录动物的中毒症状和发生时间、死亡时间及数量等。随后根据使用的剂量系列、每组动物数和各组动物死亡数，查表即得到受试物的 LD$_{50}$ 及其 95% 可信限。

霍恩氏法操作简单，减少了动物的使用，但所得 LD$_{50}$ 可信限范围较大，不够精确。

（2）改良寇氏（Korbor）法　该法是利用剂量对数与死亡率成 S 形曲线而设计的方法。

先进行预试验。通过预试验得到动物100%（或90%以上）和0%（或10%以下）死亡的剂量，分别作为正式试验的最高剂量和最低剂量。

寇氏法正式试验要求设5~8个剂量组；每组6~10只动物；组间剂量按等比设计；最低剂量组死亡率＜20%、最高剂量组死亡率＞80%；受试动物的死亡率符合正态分布。

将由预试验得到的最高和最低剂量换算为常用对数，将二者的对数差按所需的组数，分为几个对数等距的剂量组。根据各组染毒剂量给予动物相应浓度的受试物溶液，观察和记录动物的中毒症状和时间、死亡时间和数量等。列出试验数据及其计算表，包括各组剂量、剂量对数、动物数、动物死亡数、动物死亡百分比等，按下列公式计算LD_{50}和95%可信限。

LD_{50}计算公式：

$$\lg LD_{50} = x_k - \frac{d}{2}\sum(p_i + p_{i+1})$$

式中：x_k——最高剂量的对数值；

　d——组距或公比的对数值；

　p_i与p_{i+1}——相邻两组动物死亡百分比。

当最低剂量组的动物死亡率为0%、最高剂量组的动物死亡率为100%时，上式可简化为：

$$\lg LD_{50} = x_k - d(\sum p - 0.5)$$

式中：$\sum p$——各组动物死亡百分比之和。

将$\lg LD_{50}$反对数后即为LD_{50}。

LD_{50}标准误差与95%可信限计算公式：

$$S_{\lg LD50} = d \times \sqrt{\sum \frac{pq}{n}}$$

式中：p——各剂量组动物死亡百分比；

　q——各剂量组动物存活百分比；

　d——组距；

　n——每组动物数。

$$\lg LD_{50}\ 95\% \text{可信限} = \lg LD_{50} \pm 1.96 \times S_{\lg LD50}$$

将求得的$\lg LD_{50}$的95%可信限值反对数后即为LD_{50}的95%可信限。

寇氏法适用于对受试物的急性毒性了解不多的情况，结果较为精确，但使用动物数较多、工作量较大。

（3）限量法　该法适用于毒性极小或未显示毒性的受试物，给予动物一定剂量的受试物后不出现死亡。一般选用剂量至少为$10\ g \cdot kg^{-1}$，如剂量达不到$10\ g \cdot kg^{-1}$，则给予动物最大剂量（最大使用浓度和最大灌胃体积）。动物数一般为20只，雌雄各半。给予受试物后观察期内无动物死亡，则认为受试物对动物的经口急性毒性耐受剂量大于某一数值，即其LD_{50}大于该数值。如动物出现死亡应选择其他方法。

（4）上下法（up-down procedure，UDP）　该法主要适用于纯度较高、毒性较大、摄入量小且在给予受试物后动物1~2天内死亡的受试物，对预期给予受试物后动物在5天及以后死亡的受试物不适用。可按试验者选择的剂量序列或专用软件包指导下进行试验，并对试验结果进行统计。

先进行预试验。受试物先以$2\ 000\ mg \cdot kg^{-1}$剂量先给1只动物，若48 h内动物死亡，应进行正式试验。若48 h内动物存活，另取4只动物以相同剂量给予受试物，如5只动物中有3只死亡，应进行正式试验；如3只及以上动物存活，结束试验，则该受试物$LD_{50} > 2\ 000\ mg \cdot kg^{-1}$。如采用$5\ 000\ mg \cdot kg^{-1}$剂量时，给1只动物受试物，若动物48 h内死亡，应进行正式试验；若48 h内动物存活，另取2只动物仍以相同剂量给予受试物。如14天观察期内动物全部存活，结束试验，则该受试物$LD_{50} > 5\ 000\ mg \cdot kg^{-1}$；如14天观察期内后2只动物中有1只或2只死亡，再追加 2 只动物给予受试物，14 天观察期内 5 只动物中 3 只及以上动物存活，结束试验，该受试物 $LD_{50} > 5\,000\ mg \cdot kg^{-1}$；如 5 只动物中 3 只及以上分别在 14 天内死亡，应进行正式试验。

正式试验时使用单一性别动物，动物数一般为 6～9 只。选择起始剂量和剂量梯度系数时，如没有受试物的 LD_{50} 估计值资料，默认的起始剂量为 $175\ mg \cdot kg^{-1}$；如没有受试物的剂量–反应曲线斜率的资料，默认的剂量梯度系数为 3.2（斜率为 2 时的梯度系数），所设定的剂量系列为 $1.75\ mg \cdot kg^{-1}$、$5.5\ mg \cdot kg^{-1}$、$17.5\ mg \cdot kg^{-1}$、$55\ mg \cdot kg^{-1}$、$175\ mg \cdot kg^{-1}$、$555\ mg \cdot kg^{-1}$、$2\,000\ mg \cdot kg^{-1}$ 或 $1.75\ mg \cdot kg^{-1}$、$5.5\ mg \cdot kg^{-1}$、$17.5\ mg \cdot kg^{-1}$、$55\ mg \cdot kg^{-1}$、$175\ mg \cdot kg^{-1}$、$555\ mg \cdot kg^{-1}$、$1\,750\ mg \cdot kg^{-1}$、$5\,000\ mg \cdot kg^{-1}$。剂量–反应曲线斜率较平缓或较陡的受试物，剂量梯度系数可加大或缩小，起始剂量可做适当调整。经口灌胃，一次一只动物，每只动物的灌胃间隔时间为 48 h。第二只动物的剂量取决于第一只动物的毒性结果，如动物呈濒死状态或死亡，剂量就下调一级；如动物存活，剂量就上调一级。是否继续给予受试物取决于固定的时间间隔期内所有动物的生存状态，首次达到以下任何一种情况时，即可终止试验。①较高剂量给予受试物后连续有 3 只动物存活；②连续 6 只动物给予受试物后出现 5 个相反结果；③第一次出现相反结果后，继续给予受试物至少 4 只动物，且从第一次出现相反结果后计算每一个剂量的似然值，其给定的似然比超过临界值。依试验结束时动物生存状态即可计算受试物的 LD_{50}。

如给予受试物后动物在试验后期才死亡，而高于此剂量染毒的动物仍处于存活状态，应暂时停止继续给予受试物，观察其他动物是否也出现延迟死亡。所有已给予受试物的动物其结局明确后再继续染毒。如后面的动物也出现延迟死亡，表示所有染毒的剂量水平都超过了 LD_{50}，应选择更适当的、低于已死亡的最低剂量的两个剂量级重新开始试验，并延长观察期限。统计时延迟死亡的动物按死亡来计算。

（5）几率单位—对数图解法　将反应率（死亡率）转换成几率单位与剂量的对数作图，则剂量–反应关系曲线就转换成一条直线，在直线上找出概率单位等于 5 的点（即 50% 死亡率），其对应的横坐标就是 $lgLD_{50}$，查反对数即得 LD_{50}。

先进行预试验，以每组 2～3 只动物找出全死和全不死的剂量。正式试验时一般在预试验得到的两个剂量组间拟分出等比的 6 个剂量组或更多剂量组，不要求剂量组间呈等比关系，但等比可使各点距离相等，有利于作图。每组每性别动物数不少于 10 只，各组动物数不一定必须相等。给予受试物后，观察期内记录动物死亡数、死亡时间和中毒表现等。然后将各组按剂量和死亡百分率计算对数概率后作图。除死亡百分率为 0% 和 100% 外，也可将剂量转换成对数，并将百分率查概率单位表得其相应的概率单位作点于普通算术格纸上，画出直线，以透明尺目测，并找出概率。0% 和 100% 死亡率在理论上是不存在的，需对 0% 和 100% 死亡率的试验结果进行校正。

$$0\%\ 死亡率可校正为：\frac{0.25 \times 100}{N}\%$$

$$100\%\ 死亡率可校正为：\frac{(N - 0.25) \times 100}{N}\%$$

式中：N——该组动物数。

也可用普通方格纸作图，查表将剂量换算成对数值，将死亡率换算成概率单位。方格纸横坐标为剂量对数，纵坐标为概率单位。根据剂量对数和概率单位作点连成线，由概率单位 5 处作一水平线与直线相交，由相交点向横坐标作一垂直线，在横坐标上的相交点即为剂量对数值，求反对数 LD_{50}。

根据下式计算标准误差（SE），并求得 $lgLD_{50}$ 的 95% 置信区间，再将其反对数后即为 LD_{50} 的 95% 置信区间。

$$SE = \frac{2S}{\sqrt{2N}}$$

式中：$2S$——LD_{84} 与 LD_{16} 之差；

　　　　N——概率单位在 $3.5 \sim 6.5$ 或死亡率在 $6.7\% \sim 93.7\%$ 内各组动物数之和。

二、28 天经口毒性试验

评价受试物的短期毒性作用通常采用 28 天经口毒性试验。确定在 28 天内经口连续接触受试物后引起的毒效应，了解受试物的剂量 - 反应关系和毒作用靶器官，确定 28 天经口 LOAEL 和 NOAEL，初步评价受试物的经口安全性，并为亚慢性毒性和慢性毒性试验的剂量、观察指标和毒性终点的选择提供依据。

1. 动物选择

实验动物应选择已有资料证明对受试物敏感的动物物种和品系，一般啮齿类动物首选大鼠。大鼠推荐不超过 6 周龄（体重 $50 \sim 100$ g）。试验开始时同性别动物体重差异不应超过平均体重的 $\pm 20\%$，每组动物数不少于 20 只，雌雄各半；若计划试验中期观察或试验结束做恢复期观察应增加动物数（对照组和高剂量组增设卫星组，每组 10 只，雌雄各半）。犬通常选用 $4 \sim 6$ 月龄的幼犬，试验开始时同性别动物体重差异不应超过平均体重的 $\pm 20\%$，每组动物数不少于 8 只，雌雄各半；若计划试验中间尸检或试验结束做恢复期观察，应增加动物数（对照组和高剂量组增设卫星组，每组 4 只，雌雄各半）。对照组动物性别和数量应与受试物组相同。

2. 分组

试验至少设 3 个受试物剂量组和 1 个阴性对照组，必要时可增设未处理对照组。若试验结束做恢复期观察，对照组和高剂量组还需增设卫星组。对照组除不给受试物外，其余处理均同受试物剂量组。

3. 剂量设计

原则上高剂量应使部分动物出现较明显的毒性反应，但不引起死亡；低剂量不宜出现任何观察到的毒效应（相当于 NOAEL），且高于人的实际接触水平；中剂量介于高低剂量之间，可出现轻度的毒效应（相当于 LOAEL）。剂量组间距一般以 $2 \sim 4$ 倍为宜，如受试物高和低剂量跨度过大可加设剂量组。试验剂量的设计参考急性毒性 LD_{50} 剂量和人体推荐摄入量进行。

4. 受试物给予

根据受试物的特性或试验目的选择受试物掺入饲料、饮水或灌胃方式给予，连续给予 28 天。

受试物灌胃给予时要将受试物溶解或悬浮于合适的溶剂中，应新鲜配制（有资料表明其溶液或混悬液储存稳定者除外）。为保证受试物在动物体内浓度的稳定性，每日同一时段灌胃 1 次，每周称量体重 2 次，按体重调整灌胃体积。灌胃体积一般不超过 10 mL·kg^{-1}，受试物可为水溶液时最大灌胃体积大鼠可达 20 mL·kg^{-1}、犬为 15 mL·kg^{-1}；为油性液体时灌胃体积应不超过 4 mL·kg^{-1}；各组灌胃体积一致。

受试物掺入饲料或饮水给予，要将受试物与饲料（或饮水）充分混匀并保证该受试物配制的稳定性和均一性，以不影响动物摄食、营养平衡和饮水量为原则，受试物掺入饲料比例一般小于质量分数 5%，若超过 5% 时（最大不应超过 10%）可调整对照组饲料营养素水平，使其与剂量组饲料营养素水平保持一致，同时增设未处理对照组；亦可视受试物热量或营养成分的状况调整剂量组饲料营养素水平，使其与对照组饲料营养素水平保持一致。受试物掺入饲料时需将受试物剂量（mg·kg^{-1}）按动物每 100 g 体重的摄食量折算为受试物饲料浓度（mg·kg^{-1} 饲料），28 天经口毒性试验大鼠每日摄食量一般按体重 10% 折算。

5. 观察指标

（1）一般性观察　试验期间至少每天观察一次动物的一般表现，并记录动物出现的中毒体征、程度和持续时间及死亡情况。观察内容包括被毛、皮肤、眼、黏膜、分泌物、排泄物、呼吸系统、神经系统、自主活动及行为表现等。对体质弱的动物应隔离，濒死和死亡动物应及时解剖。观察期限为 28 天，若设恢复期观察，动物应停止给予受试物后继续观察 14 天。

（2）体重及摄食和饮水消耗量　每周记录动物体重和摄食量，计算食物利用率；试验结束时计算动物体重增长量、总摄食量、总食物利用率。受试物经饮水给予应每日记录饮水量。

（3）眼部检查　试验前和试验结束时至少对高剂量组和对照组大鼠进行眼部（角膜、晶状体、球结膜和虹膜）检查，犬用荧光素钠进行检查，若发现高剂量组动物有眼部变化则应对所有动物进行检查。

（4）血液学检查　大鼠试验结束、恢复期结束进行血液学指标测定。血液学检测指标包括白细胞计数及分类、红细胞计数、血红蛋白浓度、血细胞比容、血小板计数、凝血酶原时间和活化部分凝血活酶时间等。如对血液系统有影响，应加测网织红细胞和骨髓涂片细胞学检查。

（5）血生化检查　大鼠试验结束、恢复期结束进行血液生化指标测定，应空腹采血。血生化检测指标包括电解质平衡、糖代谢、脂代谢和蛋白质代谢、肝肾功能等。应根据受试物的毒作用特点或构效关系增加检测内容。

（6）尿液检查　大鼠在试验结束、恢复期结束时进行尿液常规检查。检查指标包括外观、尿蛋白、密度、pH、葡萄糖和潜血等。

（7）病理检查　试验结束时须对所有动物进行大体检查，包括体表、颅、胸、腹腔及其脏器，并称量心脏、胸腺、肾上腺、肝、肾、脾、睾丸、卵巢的绝对质量，计算相对质量（脏体比）。可先对高剂量组和对照组动物进行脏器组织病理学检查，发现病变后再对较低剂量组相应器官及组织进行检查。检测脏器包括脑、甲状腺、胸腺、心脏、肝、脾、肾、肾上腺、胃、十二指肠、结肠、胰、肠系膜淋巴结、卵巢、睾丸、膀胱等，必要时可加测其他器官和组织。对肉眼可见的病变或可疑病变组织进行病理组织学检查。

（8）其他指标　必要时根据受试物的性质和所观察到的毒性反应，增加其他指标检查，如神经毒性、免疫毒性、内分泌毒性等指标。

6. 数据处理和结果评价

总结所有数据和结果，列出各组试验前的动物数、试验期间动物死亡数及死亡时间、出现毒性反应的动物数和所见的毒性反应，包括出现毒效应的时间、持续时间及程度。对动物体重、摄食量或饮水量、食物利用率、血液学检查、血生化检查、尿液检查、心电图、脏器质量、脏体比、病理组织学检查等结果以适当的方法进行统计学分析。

将上述各观察指标的结果结合统计学结果进行综合分析，判断受试物的毒作用特点、程度、靶器官、剂量 – 反应（效应）关系，如设有恢复期观察还可判断受试物毒作用的可逆性。在综合分析的基础上得出 28 天经口毒性的 LOAEL 和（或）NOAEL。

三、90 天经口毒性试验

评价受试物的亚慢性毒性作用通常采用 90 天经口毒性试验。确定在 90 天内经口重复接触受试物引起的毒效应，了解受试物的剂量 – 反应关系、毒作用靶器官和可逆性，得出 90 天经口 LOAEL 和 NOAEL，初步确定受试物的经口安全性，并为慢性毒性试验的剂量、观察指标和毒性终点的选择及获得"暂定的人体健康指导值"提供依据。

1. 动物选择
同 28 天经口毒性试验。

2. 分组
同 28 天经口毒性试验。若试验中期需检测血生化指标、尸检或试验结束做恢复期观察，对照组和高剂量组还需增设每组动物数。

3. 剂量设计
同 28 天经口毒性试验。剂量设计参考急性毒性 LD$_{50}$ 剂量、28 天经口毒性试验剂量和人体推荐摄入量进行。

4. 受试物给予

基本同28天经口毒性试验。每日同一时段灌胃1次（每周6天）。试验期间，前4周每周称量体重2次，之后每周称量体重1次，按体重调整灌胃体积。90天经口毒性试验大鼠每日摄食量一般按体重8%折算。

5. 观察指标

（1）一般性观察　同28天经口毒性试验。观察期限为90天，若设恢复期观察，动物应停止给予受试物后继续观察28天。

（2）体重和摄食及饮水消耗量　同28天经口毒性试验。

（3）眼部检查　同28天经口毒性试验。

（4）血液学检查　大鼠试验中期、试验结束、恢复期结束进行血液学指标测定；犬在试验前、试验期间、试验结束、恢复期结束进行血液学指标测定。血液学检测指标同28天经口毒性试验。

（5）血生化检查　大鼠试验中期、试验结束、恢复期结束进行血液生化指标测定；犬在试验前、试验期间、试验结束、恢复期进行血液生化指标测定，应空腹采血。血生化检测指标同28天经口毒性试验。

（6）尿液检查　大鼠在试验中期、试验结束、恢复期结束时进行尿液常规检查；犬在试验前、试验期间、试验结束、恢复期结束进行尿液常规检查。检查指标同28天经口毒性试验。

（7）体温和心电图检查　犬在试验前、试验期间、试验结束、恢复期结束进行体温和心电图检查。

（8）病理检查　试验结束、恢复期结束时须对所有动物进行大体检查，包括体表、颅、胸、腹腔及其脏器，并称量脑、心脏、胸腺、肾上腺、肝、肾、脾、睾丸、附睾、子宫、卵巢的绝对质量，计算相对质量［脏体比和（或）脏脑比］。可先对高剂量组和对照组动物进行脏器组织病理学检查，发现病变后再对较低剂量组相应器官及组织进行检查，检测脏器包括脑、垂体、甲状腺、胸腺、肺、心脏、肝、脾、肾、肾上腺、胃、十二指肠、空肠、回肠、结肠、直肠、胰、肠系膜淋巴结、卵巢、子宫、睾丸、附睾、前列腺、膀胱等。对肉眼可见的病变或可疑病变组织进行病理组织学检查。

（9）其他指标　同28天经口毒性试验。

6. 数据处理和结果评价

同28天经口毒性试验。在综合分析的基础上得出90天经口毒性的LOAEL和（或）NOAEL。

四、慢性毒性试验

慢性毒性试验是为了确定实验动物长期经口重复给予受试物引起的慢性毒性效应，了解受试物的剂量－反应关系和毒性作用靶器官，确定慢性毒性NOAEL和LOAEL，从而为预测人群接触该受试物的慢性毒性作用及确定健康指导值提供依据。

1. 动物选择

啮齿类动物首选大鼠，非啮齿类动物首选犬。大鼠推荐3~4周龄，试验开始时每性别动物体重差异不应超过平均体重±20%。每组动物数至少40只，雌雄各半，雌鼠应为非经产鼠、非孕鼠。若计划试验中期剖检或试验结束做恢复期观察应增加动物数（通常对照组和高剂量组增设卫星组，每组至少20只，雌雄各半）。犬选择不超过9月龄的幼犬（通常选择4~6月龄），试验开始时每性别动物体重差异不应超过平均体重±20%，每组至少8只动物，雌雄各半，雌犬应为非经产犬、非孕犬。若计划试验中期剖检或试验结束做恢复期观察应增加动物数（对照组和高剂量组各增加4只，雌雄各半）。对照组动物性别和数量应与受试物组相同。

2. 分组

同 90 天经口毒性试验。

3. 剂量设计

高剂量应根据 90 天经口毒性试验确定，原则上应使动物出现较明显的毒性反应，但不引起过高的死亡率；低剂量不引起任何毒性作用；中剂量应介于高剂量与低剂量之间，可引起轻度的毒性作用，以得出剂量 – 反应关系、NOAEL 和（或）LOAEL。剂量组间距一般以 2~4 倍为宜，不超过 10 倍。

4. 试验期限

试验期限至少 12 个月。卫星组主要监测由受试物引起的毒性改变的可逆性、持续性或延迟性作用，停止给予受试物后观察期限不少于 28 天，不多于试验期限的 1/3。

5. 受试物给予

基本同 90 天经口毒性试验。试验期间，前 4 周每周称量体重 2 次，第 5~13 周每周称量体重 1 次，之后每 4 周称量体重 1 次，按体重调整灌胃体积。啮齿类动物灌胃体积一般不超过 10 mL · kg^{-1}。

6. 观察指标

（1）一般性观察　同 90 天经口毒性试验。如有肿瘤发生，记录肿瘤发生时间、发生部位、大小、形状和发展等情况，对濒死和死亡动物应及时解剖并尽量准确记录死亡时间。

（2）体重、摄食量和饮水量　试验期间前 13 周每周记录动物体重、摄食量和饮水量（受试物经饮水给予时），之后每 4 周 1 次；选择犬进行试验时应每周记录体重、摄食量和饮水量。试验结束时，计算动物体重增长量、总摄食量、食物利用率（前 3 个月，啮齿类动物）或总食物利用率（非啮齿类动物）、受试物总摄入量。

（3）眼部检查　同 90 天经口毒性试验。

（4）血液学检查　试验第 3、6 和 12 个月及试验结束时（试验期限为 12 个月以上时），每组至少检查雌雄各 10 只动物，每次检查应尽可能使用同一动物；选择犬进行试验时，增加第 9 个月检测时间点。如 90 天经口毒性试验的剂量水平相当且未见任何血液学指标改变，则试验第 3 个月可不检查。检查指标包括白细胞计数及分类、红细胞计数、血小板计数、血红蛋白浓度、血细胞比容、红细胞平均容积、红细胞平均血红蛋白量、红细胞平均血红蛋白浓度、凝血酶原时间、活化部分凝血活酶时间等。如对造血系统有影响，应加测网织红细胞计数和骨髓涂片细胞学检查。

（5）血生化检查　按血液学检查规定的时间和动物数进行血生化检查。采血前动物禁食过夜，检查指标包括电解质平衡、糖代谢、脂代谢、蛋白质代谢、肝肾功能等方面。

（6）尿液检查　按血液学检查规定的时间对所有动物进行尿液检查。检查指标包括外观、尿蛋白、相对密度、pH、葡萄糖和潜血等，若预期有毒性反应指征，应增加尿液检查的有关指标，如尿沉渣镜检、细胞分析等。

（7）体温和心电图检查　犬在试验前、试验第 3、6 和 12 个月及试验结束时（试验期限为 12个月以上时）应进行体温和心电图检查。

（8）病理检查　所有实验动物，包括试验过程中死亡或濒死而处死的动物及试验期满处死的动物都应进行解剖和全面系统的肉眼观察，包括体表、颅、胸、腹腔及其脏器，并称量脑、心脏、肝、肾、脾、子宫、卵巢、睾丸、附睾、胸腺、肾上腺的绝对质量，计算相对质量［脏体比和（或）脏脑比］，必要时还应加测其他器官，如甲状腺（包括甲状旁腺）、前列腺等。

可先对高剂量组和对照组动物所有固定保存的器官和组织进行组织病理学检查。发现高剂量组病变后再对较低剂量组相应器官和组织进行组织病理学检查；试验过程中死亡或濒死而处死的动物应对全部保存的组织和器官进行组织病理学检查；对大体解剖检查肉眼可见的病变器官和组织进行组织病理学检查；成对的两侧器官均应进行组织病理学检查。

应固定保存以供组织病理学检查的器官和组织包括唾液腺、食管、胃、十二指肠、空肠、回肠盲肠、结肠、直肠、肝、胰腺、胆囊、全脑、垂体、坐骨神经、脊髓（颈、胸和腰段）、眼（眼部检查发现异常时）、视神经（非啮齿类动物）、肾上腺、甲状旁腺、甲状腺、胸腺、气管、肺、主动脉、心脏、骨髓、淋巴结、脾、肾、膀胱、前列腺、睾丸、附睾、子宫、卵巢和乳腺等。必要时可加测精囊腺和凝固腺、副泪腺（啮齿类动物）、任氏腺（啮齿类动物）、鼻甲、子宫颈、输卵管、阴道、骨、肌肉、皮肤和眼（啮齿类动物）等组织或器官。

（9）其他指标　同 90 天经口毒性试验。

7. 数据处理和结果评价

数据处理同 90 天经口毒性试验。结果评价应包括受试物慢性毒性的表现、剂量 – 反应关系、靶器官、可逆性，得出慢性毒性的 NOAEL 和（或）LOAEL。如慢性毒性试验所得的 NOAEL 小于或等于人体可能摄入量的 50 倍，表示受试物毒性较强，应予放弃；大于 50 倍而小于 100 倍，需由专家评议；大于或等于 100 倍，则可考虑允许使用于食品，并制定每日容许摄入量。如在任何一个剂量发现有致癌作用，且有剂量 – 反应关系，需由专家评议做出评价。

第三节　致突变毒性试验

一、试验前受试物处理方法

不适合直接以定型受试物进行毒性试验时，可对受试物进行适当处理。

1. 液体受试物

液体受试物可采用浓缩处理，如温度 60～70℃下减压或常压蒸发浓缩、冷冻干燥等方法，但应不破坏其中的有效成分。

2. 不易粉碎的固体受试物

可用冻干粉碎的方式处理。

3. 含乙醇的受试物

该类受试物按其推荐量设计试验剂量时，如超过动物最大灌胃容量可进行浓缩。乙醇浓度低于体积分数 15% 的受试物，浓缩后受试物中的乙醇应恢复至受试物定型产品原来的浓度；乙醇浓度高于 15% 的受试物，浓缩后应将乙醇浓度调整至 15%，并将各剂量组的乙醇浓度调整一致。不需浓缩的受试物，其乙醇浓度 >15% 时应将各剂量组的乙醇浓度调整至 15%。某些致突变试验需去除受试物中的乙醇。

4. 含益生菌或其他微生物的受试物

该类受试物进行体外细菌或细胞试验时，应将微生物灭活后进行试验。

5. 人体推荐量较大的受试物

该类受试物按其推荐量设计试验剂量时，如超过动物最大灌胃容量，可去除受试物中部分或全部辅料成分，如去除辅料后仍未达到最大灌胃量要求，可去除部分已知安全的食品成分等，但处理过程应与定型受试物的主要生产工艺保持一致。

受试物配方中含有过量摄入易产生安全性问题的人体必需营养素或已知存在安全问题的物质，按其推荐量设计试验剂量时，如该物质的剂量达到已知的毒性作用剂量，在原有剂量设计的基础上，应增设去除该物质或降低该物质剂量（如降至 NOAEL 水平）的受试物剂量组，以便对受试物中其他成分的毒性作用及该物质与其他成分的联合毒性作用做出评价。

6. 袋泡茶类受试物

该类受试物需用其水提取物进行试验，水提取物提取条件为常压、温度 80～90℃、浸泡时间 30 min，水量至少为受试物质量的 10 倍，将 2 次的提取液合并浓缩至所需浓度。

7. 食品相关产品类受试物

食品容器和包装材料等通常采用其浸出物作为受试物。将食品容器和包装材料等浸没在溶剂（蒸馏水、4% 乙酸、65% 乙醇或正己烷等）中，通常为 2 mL 浸泡溶剂接触 1 cm² 样品表面积，选择获取最多浸出物的温度和时间，通常为蒸馏水 60℃浸泡 2 h、4% 乙酸 60℃浸泡 2 h、65% 乙醇常温浸泡 2 h 或正己烷常温浸泡 2 h。

8. 溶媒选择

溶媒包括溶剂、助悬剂和乳化剂等，应为非致突变物，不与受试物成分发生化学反应，体外试验时不影响细胞（细菌）存活或代谢活化系统的活性。体内试验通常选择蒸馏水、植物油、淀粉、明胶、羧甲基纤维素或蔗糖；体外试验通常选择水、二甲基亚砜、丙酮或乙醇等。

二、细菌回复突变试验

细菌回复突变试验使用组氨酸缺陷突变型的鼠伤寒沙门氏菌或色氨酸缺陷突变型的大肠杆菌作为指示微生物，其中使用最多的菌株是鼠伤寒沙门氏菌。鼠伤寒沙门氏菌细菌回复突变试验常称为 Ames 试验，该试验是毒理学经典的体外致突变试验，因其敏感、经济等优点而得到了广泛的应用。本部分主要介绍 Ames 试验。

1. 试验原理

组氨酸缺陷突变型的鼠伤寒沙门氏菌在无组氨酸的培养基上不能生长，在有组氨酸的培养基上才能正常生长，致突变物可使缺陷型菌株回复突变为原养型菌株，后者在无组氨酸的培养基上可生长，因此可根据菌落生成数量来判断受试物是否为致突变物。某些致突变物需代谢活化后才能使菌株发生回复突变，受试物要同时在有和无代谢活化系统的条件下进行试验。

2. 试验菌株及特性

推荐采用的菌株组合包括鼠伤寒沙门氏菌 TA₉₇、TA₉₈、TA₁₀₀ 和 TA₁₀₂。为提高检测的灵敏性，一般会要求这些菌株附带有组氨酸缺陷特性、脂多糖屏障缺陷特性、抗氨苄青霉素特性、抗四环素特性、DNA 切除修复缺失特性和自发回变特性等。

3. 剂量设计与分组

无细菌毒性的可溶性受试物推荐的最高剂量为 5 mg/ 皿或 5 μL/ 皿；溶解性差的受试物可采用悬浊液，但不能影响菌落计数。溶解性差或毒性大的受试物最高剂量为出现沉淀或细菌毒性的剂量。通常在允许的最高剂量下再设 4 个受试物剂量组，组距成等比（推荐采用 $\sqrt{10}$ 倍），但最低剂量应不低于 0.2 μg/ 皿或 0.2 μL/ 皿。同时设阳性对照组、溶媒对照组和未处理对照组，包括加与不加代谢活化系统两种情况。溶媒首选蒸馏水，不溶于水时首选 DMSO（最大量不超过 0.1 mL/ 皿）。

4. 试验方法

常用的试验方法有平皿掺入法、预培养平皿掺入法和点试法，其中平皿掺入法是标准的试验方法，其实验流程见图 12-2。

5. 结果分析与评价

平皿掺入法通过直接计数培养基上的菌落数量（图 12-3），计算各菌株各剂量组（包括加与不加代谢活化系统）菌落数的均值和标准差，并进行剂量–反应关系分析。背景菌落生长良好的条件下，任一测试菌株的回变菌落数（包括加或不加代谢活化系统）为未处理对照组的 2 倍及以上，且有剂量–反应关系或某一剂量有可重复的阳性结果，即可判定该受试物为 Ames 试验阳性结果。由于体外代谢活化系统不能完全模拟哺乳动物体内代谢条件，因此 Ames

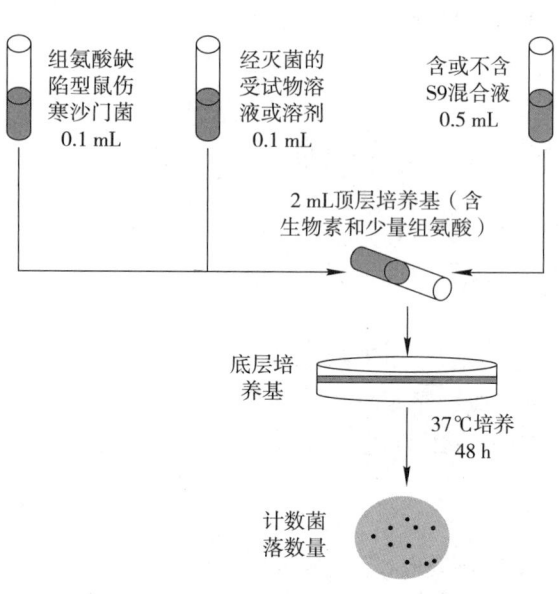

组氨酸缺陷型鼠伤寒沙门菌 0.1 mL

经灭菌的受试物溶液或溶剂 0.1 mL

含或不含 S9 混合液 0.5 mL

2 mL 顶层培养基（含生物素和少量组氨酸）

底层培养基

37℃培养 48 h

计数菌落数量

图 12-2　Ames 试验平皿掺入法流程图

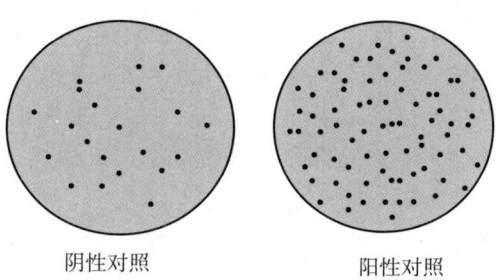

阴性对照　　　　　　　　　　　阳性对照

图 12-3　Ames 试验平皿掺入法培养基上的菌落（TA$_{98}$）示意图

试验结果不能直接外推至哺乳动物。

三、细胞基因突变试验

1. TK 基因突变试验

（1）试验原理　TK 基因的表达产物胸苷激酶可催化体内脱氧胸苷生成胸苷酸，在细胞培养物中加入胸苷类似物三氟胸苷（TFT），则 TFT 在胸苷激酶的催化下生成三氟胸苷酸，进而掺入 DNA 合成中，造成致死性突变，细胞不能存活。TK 基因发生突变会导致胸苷激酶缺陷，TFT 不能生成三氟胸苷酸，因而突变的细胞在含有 TFT 的培养基中能够存活。分别在有或无代谢活化系统的条件下，将培养的细胞暴露于受试物适当时间后，根据突变集落形成数计算突变频率，从而可推断受试物的致突变性。

（2）细胞株　TK$^{+/-}$ 型小鼠淋巴瘤细胞株（L5178Y）或人类淋巴母细胞株（TK6）在 37℃、5% CO$_2$ 和饱和湿度条件下常规悬浮培养。

（3）剂量设计与分组　有细胞毒性的受试物，根据细胞毒性预试验结果在相对存活率或相对悬浮生长 20%~80% 范围内设 3~4 个剂量组，且要考虑受试物对溶解度、pH 和摩尔渗透压浓度的影响；细胞毒性低的受试物的最高浓度为 5 mg·mL^{-1}、5 μL·mL^{-1} 或 0.01 mol·L^{-1}；溶解性差的受试物的最高浓度为不影响细胞培养的最大可加入浓度。代谢活化系统加与不加条件下均需设阳性和阴性（溶剂）对照组。

（4）试验步骤　细胞染毒→第 0 天平板接种效率（PE$_0$）测定→2 天（L5178Y 细胞）或 3 天（TK6 细胞）细胞表达培养→第 2 天或第 3 天平板接种效率（PE$_2$ 或 PE$_3$）测定→突变频率（MF）测定。

（5）结果分析与评价　根据公式计算平板接种效率、相对存活率、相对悬浮生长和总生长、突变频率和小集落突变百分率，再采用适当的统计学方法对数据进行分析。一个以上受试物剂量组的总突变频率显著高于阴性（溶剂）对照组或是其 3 倍以上，且有剂量 – 反应关系趋势，则可判定为阳性。

2. HGPRT 基因突变试验

（1）试验原理　正常情况下，在含有 6- 硫代鸟嘌呤（6-TG）的选择性培养液中，细胞次黄嘌呤 – 鸟嘌呤磷酸核糖基转移酶（HGPRT）能催化 6-TG 产生核苷 -5- 单磷酸（NMP），NMP 掺入 DNA 中致细胞死亡。致突变物能使细胞 HGPRT 基因发生突变，不能产生 HGPRT，从而使突变细胞对 6-TG 具有抗性，在含有 6-TG 的选择性培养液中存活生长。分别在有或无代谢活化系统的条件下，将细胞暴露于受试物适当时间后传代培养，在含有 6-TG 的选择性培养液中，突变细胞会继续分裂并形成集落，通过计数突变集落计算突变频率，推断受试物的致突变性。

（2）细胞株　常用的细胞有中国仓鼠肺细胞株（V79）和中国仓鼠卵巢细胞株（CHO），小鼠淋巴瘤细胞株（L5178Y）和人类淋巴母细胞株（TK6）亦可。

（3）剂量设计与分组　受试物至少设置 4 个可供分析的浓度。对于有细胞毒性的受试物，浓度范围应包括从最大毒性至几乎无毒性，通常浓度间隔系数在 $2 \sim \sqrt{10}$ 之间；最高浓度可采用细胞毒性试验中，细胞相对集落形成率或相对存活率为 $10\% \sim 20\%$ 时的浓度。对于细胞毒性低的受试物，最高浓度采用 $5 \ mg \cdot mL^{-1}$、$5 \ \mu L \cdot mL^{-1}$ 或 $0.01 \ mol \cdot L^{-1}$。对于溶解度差的受试物，最高浓度应达到或超过在细胞培养状态下的溶解度限值，而沉淀不应影响观察。代谢活化系统存在和不存在的条件下均需设阳性和阴性（溶剂）对照组。

（4）试验步骤　细胞染毒→第 0 天平板接种效率（PE_0）测定→细胞表达培养→第 6 天平板接种效率（PE_6）测定→突变频率（MF）测定。

（5）结果分析与评价　根据公式计算集落形成率和突变频率或平板接种效率和相对存活率，再采用适当的统计学方法对数据进行分析。任一受试物剂量组的突变频率为阴性（溶剂）对照组的 3 倍及以上或增加具有统计学意义，且有可重复性，或受试物各剂量组的突变频率增加，与阴性（溶剂）对照组比较有统计学意义，并有剂量－反应关系趋势，则可判定为阳性结果。

细胞基因突变试验具有较高的敏感性，可检出包括点突变、大的缺失、重组、异倍体和其他较大范围基因组改变在内的多种遗传改变，长时间处理还可检出某些断裂剂、纺锤体毒物和多倍体诱剂等，但试验结果不能直接外推至哺乳动物。

四、哺乳动物红细胞微核试验

1. 试验原理

无着丝粒的染色体片段或因纺锤体受损而丢失的整条染色体在细胞分裂后期留在子细胞的胞质内成为微核（MN）。哺乳动物红细胞微核试验通过分析动物骨髓和（或）外周血红细胞，检测受试物引起的成熟红细胞（NCE）染色体损伤或有丝分裂损伤，导致形成含有迟滞的染色体断片或整条染色体的微核（图 12-4）。

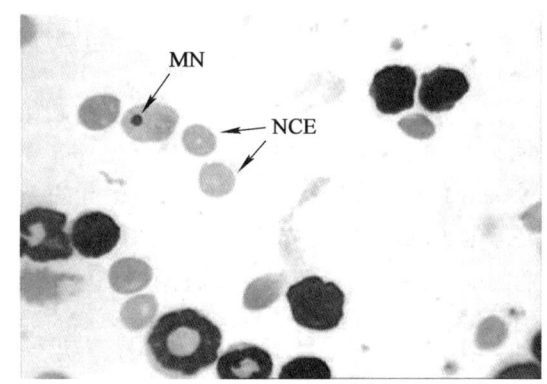

图 12-4　哺乳动物红细胞内的微核

2. 实验动物

推荐使用小鼠，$7 \sim 12$ 周龄（体重 $25 \sim 35 \ g$），初始体重差异小于每性别平均体重 $\pm 20\%$，每组动物至少 10 只，雌雄各半。

3. 剂量设计与分组

高剂量原则上使动物出现严重中毒表现和（或）个别动物死亡，剂量一般可为 $1/2 \ LD_{50}$。受试物毒性较低时，高剂量按下列顺序设计，即 $10 \ g/kg$ 体重、人可能摄入量的 100 倍、一次最大给予剂量。通常设 3 个剂量组，同时设溶媒对照组和阳性对照组。

4. 试验方法

通常采用 30 h 给予受试物法，即两次给予受试物间隔 24 h，第二次给予后 6 h 采集样本（胸骨或股骨）。还可采取以下两种方式，第一种方式为只给予受试物 1 次，然后以适当的时间间隔采样至少 2 次，骨髓第一次采样时间不早于给予受试物后 24 h，第二次采样时间不晚于给予受试物后 48 h，外周血第一次采样时间不早于给予受试物后 36 h，第二次采样时间不晚于给予受试物后 72 h。第二种方式为每天给予受试物 1 次，连续多天，末次给予后 $18 \sim 24$ h（骨髓采样）或 $36 \sim 48$ h（外周血采样）采样 1 次。受试物给予途径常采用灌胃法，受试溶液为水溶液时最大灌胃体积为 $20 \ mL \cdot kg^{-1}$ 体重，受试溶液为油性液体时灌胃体积应不超过 $4 \ mL \cdot kg^{-1}$ 体重，各剂量组动物单位体重灌胃体积应一致。按下列步骤进行试验操作，动物染毒→样本采集→制作涂片→固定→染色→镜下观察。

5. 结果分析与评价

每只动物通常计数 1 000 个红细胞中含微核的细胞数，计算含微核细胞率。当各剂量组与阴性对照组的含微核细胞率有统计学意义，并有明显的剂量 – 反应关系或无剂量 – 反应关系但结果可重复时，即可判定为阳性结果。

五、染色体畸变试验

染色体畸变试验包括哺乳动物骨髓细胞染色体畸变试验、小鼠精原细胞或精母细胞染色体畸变试验、体外哺乳细胞染色体畸变试验，该类试验的原理和方法基本相同。

1. 试验原理

实验动物或体外培养的细胞（分别在加或不加代谢活化系统条件下）暴露受试物，用细胞中期分裂相阻断剂（如秋水仙碱）抑制纺锤体的形成，显微镜下观察中期分裂相细胞的染色体结构和数目的异常。

2. 实验动物或细胞株

体内试验选用成年小鼠，7 ~ 12 周龄，每性别动物初始体重差异不超过平均体重 ±20%，每组至少 10 只动物、雌雄各半。如设有多个采样时间点，则每采样时间点每组每性别要有 5 只动物用于分析。体外试验推荐使用中国仓鼠肺（CHL）细胞株，也可选用卵巢（CHO）细胞株、人或其他哺乳动物外周血淋巴细胞，试验前需检查细胞的核型和染色体数目。

3. 剂量设计与分组

体内试验的剂量设计同哺乳动物红细胞微核试验。低或无毒剂量下具有特异生物学活性的受试物（如激素和丝裂原）以抑制骨髓细胞有丝分裂指数 >50% 为标准确定最高剂量，按 2 倍组距向下设置中、低剂量组。体外试验至少设 3 个剂量组。有细胞毒性的受试物的剂量范围包括从最大毒性至几乎无毒性，即细胞存活率在 20% ~ 100% 范围内，组距通常为 2 ~ $\sqrt{10}$ 倍；收集细胞时，最高剂量应能明显减少细胞计数或有丝分裂指数（>50%），同时考虑受试物对溶解度、pH 和摩尔渗透压浓度的影响。细胞毒性低的受试物的最高浓度为 5 mg·mL^{-1}、5 μL·mL^{-1} 或 0.01 mol·L^{-1}。溶解性差的受试物的最高浓度为培养液中有少量沉淀，但沉淀不能影响试验观察。

体内试验通常设溶媒对照组和阳性对照组，阳性对照物可用丝裂霉素 C（1.5 ~ 2.0 mg·kg^{-1} 体重）或环磷酰胺（40 mg·kg^{-1} 体重）经口或腹腔注射给予。体外试验在代谢活化系统存在和不存在的条件下均设阴性（溶媒）和阳性对照组，不加代谢活化系统时阳性对照物常用丝裂霉素 C（0.2 ~ 0.8 μg·mL^{-1}），加代谢活化系统时阳性对照物常用环磷酰胺（8 ~ 15 μg·mL^{-1}）。

4. 试验方法

体内试验采用一次或多次染毒受试物方式。一次染毒分两次采集标本，即染毒后 12 ~ 18 h 处死一半动物第一次采集标本，再间隔 24 h 处死另一半动物第二次采集标本。多次染毒为间隔 24 h 给予受试物 2 ~ 4 次，末次染毒后 12 ~ 18 h 采集标本。经口给受试物溶液一次最大灌胃量不超过 20 mL·kg^{-1} 体重，动物处死前 3 ~ 5 h 按 4 mg·kg^{-1} 体重腹腔注射秋水仙碱。体外试验受试物在加或不加代谢活化系统条件下处理细胞 2 ~ 6 h，再将细胞培养至 24 h 收集细胞，收集细胞前 2 ~ 4 h 加入秋水仙碱（终浓度 0.1 ~ 1 g·mL^{-1}）。按下列步骤进行试验操作：染毒→取材（或收集细胞）→低渗→固定→滴片→染色→镜下观察。

5. 结果分析与评价

通常每只动物计数 100 个中期相细胞，观察计数染色体结构和（或）数目异常情况（图 12-5）和畸变细胞数，计算细胞畸变率、不同类型染色体畸变数与畸变率。各剂

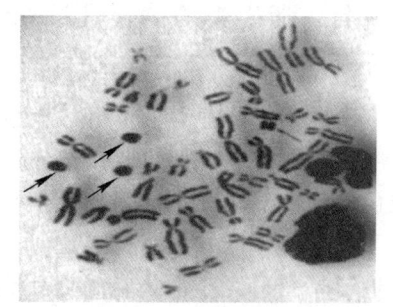

图 12-5 显微镜下观察所见染色体畸变

注：箭头指示的是环状染色体。

量组染色体畸变率与阴性对照组有统计学差异，且呈剂量－反应关系或无剂量－反应关系但结果可重复，或某一剂量组染色体畸变细胞数增多，与阴性对照组有统计学差异，且结果可重复，可确定为阳性结果。

六、体外哺乳类细胞 DNA 损伤修复试验

1. 试验原理

正常情况下 DNA 合成仅在有丝分裂的 S 期进行，DNA 损伤后细胞会启动非程序性 DNA 合成程序以修复损伤的 DNA。在非 S 期分离培养的原代哺乳动物细胞或连续细胞系中加入 ^{3}H－胸腺嘧啶核苷（^{3}H–TdR），通过检测细胞中 ^{3}H–TdR 掺入 DNA 中的量可反映受损 DNA 修复合成的程度。体外培养的细胞用缺乏精氨酸的培养基进行同步培养，使 DNA 合成起始受阻，细胞停滞于 G_1 期，并用羟基脲抑制半保留 DNA 复制，通过 ^{3}H–TdR 掺入量显示非程序性 DNA 合成。细胞 DNA 损伤修复也称为非程序性 DNA 合成。

2. 细胞株

原代培养的细胞（如大鼠肝细胞）、人淋巴细胞或已建系的细胞（如人羊膜细胞 FL 株、人二倍体成纤维细胞、HeIa 细胞）可用于本试验，但人类细胞的非程序性 DNA 合成反应强于啮齿类动物细胞，因此人成纤维细胞、外周血淋巴细胞、单核细胞和 Hela 细胞等使用较多。

3. 剂量设计与分组

易溶于水的受试物根据细胞存活率的范围确定染毒浓度，最高浓度应产生一定的细胞毒性。不溶于水的受试物以其能达到的最高溶解度进行试验。试验同时设加和不加代谢活化系统的阳性和阴性（溶剂）对照。使用大鼠肝细胞进行试验时，阳性对照物可用 7,12－二甲基苯并蒽和 2－乙酰氨基芴；对细胞系，不加代谢活化系统时可用 4－硝基喹啉氧化物为阳性对照物，加入代谢活化系统时用 N－二甲基亚硝胺作为阳性对照物。

4. 试验方法

可采用放射自显影显示法或液体闪烁计数显示法测定染毒细胞中 ^{3}H–TdR 的掺入量。试验的简要步骤为：细胞接种→培养 1～3 d/2～4 d→加入羟基脲孵育 16 h→受试物和处理物同步培养 5 h→检测。

5. 结果分析与评价

放射自显影显示法在镜下计数各样本细胞核的显影银粒数和相同面积之本底银粒数，并计算两者的差值，每张玻片至少计数 50 个细胞核，计算各组样本中银粒数的均值等统计量。液体闪烁计数显示法测定各样本中 ^{3}H 和 ^{14}C 的放射活性，将阴性对照组的 ^{3}H/^{14}C 比值作为 1，计算各剂量组与阴性对照组的变化量及受试物组的均值等统计量，每组至少有 6 个培养瓶。各剂量组 ^{3}H–TdR 掺入量随受试物剂量增加而增加，并与阴性对照组有统计学差异，或某一剂量组有可重复且有统计学差异的 ^{3}H–TdR 掺入量增加，可判定为试验阳性。

七、啮齿类动物显性致死试验

1. 试验原理

显性致死是发生于生殖细胞的染色体结构或数目的改变，这种遗传学上的改变不引起生殖细胞的功能障碍，但可直接造成受精卵或发育期胚胎的死亡。致突变物引起哺乳动物生殖细胞染色体畸变，以致不能与异性生殖细胞结合或导致受精卵在着床前死亡或胚胎早期死亡。一般以受试物处理雄性啮齿类动物，然后将其与雌性动物交配，按照顺次对不同发育阶段的生殖细胞进行检测，经过适当时间处死雌性动物，检查子宫内容物，确定着床数、活胚胎数和死亡胚胎数。

2. 实验动物

健康成年雄性小鼠（6~8 周龄或体重 30 g 以上）或大鼠（8~10 周龄或体重 200 g 以上），数量应满足使每个交配周期每组产生 30~50 只受孕雌鼠，每组雄鼠不少于 15 只。交配用的成年雌鼠应是未曾交配和生育过的，不同交配周期的雌鼠周龄和体重应一致。

3. 剂量设计与分组

设 3 个剂量组，高剂量应能引起动物出现某些毒性体征，剂量可在 1/10 LD_{50} ~1/3 LD_{50} 间；受试物毒性较低而得不到 LD_{50} 时，高剂量则按下列顺序设计：10 $g \cdot kg^{-1}$ 体重、人可能摄入量的 100 倍、一次最大给予剂量。同时设阳性和阴性（溶剂）对照组，阳性对照物常选用环磷酰胺（30~40 $mg \cdot kg^{-1}$ 体重），采用腹腔注射（注射体积 10~20 $mL \cdot kg^{-1}$ 体重）给予，每天 1 次，连续 5 天。

4. 试验方法

通常采用每天染毒 1 次、连续 5 天给予受试物的方式，也可采用一次或连续 3 个月给予受试物的方式。给予受试物的途径常采用灌胃或喂饲，小鼠灌胃体积为 10~20 $mL \cdot kg^{-1}$ 体重，大鼠灌胃体积为 10 $mL \cdot kg^{-1}$ 体重。按下列步骤进行试验操作：雄鼠染毒→雄鼠与不同批次雌鼠同笼交配→剖杀孕鼠进行胚胎检查。

5. 结果分析与评价

以试验组为单位分别计算每个交配周期的生育力指标（受孕率、总着床数和平均着床数）和显性致死指标（死亡胚胎数、胚胎死亡率和平均死亡胚胎数），以评定受试物的致突变性。主要依据显性致死指标的结果进行结果判定，各剂量组胚胎致死率和（或）平均死亡胚胎数显著高于对照组，并呈剂量 – 反应关系，或无剂量 – 反应关系，但结果可重复，即可判定为阳性结果。

八、果蝇伴性隐性致死试验

1. 试验原理

利用隐性基因在伴性遗传中具有交叉遗传特征，即雄蝇 X 染色体传给 F_1 代雌蝇，再通过 F_1 代雌蝇传给 F_2 代雄蝇，位于 X 染色体上的隐性基因在 F_1 代雌蝇中不表达，但能在半合型 F_2 代雄蝇中表达，据此推断致死突变的存在。利用眼色性状由 X 染色体上的基因决定，并与 X 染色体遗传相关联的特征作为观察 X 染色体上基因突变的标记，将受试物处理后的野生型雄蝇（红色圆眼）与 Muller-5 雌蝇（淡杏色棒眼）交配，如雄蝇 X 染色体上基因发生隐性致死，则可通过上述遗传规则于 F_2 代雄蝇中表现出来，并依据眼色性状为标记来判断试验结果，即根据孟德尔分离定律产生四种不同表型的 F_2 代，出现隐性致死时在 F_2 代中不存在红色圆眼的雄蝇。

2. 实验动物

雄蝇选择 3~4 日龄的野生型黑腹果蝇，雌蝇选择 3~5 日龄未曾产卵的 Basc（Muller-5）品系黑腹果蝇。

3. 剂量设计与分组

分别 1/2 LD_{50}、1/4 LD_{50} 和 1/8 LD_{50} 为受试物的高、中和低剂量，毒性较低的受试物加入培养基中的最大量可占培养基体积的 5%。另设阴性（溶剂）和阳性（2 $mmol \cdot L^{-1}$ 甲基甲烷磺酸酯）对照组。

4. 试验方法

新配制的培养基冷却到 55℃ 左右加入受试物，快速搅拌 2 min，喂饲饥饿了 4 h 的雄蝇，连续 3 d。为检测受试物对哪一时期生殖细胞最敏感，将雄蝇在接触受试物后按 2 d–3 d–3 d 间隔（分别表示对精子、精细胞和精母细胞的效应）与雌蝇交配，即以 1 只染毒过的雄蝇按上述程序顺次与 2 只雌蝇交配，再以所产 F_1 代按雌雄（1：1 或 1：2）进行 F_1-F_2 交配，12~14 天后观察 F_2 代，孵育温度为 25℃。乙醚麻醉果蝇后进行分组及 F_1 代的性别分离。每一试验组至少应有 3 000 个样本数。

5. 结果分析与评价

根据公式计算致死率。试验组致死率较阴性对照组显著增多，并有剂量 – 反应关系，或无剂量 – 反应关系但至少有一个时间点的阳性致死结果可重复，即可判为试验结果阳性。

第四节　生殖发育毒性与致畸作用试验

一、致畸试验

1. 试验原理

孕期母体接触到的某些有害物质会影响胚胎的器官分化与发育，导致胚胎结构异常而致胎仔畸形。因此，通过在受孕动物的胚胎器官形成期给予受试物，观察受试物的致畸作用。

2. 实验动物

啮齿类首选大鼠、非啮齿类首选家兔，动物初始体重差异不应超过平均体重 ±20%，各剂量组的受孕大鼠数不少于 16 只、受孕家兔数不少于 12 只。健康性成熟的雄性动物和未经交配的雌性动物通常按 1∶1 或 1∶2 比例合笼交配。

3. 剂量设计与分组

高剂量设计可参考 LD_{50}、90 天经口毒性试验剂量或人体实际摄入量。能得到 LD_{50} 的受试物可根据 LD_{50} 和剂量 – 反应关系曲线斜率设计高剂量，不能得到 LD_{50} 的受试物以 90 天经口毒性试验得到的 NOAEL 或 LOAEL 作为高剂量。高剂量原则上应使部分动物出现某些发育毒性和（或）母体毒性，但不引起动物死亡或严重疾病。高剂量组下再设中、低 2 个剂量组，组距 2～4 倍为宜，低剂量组动物应不出现任何观察到的母体毒性或发育毒性作用。

试验同时设溶剂对照组，必要时设阳性对照组，经口给予的阳性致畸物有敌枯双（0.5～1.0 mg·kg^{-1} 体重）、五氯酚钠（30 mg·kg^{-1} 体重）、阿司匹林（250～300 mg·kg^{-1} 体重）、维生素 A_1（7 500～13 000 μg·kg^{-1} 体重）和环磷酰胺（15 mg·kg^{-1} 体重）等。

4. 试验方法

在器官形成期（大鼠孕期第 6 天～第 15 天、兔孕期第 6 天～第 18 天）给予受试物，通常采用经口灌胃途径，需根据母体体重调整灌胃体积，最大灌胃体积为 20 mL·kg^{-1} 体重（水溶液）或 4 mL·kg^{-1} 体重（油性液体）。按下列步骤进行试验操作：雌雄动物交配得到受孕动物→给予受试物及母体观察→受孕母体处死和胎仔检查（一般检查、胎仔外观、骨骼和内脏检查）。

5. 数据处理和分析

统计分析母体体重和体重增重、子宫连胎重、体重净增重、着床数、黄体数、吸收胎数、活胎数、死胎数及百分率、胎仔体重及体长、畸形胎仔数、畸形胎仔的窝数及百分率、动物总畸胎率和某单项畸胎率，对胎仔的相关指标统计以窝为单位。

二、生殖毒性试验

1. 试验原理

凡受试物能引起生殖功能障碍，干扰配子形成或使生殖细胞受损，其结果除可影响受精卵及其着床而导致不孕外，还可影响胚胎的发生及发育，导致自然流产、胎仔发育迟缓和畸形，如对母体造成不良影响还会出现妊娠、分娩和乳汁分泌的异常，也可能出现胎仔出生后的发育异常。

2. 实验动物

首选 7~9 周龄大鼠，动物初始体重差异不超过平均体重 ±20%，每组应有足够的雌鼠和雄鼠交配，产生约 20 只受孕雌鼠。试验开始时每性别每组需亲代（F_0 代）大鼠 30 只，后续试验中用于交配的各代大鼠［子一代（F_1 代）、子二代（F_2 代）和子三代（F_3 代）］每性别每组需 25 只（至少每窝雌雄各取 1 只，最多每窝雌雄各取 2 只）。选用的 F_0 代雌鼠应为非经产鼠、非孕鼠。

3. 剂量设计与分组

试验至少设 3 个剂量组和 1 个阴性（溶媒）对照组。受试物理化和生物特性允许的条件下，高剂量应使 F_0 代动物出现明显的毒性反应，但不引起动物死亡；中剂量可引起轻微的毒性反应；低剂量（可为 NOAEL 的 1/30 或人体推荐摄入量的 10 倍）应不引起亲代及其子代动物的任何毒性反应。

4. 试验方法

交配前受试物连续给予雌雄各代大鼠至少 10 周，交配后继续给予至试验结束，其中子代雌鼠和雄鼠断乳后需每日给予。试验期间，各代大鼠给予的受试物剂量及途径、饲料和饮水均需相同。给予方式首选饲料掺入法，受试物掺入饲料的比例一般小于 5%（质量分数），超过 5%时（最大不应超过 10%）可调整对照组饲料营养素水平，使其与试验组饲料营养素水平保持一致，或视受试物热量或营养成分情况调整剂量组饲料营养素水平。若加入饲料或饮水中的受试物影响动物的适口性，则应选择灌胃给予，每日需在同一时间段灌胃，每周 7 天。每周称量体重 2 次，并根据体重调整灌胃体积。灌胃体积一般不超过 10 mL·kg^{-1} 体重，水溶液最大灌胃体积为 20 mL·kg^{-1} 体重，油性液体最大灌胃体积不超过 4 mL·kg^{-1} 体重。生殖毒性试验流程见图 12-6、图 12-7 和图 12-8。

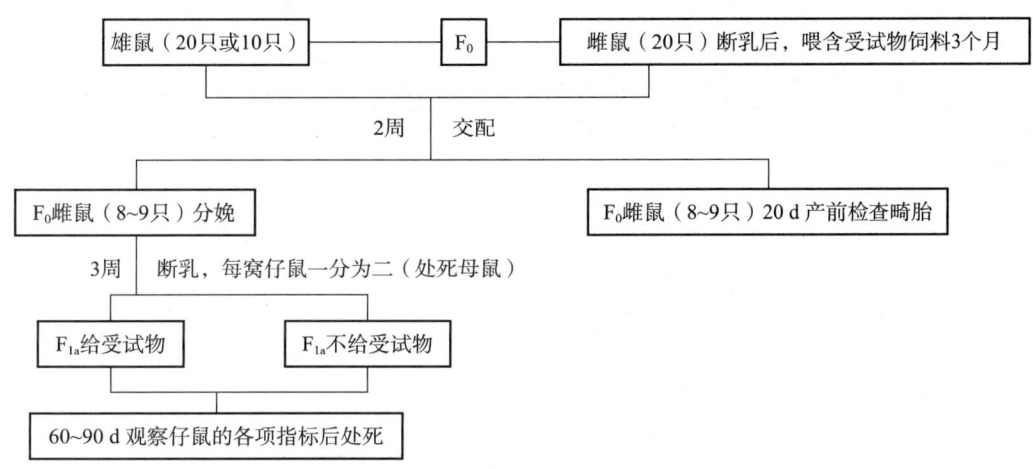

图 12-6　一代生殖毒性试验流程图（引自 GB 15193.15—2015）

5. 数据处理和分析

对受孕率、妊娠率、出生活仔率、出生存活率、哺乳存活率和性别比等进行统计学分析，比较试验组和对照组动物繁殖指数是否有统计学差异，以评定受试物有无生殖毒性，并确定其生殖毒性的 NOAEL 和 LOAEL，同时还可根据有统计学差异的指标进一步评价受试物生殖毒性的作用特点。

三、生殖发育毒性试验

1. 试验原理

F_0 代和 F_1 代给予受试物，观察生殖毒性，F_2 代观察功能发育毒性。提供受试物对动物生殖发

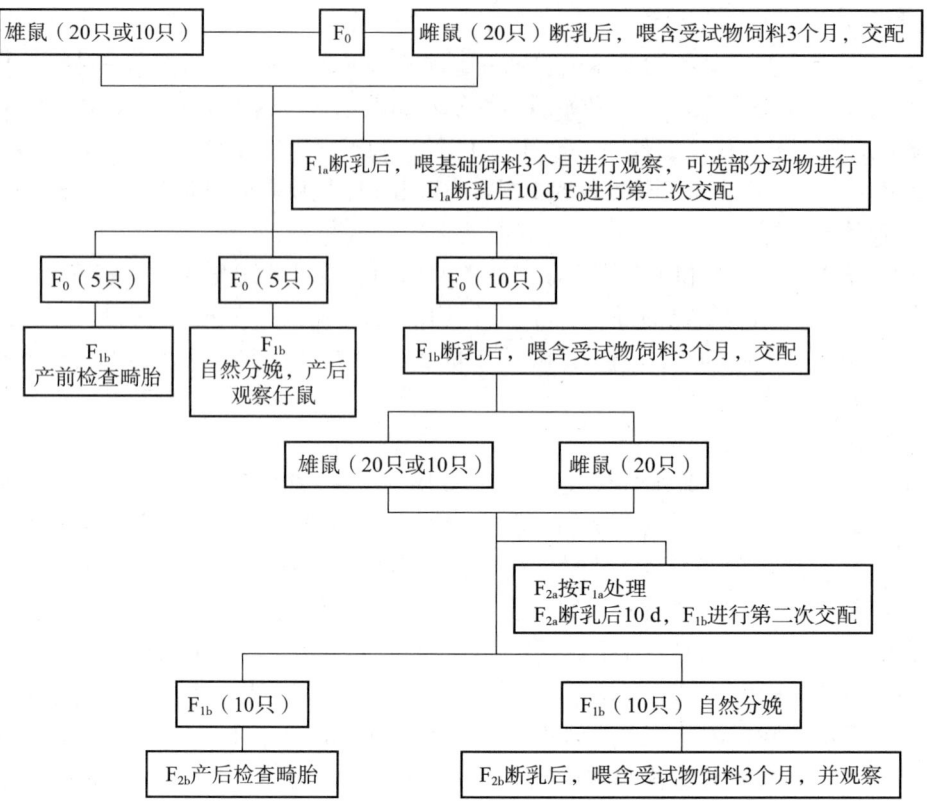

图 12-7　二代生殖毒性试验流程图（引自 GB 15193.15—2015）

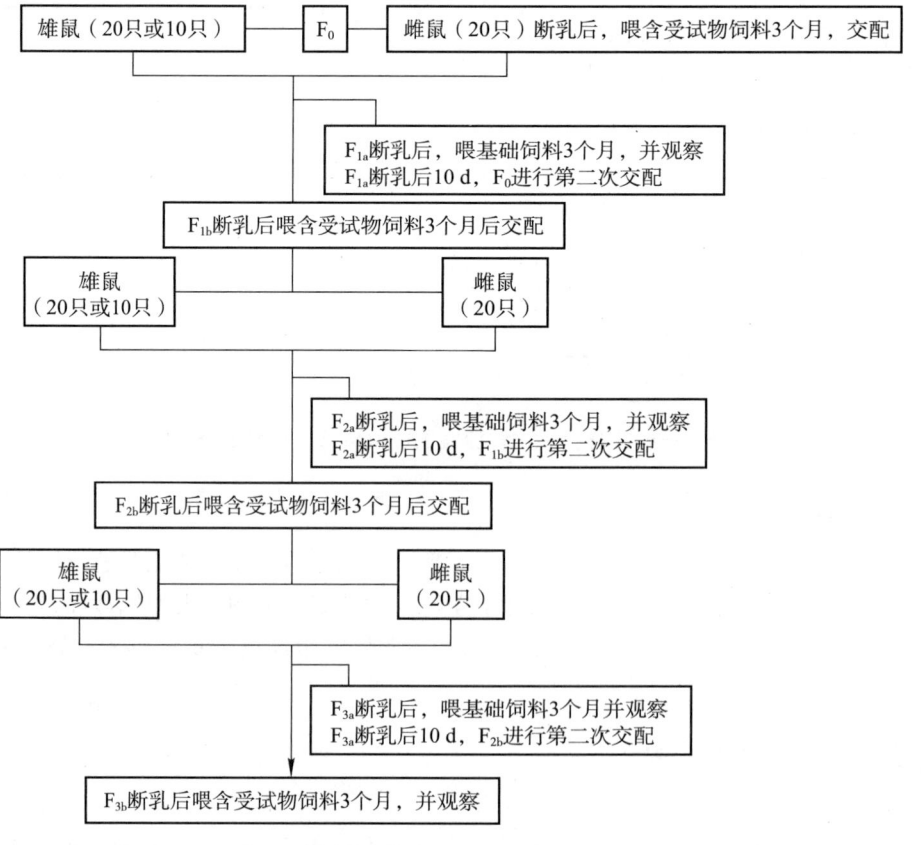

图 12-8　三代生殖毒性试验流程图（引自 GB 15193.15—2015）

　　　　　　　　　　　　第十二章　食品毒理学试验

育功能的影响，如性腺功能、交配行为、受孕、分娩、哺乳、断乳及子代的生长发育和神经行为情况等。毒性作用主要包括子代出生后死亡情况、生长与发育改变、子代功能缺陷（包括神经行为、生理发育）和生殖异常等。

2. 实验动物

啮齿类动物首选大鼠，7～9 周龄，避免选用生殖率低或发育缺陷发生率高的品系，同性别个体间体重差异不超过平均体重 ±20%。F_0 代雌鼠为非经产鼠和非孕鼠，需保证各组均能至少获得 20 只孕鼠，一般 F_0 代每性别每组各需 30 只，F_1 代每性别每组各需 25 只（至少每窝雌雄各取 1 只，最多每窝雌雄各取 2 只）。

3. 剂量设计与分组

受试物理化和生物特性允许的条件下，高剂量应使 F_0 和 F_1 代动物出现明显的毒性反应，但不引起动物死亡；中剂量可引起轻微的毒性反应；低剂量应不引起亲代及其子代动物的任何毒性反应。如受试物毒性较低，1 000 mg·kg^{-1} 体重未观察到对生殖发育过程有任何毒性作用，则可采用限量试验，即试验不再设受试物其他剂量组。若高剂量的预试验观察到明显的母体毒性作用，但对生育无影响，也可采用限量试验。同时需设阴性对照组。

4. 试验方法

交配前 F_0 代雌雄大鼠给予受试物至少持续 10 周，交配期、妊娠期直到子代 F_1 断乳，整个试验期间 F_0 代雌鼠每天持续给予受试物，断乳后的 F_1 代仔鼠给予受试物直到 F_2 代断乳。试验期间根据受试物的代谢和蓄积特性可适当调整给予剂量。受试物采用掺入饲料或饮水给予，要求同生殖毒性试验。大鼠生殖发育毒性试验程序见表 12-2。F_1 代仔鼠出生后第 4 天采用随机的方式将每窝仔鼠数量进行调整，使每窝仔鼠性别和数量的一致（每窝尽可能保持 4 只雄鼠和 4 只雌鼠，每窝应不少于 8 只幼鼠）。F_2 代仔鼠也按照同样的方式进行调整，以标准化每窝仔鼠数量。

5. 数据处理和分析

该试验观察指标较多，包括生殖功能指标、生理发育指标、病理学检查指标等，采用适当的

表 12-2　大鼠生殖发育毒性试验程序（引自 GB 15193.25—2015）

试验周期	亲代（F_0）	子一代（F_1）	子二代（F_2）
第 1 周至第 10 周末	给予受试物	—	—
第 11 周至第 13 周末	交配（给予受试物）	—	—
第 14 周至第 16 周末	妊娠期给予受试物，妊娠结束后处死雄鼠	—	—
第 17 周至第 19 周末	—	出生后 4 d，每窝调整为 8 只仔鼠，进行仔鼠生理发育观察	—
第 20 周至第 29 周末	—	给予受试物	—
第 30 周至第 32 周末	—	交配（给予受试物）	—
第 33 周至第 35 周末	—	妊娠期给予受试物，妊娠结束后处死雄鼠	—
第 36 周至第 38 周末	—	哺乳期给予受试物，哺乳结束后处死雌鼠	出生后 4 d，每窝调整为 8 只仔鼠，进行仔鼠生理发育观察
第 39 周至试验结束	—	—	仔鼠生理发育观察，仔鼠神经行为检测

统计方法对这些指标进行统计学分析，生殖和生理发育指标数据以窝为单位统计。比较试验组和对照组动物观察指标和病理学检查结果是否有统计学差异，以评定受试物有无生殖发育毒性，并确定其生殖发育毒性的 NOAEL 和 LOAEL，同时还可根据有统计学差异的指标进一步评价受试物生殖发育毒性的作用特点。

第五节　致　癌　试　验

一、哺乳动物致癌试验

此类试验的目的是确定实验动物大部分生命期间经口重复给予受试物引起的致癌作用，了解靶器官、肿瘤性质、肿瘤发生时间、肿瘤发生率和每只动物肿瘤发生数，为预测人群接触该受试物的致癌作用及评定该受试物能否应用于食品提供依据。

1. 动物选择

选择肿瘤自发率低的动物种属和品系，常选用大鼠和小鼠，一般 6～8 周龄。试验开始时每组性别动物体重差异不应超过平均体重 ±20%。每组动物数至少 100 只，雌雄各半，雌鼠应为非经产鼠和非孕鼠。若计划试验中期剖检应增加动物数（每组至少增加 20 只，雌雄各半）。对照组动物性别和数量应与受试物组相同。

2. 分组

至少设 3 个受试物组和 1 个阴性（溶剂）对照组，对照组除不给予受试物外，其余处理均同受试物组。必要时增设未处理对照组。

3. 剂量设计

高剂量应选择最大耐受剂量，原则上应使动物出现较明显的毒性反应，但不引起过高死亡率；低剂量不引起任何毒效应；中剂量应介于高剂量与低剂量间，可引起轻度的毒效应。一般剂量的组距以 2～4 倍为宜，不超过 10 倍。

4. 试验期限

试验期限方面，小鼠为 18 个月、大鼠为 24 个月，个别生命期较长和自发性肿瘤率较低的动物可适当延长。试验期间，当最低剂量组或对照组存活动物数仅为开始时的 25% 时（雌雄动物分别计算），可终止试验。但高剂量组因明显的受试物毒作用出现动物早期死亡，不应终止试验。

5. 受试物给予

根据受试物特性和试验目的，选择受试物掺入饲料、饮水或灌胃方式给予，具体要求同慢性毒性试验。若受试物影响动物适口性，应灌胃给予。

6. 观察指标

（1）一般性观察　同慢性毒性试验。应特别注意肿瘤的发生，记录肿瘤发生时间、发生部位、大小、形状和发展等情况，对濒死和死亡动物应及时解剖并尽量准确记录死亡时间。

（2）体重、摄食量和饮水量　试验期间前 13 周每周记录动物体重、摄食量和饮水量（受试物经饮水给予时），之后每 4 周 1 次。试验结束时，计算动物体重增长量、总摄食量、食物利用率（前 3 个月）、受试物总摄入量。

（3）眼部检查　同慢性毒性试验。

（4）血液学检查　试验第 3、6 和 12 个月进行血液学检查，必要时试验第 18 个月和试验结束时也可进行，每组至少检查雌雄各 10 只动物，每次检查应尽可能使用同一动物。如 90 天经口毒性试验的剂量水平相当且未见任何血液学指标改变，则试验第 3 个月可不检查。检查指标同慢性毒性试验。

（5）血液生化检查　按血液学检查规定的时间和动物数进行血液生化检查。采检查指标同慢性毒性试验。

（6）尿液检查　按血液学检查规定的时间对动物进行尿液检查，每组至少检查雌雄各 10 只动物。如果 90 天经口毒性试验的剂量水平相当且未见任何尿液检查结果异常，则试验第 3 个月可不检查。检查指标同慢性毒性试验。

（7）病理检查　要求同慢性毒性试验。

7. 数据处理和结果评价

以表格形式列出各组试验开始前的动物数、试验期间动物死亡数和死亡时间、出现肿瘤和其他毒性反应的动物数，重点描述肿瘤发生部位、数量、性质、癌前病变和肿瘤潜伏期。对动物体重、摄食量、饮水量（受试物经饮水给予）、食物利用率、血液学指标、血液生化指标、尿液检查指标、脏器质量、脏体比和（或）脏脑比、大体和组织病理学检查、患肿瘤的动物数、每只动物肿瘤发生数、各种肿瘤（良性和恶性）的数量、肿瘤发生率及肿瘤潜伏期等结果进行统计学分析。

致癌试验阴性结果判定的前提是试验期为 15 个月（小鼠）或 18 个月（大鼠）时，各组动物存活率不小于 50%；试验期为 18 个月（小鼠）或 24 个月（大鼠）时，各组动物存活率不小于 25%。致癌试验阳性结果的判定符合以下任何一条，即可判定受试物为对小鼠或大鼠的致癌物：①肿瘤只发生在试验组动物，对照组动物无肿瘤发生；②试验组与对照组动物均发生肿瘤，但试验组发生率高；③试验组与对照组动物肿瘤发生率虽无明显差异，但试验组肿瘤发生时间较早；④试验组动物多发性肿瘤明显，对照组动物无多发性肿瘤或只有少数动物有多发性肿瘤。

二、慢性毒性和致癌合并试验

此类试验的目的是确定在实验动物的大部分生命期间经口重复给予受试物引起的慢性毒性和致癌效应，了解受试物慢性毒性的剂量 – 反应关系、肿瘤发生率、靶器官、肿瘤性质、肿瘤发生时间和每只动物肿瘤发生数，确定慢性毒性的 NOAEL 和 LOAEL，为预测人群接触该受试物的慢性毒性和致癌作用及评定该受试物能否应用于食品提供依据。

慢性毒性和致癌合并试验的方法基本同致癌试验。

第六节　食品中外源化学物风险评估综合试验

风险评估是风险分析的核心，为制订风险管理措施提供科学依据。风险评估由危害识别、危害特征描述（包括剂量 – 反应关系）、暴露评估和风险特征描述 4 个步骤组成。风险评估是一个概念性框架，针对食品中化学物的安全性，提供一个固定程序的信息审查和评价机制，这些信息与评估食品中化学物暴露对健康的可能影响有关。风险评估时首先要分析检测食品中可能有哪些危害成分，并依据毒理学和人体试验结果确定人体暴露的不良影响，即危害识别。然后根据毒理学评价、残留水平和暴露量或摄入量评价，得出食品中某特定危害物导致风险的性质、大小及其不确定性。食品中危害成分的毒理学评价为风险评估提供了基础。过量的食品营养物、食品添加剂、化学污染物、微生物等与食品安全性有关的危害成分均要进行风险评估。

一、安全摄入量的确定

食品中外源化学物的危害识别目的在于确定人体摄入外源化学物的潜在不良作用及产生这种不良作用的确定性程度。危害识别的常用方法有流行病学研究、动物实验、体外试验及定量结构反应关系研究等。流行病学研究费用昂贵、提供的数据较少，因此危害识别一般以动物实验和体外试验的资料为依据。

安全摄入量的制定可为风险管理者提供风险评估的量化信息，使他们能够做出保护人类健康的决策。安全摄入量是经口（急性或慢性）暴露范围的定量描述值，该值不会引起可察觉的健康风险。人为添加入食品中的一些物质，如食品添加剂及食物中的农药和兽药，每日允许摄入量（ADI）的确定需提供所有已知的信息，半衰期较长并可在体内蓄积的物质不适合作为食品添加剂，因此数据中应包括代谢和排泄方面的内容，以提供关于化学物蓄积性方面的信息。

JECFA 认为实验动物的研究结果可外推至人。通常根据最敏感物种的最低 NOAEL 来制定 ADI。ADI 以单位千克体重的摄入量来表示，通常为 0 到一个上限值的范围。ADI 可由 NOAEL 或 BMD（BMDL）推导而来，这两者通常也称为分离点或参考点。表 12-3 为 ADI 的计算过程，这些方法也适用于其他任何健康指导值。

表 12-3　基于 NOAEL 法与 BMD 法（以 Weibull 模型为例）制定健康指导值的方法学比较

步骤	基于 NOAEL 的 ADI 值	基于 BMD 的 ADI 值
数据选择	充足的样本量；至少有一个剂量组与对照组比较没有出现统计学显著性差异；相关品系动物要有相关的观察终点等	具有不同反应水平的充足的剂量点，以及充足的样本总数
模型选择	—	剂量-反应关系模型的拟合（如 Weibull 模型）
统计关联	剂量组与对照组间的配对统计检验	将预测部分与实际观察部分进行关联，对某些合适的判别函数进行最优化，使预测值与观察值之间的差距最小（如基于假设分布的概率函数）
参数估计	无参数，NOAEL 相当于试验中的一个剂量水平	在实验反应的范围内选择合适的反应。对 BMDLp 即 BMDp 95% 置信区间的下限值进行估计
实施	ADI=NOAEL/UFs，其中 UF 为不确定系数	ADI = BMDLp/UFs
评估	进行统计效能检验，检验该试验对相关效应是否具有足够的灵敏度	通过各种模型的拟合来检验 BMD 与所选模型的灵敏度

毒理学试验获得的数据外推到人，即以未观察到效应的水平（NOEL）除以安全系数，通常安全系数为 100，得到人体 ADI 值。

食品中通常含有不可避免的污染物，JEFAC 目前在安全摄入值中使用"可耐受的"术语，相关的安全摄入量包括每日耐受摄入量、暂定每日最大耐受摄入量、暂时性每周允许摄入量、暂定每月耐受摄入量。食品中含有的天然毒素也可通过毒理学试验进行安全摄入量的评估。

二、膳食暴露评估

暴露量评估是指对通过食品或其他有关途径进入机体的生物、化学和物理因素进行的定性和定量评估。化学物的自身毒性和人群暴露量间的关系形成了潜在有毒化学物风险评估的基础。因此，暴露量评估是量化危险性的关键因素。膳食暴露评估是将食物消费量数据与食品中化学物浓度数据进行整合，然后将获得的膳食暴露估计值与所关注的化学物的相关健康指导值进行比较，作为风险特征描述的一部分。

急性和慢性膳食暴露评估的通用公式：

$$膳食暴露 = \frac{\sum（食品中化学物浓度 \times 食品消费量）}{体重（kg）}$$

膳食农药残留暴露评价应以农药残留水平和膳食消费结构为基础进行。农药残留水平主要通过监测分析得出食品中的具体残留量，膳食消费主要可通过全膳食研究获得数据。膳食暴露评价以 mg/kg 体重或 μg/kg 体重表示，等于每种食品残留暴露之和。下面是农药残留摄入量的三种计算方法。

（1）理论每日最大摄入量（theoretical maximum daily intake，TMDI）

$$\text{TMDI} = \sum (F_i \times \text{MRL}_i)/\text{bw}$$

式中 F_i——膳食中每种食品消费量，$\text{kg} \cdot (\text{人} \cdot \text{d})^{-1}$；

　　MRL_i——食品中某种农药的最大残留限量，$\text{mg} \cdot \text{kg}^{-1}$；

　　bw——体重。

（2）每日最大摄入评估量（estimated maximum daily intake，EMDI）

$$\text{EMDI} = \sum F_i \times R_i \times P_i \times C_i$$

式中 F_i——膳食中每种食品消费量，$\text{kg} \cdot (\text{人} \cdot \text{d})^{-1}$；

　　R_i——膳食成分的实际农药残留水平，$\text{mg} \cdot \text{kg}^{-1}$；

　　P_i——工业加工中农药残留量增减的校正因子；

　　C_i——食品处理（烫漂、油炸等）中农药残留量增减的校正因子。

（3）每日摄入评估量（estimated daily intake，EDI）

EDI 是 EMDI 的改进，它是根据足够多的实际数据计算得出的。目前，进行暴露量计算使用的全膳食研究（菜篮子残留数据）所得到的结果常低于 TMDI 方法计算的结果。一旦农药残留膳食暴露量确定了，就要和 ADI 值进行比较以评价暴露的危害所在。如暴露水平低于 ADI 值，则认为农药残留的暴露危险性不显著。

三、风险表征

风险表征是根据危害识别、剂量（浓度）– 反应（效应）评估和暴露量评估的有关资料，对某一特殊人群已知的或潜在的健康危害发生的可能性进行定性和定量的评价。食品农药残留的风险表征是根据农药暴露评估与通过毒理学评价（实验动物的毒性研究）作出。风险表征一般包括两部分，即引起癌症（致癌物）或不引起癌症（非致癌物），其中引起癌症的影响认为更重要。

相对于致癌物的风险评价过程，非致癌物风险评价相当直接，通过动物毒理学试验，即按照毒理学评价程序完成的急性毒性试验到慢性毒性试验后，确定不产生毒性影响的最高剂量，即 NOEL，将其作为阈值。NOEL 值可用于计算化学物的急性和慢性暴露，典型的慢性暴露 NOEL 值比相应的急性暴露的 NOEL 值要低。非致癌物评价可按阈值直接进行评价，低于阈值就不会引起毒性作用。致癌物评价是假设无阈值存在，通过使用不同剂量水平的潜在致癌成分进行动物试验，如果试验组动物比对照组出现更多的肿瘤，则认为该物质致癌性显著。

Ames 和 Gold 提出了使用最大耐受剂量（maximum tolerated dose，MTD）表示给予实验动物的最大剂量，此剂量可足够引起一般动物毒性，并讨论 MTD 下引起的癌症与细胞死亡有关的问题。目前，MTD 下的受试动物一直用于常规的癌症研究。

由于毒理试验、膳食农药残留和食品消费评估存在不确定性，因此进行风险评价时显著的不确定因素也要考虑进去。不确定因素来源于风险评价时的两个假设，一是假设实验动物暴露于化学物后的效应能够预测人类暴露后的效应，二是假设高剂量和低剂量的效应间存在相关性。在缺乏人体数据的情况下，这些假设对特殊化学物是无效的。不确定因素的存在将严重影响到整个风险评价的结果。

现代食品安全性评价除了进行传统的毒理学评价外，还需要进行人体研究、残留量研究、暴露量研究、膳食结构和摄入风险性评价等。

本章总结

　　动物试验是毒理学的主要研究方法之一，本章首先介绍了实验动物的选择、染毒和处置及食品毒理学试验（体内和体外试验）设计要点。一般毒性试验是外源化学物安全性评价的基础，本章节较详细地介绍了常用的几种 LD_{50} 测定方法（急性毒性试验、28 天经口毒性试验等）。从试验原理、试验对象、剂量设计与分组、试验步骤（方法）、结果分析与评价等方分别介绍了纳入食品安全国家标准的致突变试验、生殖发育毒性试验、致畸试验和哺乳动物致癌试验。外源化学物的毒理学试验结果和评价为风险评估提供了基础。在危害识别的基础上，本章最后介绍了食品中外源化学物风险评估的综合试验。

课后练习

1. 食品毒理学试验设计要点包括哪些？

2. 急性毒性试验的常用方法包括哪些？

3. Ames 试验原理和阳性结果判定标准是什么？

4. 致畸试验的观察检测指标包括哪些？

5. 致突变试验组合一般遵循原核细胞与真核细胞、体内试验与体外试验相结合的原则，并包括不同的遗传学终点，请按此要求推荐一组致突变试验组合。

6. 简述每日允许摄入量的计算过程。

7. 简述膳食暴露评估的计算过程。

参考文献

1. 汪惠丽，姜岳明 . 食品毒理学 [M] . 合肥：合肥工业大学出版社，2017.

2. 孙志伟 . 毒理学基础 [M] . 7 版，北京：人民卫生出版社，2017.

3. 杨杏芬，吴永宁，贾旭东，等 . 食品安全风险评估——毒理学原理、方法与应用 [M] . 北京：化学工业出版社，2017.

4. 张寒琦 . 仪器分析 [M] . 北京：高等教育出版社，2009.

5. 陈卫华，王凤忠 . 食品安全中的化学危害物：检测与控制 [M] . 北京：化学工业出版社，2017.

6. GB 5009.28—2016 食品中苯甲酸、山梨酸和糖精钠的测定，中国标准出版社，2016.

7. GB 15193—2014 食品安全国家标准，中国标准出版社，2014.

8. GB 15193—2015 食品安全国家标准，中国标准出版社，2015.

9. 国家市场监督管理总局 . 保健食品及其原料安全性毒理学检验与评价技术指导原则（2020 年版），2020.

10. 国家食品安全风险评估中心 . 食品中化学物健康指导值制定指南，2015.

11. Sachan A，Hendrich S. Food Toxicology：Current Advances and Future Challenges [M]. New York：Apple Academic Press，2017.

12. Bagchi D，Swaroop A. Food Toxicology[M]. Boca Raton：CRC Press，2016.

13. National Academies of Sciences，Engineering，and Medicine. Using 21st Century Science to Improve Risk Related Evaluations [M]. Washington，DC: National Academies Press，2017.

14. Krewski D，Andersen M E，Tyshenko M G，et al. Toxicity testing in the 21st century：progress in the past decade and future perspectives [J]. Archives of toxicology，2020，94（1）：1–58.

15. Sun J，Fang R，Wang H，et al. A review of environmental metabolism disrupting chemicals and effect biomarkers associating disease risks：Where exposomics meets metabolomics [J]. Environ Int，2022，158：106941.

郑重声明

高等教育出版社依法对本书享有专有出版权。任何未经许可的复制、销售行为均违反《中华人民共和国著作权法》，其行为人将承担相应的民事责任和行政责任；构成犯罪的，将被依法追究刑事责任。为了维护市场秩序，保护读者的合法权益，避免读者误用盗版书造成不良后果，我社将配合行政执法部门和司法机关对违法犯罪的单位和个人进行严厉打击。社会各界人士如发现上述侵权行为，希望及时举报，我社将奖励举报有功人员。

反盗版举报电话　（010）58581999　58582371
反盗版举报邮箱　dd@hep.com.cn
通信地址　北京市西城区德外大街4号　高等教育出版社知识产权与法律事务部
邮政编码　100120

读者意见反馈

为收集对教材的意见建议，进一步完善教材编写并做好服务工作，读者可将对本教材的意见建议通过如下渠道反馈至我社。

咨询电话　400-810-0598
反馈邮箱　gjdzfwb@pub.hep.cn
通信地址　北京市朝阳区惠新东街4号富盛大厦1座　高等教育出版社总编辑办公室
邮政编码　100029

防伪查询说明

用户购书后刮开封底防伪涂层，使用手机微信等软件扫描二维码，会跳转至防伪查询网页，获得所购图书详细信息。

防伪客服电话　（010）58582300

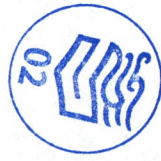